话说国医

湖南卷

丛书总主编　温长路
本 书 主 编　何清湖

河南科学技术出版社
·郑州·

图书在版编目（CIP）数据

话说国医. 湖南卷/何清湖主编. —郑州：河南科学
技术出版社，2017.1（2023.3重印）
ISBN 978-7-5349-8009-1

Ⅰ.①话… Ⅱ.①何… Ⅲ.中医学-医学史-湖南省
Ⅳ.①R-092

中国版本图书馆CIP数据核字（2015）第265108号

出版发行：河南科学技术出版社
　　　　　地址：郑州市郑东新区祥盛街27号　　邮编：450016
　　　　　电话：（0371）65788613　65788629
　　　　　网址：www.hnstp.cn
策划编辑：马艳茹　高　杨　吴　沛
责任编辑：杨艳霞
责任校对：马晓灿
封面设计：张　伟
版式设计：王　歌
责任印制：张　巍
印　　刷：三河市同力彩印有限公司
经　　销：全国新华书店
幅面尺寸：185 mm×260 mm　　印张：20.75　　字数：319千字
版　　次：2023年3月第3次印刷
定　　价：248.00元

如发现印、装质量问题，影响阅读，请与出版社联系并调换。

《话说国医·湖南卷》编写人员名单

主　编　何清湖

副主编　易法银　周　兴

编　委　(按姓氏笔画排序)

　　　　刘朝圣　孙相如　阳春林　吴娅娜

　　　　何清湖　陈小平　易法银　周　兴

　　　　葛晓舒　魏一苇

总　序

　　国医，是人们对传统中国医学的一种称谓，包括以汉民族为主体传播的中医学和以其他各不同民族为主体传播的民族医学，与现代习惯上的"中医学"称谓具有相同的意义。她伴随着数千年来人们生存、生活、生命的全过程，在实践中历练、积累，在丰富中沉淀、完善，逐渐形成了具有中国哲学理念、文化元素、科学内涵的，在世界传统医学领域内独树一帜的理论体系，为中华民族乃至全世界人民的健康做出了重大贡献。

　　中医具有鲜明的民族特征和地域特色，以其独特的方式生动展示着以中国为代表的、包括周边一些地区在内的东方文化的历史变迁、风土人情、生活方式、行为规范、思维艺术和价值观念等，成为中国优秀传统文化的有机组成部分和杰出代表，从一个侧面构建和传承了悠久、厚重的中国传统文化。自岐黄论道、神农尝百草、伏羲制九针开始，她一路走来，"如切如磋，如琢如磨"（《诗经·国风·卫风》），经过千锤百炼，逐渐形成了包括养生文化、诊疗文化、本草文化等在内的完整的生命科学体系，也是迄今世界上唯一能够存续数千年而不竭的生生不息的医学宝藏。

　　中国幅员辽阔，在不同的区域内，无论是地貌、气候还是人文、风情，都存在着较大差异。因此，在长期发展过程中也形成了具有相同主旨而又具不同特质的中医药文化。其方法的多样性、内容的复杂性、操作的灵活性，都是其他学科不可比拟也不能替代的。在世人逐渐把目光聚焦于中国文化的今天，国学之风热遍全球。国学的核心理念，不仅存在于经典的字句之中，重要的是蕴结于中国人铮铮向上的精神之中。这种"向上之气来自信仰，对文化的信仰，对人性的信赖"（庄世焘《坐在人生的边上——杨绛先生百岁答问》），是对文化传统的认知和共鸣。"文化传统，可分为大传统和小传统。所谓大传统，是指那些与国家的政治发展有关的文化内容，比如中国汉代以后的五行学说，就属于大传统。"（李河《黄帝文化莫成村办旅游》）无疑，中医是属于大传统范畴的。中国文化要全面复兴，就不能不问道于中医，不能失却对中医的信仰。要准确地把握中医药文化的罗盘，有必要对中医学孕育、形成、发展的全过程进行一次系统的梳理和总结，以从不同的地域、不同的视角、不同的画面全方位地展示中医学的深邃内涵和学术精华，为中医学的可持续发展，特别是众多学术流派的研究提供更多可信、可靠、可用的证据，为促进世界各国人民对中医更深层次的了解、认同和接受，为文化强国、富国战略的实施和中医走向世界做出更大的贡献。如此，就有了这个组织编撰大型中医药文化丛书《话说国医》的想法和策划，有了这个牵动全国中医学术界众多学者参与和未来可能影响全国众多读者眼球的举动。

《话说国医》丛书，以省（直辖市、自治区）为单位，每省（直辖市、自治区）自成一卷，分批、分期，陆续推出。丛书分则可审视多区域内的中医步履，合则能鸟瞰全国中医学之概观。按照几经论证、修改、完善过的统一范式组织编写。丛书的每卷分为以下四个部分：

第一部分——长河掠影。讲述中医从数千年的历史中走来，如何顺利穿越历史的隧道，贯通历史与现实连接的链条，是每卷的开山之篇。本篇从大中医概念入手，着眼于对各省（直辖市、自治区）与中医药发展重大历史事件关系的描述，既浓彩重笔集中刻画中医药在各地的发展状况和沧桑变迁的事实，又画龙点睛重点勾勒出中医学发展与各地政治、经济、文化的多重联系。在强调突出鲜明思想性的原则下，抓住要领、理出线条、总结规律、突出特色，纵横历史长河，概说中医源流，彰显中医药文化布散于各地的亮点。

第二部分——历史人物。该部分是对各地有代表性的中医药历史人物的褒奖之篇。除简要介绍他们的生卒年代、学术履历、社会交往等一般项目外，重点描述他们的学术思想、学术成就和社会影响。坚持按照史学家的原则，实事求是，秉笔直书，不盲目夸大，也不妄自菲薄，同时跳出史学家的叙述方式，用文学的手法将人物写活，把故事讲生动。其中也收入了一些有根据的逸闻趣事，并配合相关图片，以增加作品的趣味性和可读性，拉近古代医家与现代读者的距离。

第三部分——往事如碑。该部分表现的主题是在中国医学史上值得记上一笔的重大事件：第一，突出表现自然灾害、战争、突发疫病等与中医药的关系及其对医学发展的客观作用；第二，重点反映中医地域特色、不同时期的学术流派、药材种植技术与道地药材的形成等对中医药理论与实践传承的影响；第三，认真总结中医药在各个历史时期对政治、经济、文化生活等产生的积极作用。以充分的史料为依据，把中医药放到自然的大环境、社会的大背景下去考量，以充分显示她的普适性和人民性。

第四部分——百年沉浮。即对1840年以来中医药发展概况的回顾和陈述，特别关注在医学史上研究相对比较薄弱的民国时期中医药的发展状况，包括中医的存废之争、西学东渐对中医的挑战和影响，以及新中国成立、中医春天到来后中医药快速发展的情况和学术成就等。梁启超说："凡在社会秩序安宁、物力丰盛的时候，学问都从分析整理一路发展。"（《中国近三百年学术史》）通过对不同阶段主要历史事实的综合和比对，借镜鉴、辨是非、放视野、明目标，以利于中医未来美好篇章的谱写。

作为中医药文化丛书，《话说国医》致力于处理好指导思想一元化与文化形式多样性的关系。在写作风格上，坚持以中医科学性、思想性、知识性为导向，同时注重在文化性、趣味性、可读性上下功夫，以深入浅出的解读、趣味横生的故事、清晰流畅的阐释，图文并举，文表相间，全方位勾画出一幅中医学伟大、宏观、细腻、实用的全景式长卷。参加本书编纂的人员，都是从全国各地遴选出的中医药文化研究领域内的中青年中医药学者，他们头脑清、思维新、学识广、笔头快，在业内和社会上有较大影响和较高声誉，相信由他们组成的这支队伍共同驾驭下的这艘中医药文化航母，一定会破浪远航，受到广大读者的支持和欢迎！

丛书在全国大部分省、市、自治区全面开始运作之际，写上这些话，也算与编者、作者的一种交流，以期在编写过程中能对明晰主旨、统一认识、规范程序起到些许作用；待付梓之时，就权作为序吧！

温长路

2012 年 12 月于北京

前　言

　　孔子曰："智者乐水，仁者乐山；智者动，仁者静。"一方山水养一方人，北方无垠旷野塑就粗犷，南方秀美山水孕育纤丽，自然地理的鬼斧神工造就出丰富多彩的区域文化。就湖南而言，"秋风万里芙蓉国"非其写照，"衔远山，吞长江，浩浩汤汤，横无际涯；朝晖夕阳，气象万千"亦非其全貌，虽为"四塞之国"，但凭湘江纵贯全境，赖洞庭湖通达长江，隔山不隔水，封闭中透露出一股活力，孕育着湖湘文化的一枝独秀，正如岳麓书院门联所云："惟楚有材，于斯为盛"。湖湘自古多名士，屈原、贾谊虽只流放至此，但其忠君爱国、忧国忧民之心怀，影响了一代代湖湘志士，从岳麓书院学子抗金，维新派谭嗣同捐躯殉国，到革命派黄兴、宋教仁、蔡锷、陈天华为光复中华而前赴后继，皆可歌可泣。究其原因，湖湘理学功莫大焉！从开山鼻祖周敦颐，全盛时期的"朱张会讲"，后发展于王船山、魏源、曾国藩，均主张"经世致用"，修身齐家治国平天下。

　　湖湘医学在湖湘文化的庇护下自然蓬勃发展。俗话说"秀才学医，笼中捉鸡"，湖湘儒者，或因考场失利，或因仕途不顺，承袭"不为良相，则为良医"之风，他们或师门传授，或亲炙，或私塾。一方面，因有理学之根基，故多能在医学中有所成就；另一方面，长期受理学思想影响，使他们颇具"仁""和"之性，有大医精诚之德。一代代湖湘儒医们为医学的发展添砖加瓦、推波助澜，在《湘医源流论》《湖湘历代名中医传略》中可窥见一斑。有鉴于此，笔者曾于2007年撰文首提"湖湘中医文化"概念，并在2011年著《湖湘中医文化》一书，认为湖湘中医文化是以湖湘文化和中医药为背景，湖湘历代医家在医疗实践中所形成的医疗品德、治学方式、学术思想、临证经验等非物质文化和湖湘中医物质文化的总和。

《话说国医·湖南卷》是在《湖湘中医文化》的基础上，对湖湘地域中医药文化的进一步总结与描述，内容分为四部分：

（一）长河掠影。讲述几千年的中医发展历程中，湖湘中医发展之源与流，如马王堆医学。

（二）历史人物。介绍湖湘地区历代有代表性的中医药历史人物，如刘元宾、朱佐、曾世荣、湖湘中医五老。

（三）往事如碑。记录在中国医学史、湖湘医学史上值得记上一笔的重大事件，如神农遍尝百草葬炎陵、苏耽橘井泉香传佳话、张仲景长沙衙门坐堂、衡阳会议。

（四）百年沉浮。回顾 1840 年以来，尤其是民国时期湖湘中医药发展概况，如湖南中医救亡请愿团、西学东渐下的湖南中医发展。全书以中为鉴，尊重历史，坚持以中医科学性、思想性、知识性为导向，注重文化性、趣味性、可读性，力图勾勒出湖湘中医发展之面貌，为进一步研究湖湘中医提供第一手参考资料。

由于马王堆医书尚有许多残缺、衔解疑问，本书引用马王堆医书内容，参考周贻谋、肖佐桃《马王堆医书考注》，文中异体字、假借字随文注出，外加（ ）；原有错字，随文注明正字，外加〈 〉；原已涂去的废字，用〇代替；原有脱字，随文补出，外加【 】。本书在撰写过程中，虽力求取材、评价公正，但难免褒贬不当，遗漏谬误之处，恳请各位同道指教！

湖南中医药大学　何清湖

2015 年 5 月 31 日

目　录

1

历史人物

33

往事如碑

百年沉浮

283

长河掠影

　　湖南，东、南、西三面为崇山峻岭围阻，然北临洞庭湖，纳湘、资、沅、澧四水，吞吐长江。虽谓"四塞之地"，实则"隔山不隔水"。隔于山，闭塞不通，交流不便，故湖湘文化有其相对的独立性；连于水，动辄不腐，又给湖湘文化带来活力和发展空间。所谓"一方水土养一方人"，湖湘的这种区域特色，千百年来促成了极具内涵的湖湘文化，也为湖湘地区中医药的发展与繁荣奠定了坚实的基础。

天时地利人和孕育湖湘中医

地利："湖广熟，天下足"

据现有考古资料分析，湖南早在旧石器时代便有人类繁衍生息。永州道县玉蟾岩两度出土距今约一万四千年、有人工育化迹象的稻壳和陶器遗存，是迄今为止发现的最早人类稻作文明遗物和年代最为久远的炊具。常德澧县城头山、彭头山遗址发现了 7 000～9 000 年前的古稻田，是全世界发现的年代最早的人工栽培稻作农业遗存。而据史书等记载，炎帝自姜水而徙于南，崩葬长沙茶乡之尾（今株洲炎陵县鹿原陂），舜帝南巡崩葬于苍梧之野（苍梧山），"九峰相似，望而疑之"，也足以证明湖南与中原文明的早期联系。后楚人入湘，为湖湘发展之活水源头，以洞庭湖为中心，湘、资、沅、澧四水为区域的湖湘之地，因气候温和，雨量充沛，土地肥沃，四季分明，成为水稻种植之福地。在几千年的封建统治中，湖湘民众男耕女织，自给自足，得"鱼米之乡"美名。明、清两代，更是转入全盛时期，《地图综要》载曰："楚故泽国，耕稔甚饶。一岁再获柴桑，吴越多仰给焉。谚曰'湖广熟，天下足'，言其土地广阔，而长江转输便易，非他省比（明代李釜源）。"清乾隆时更有"湖南熟，天下足"之说，即当时包括长沙在内的整个湘北地区已是全国重要的粮食产地。明宣德（1426—1435）年间，湘江之上曾现"巨舰潜米，一载万石"的场面。粮食的增产丰收，促进了湖湘地区农业经济的大发展，很快邻近江西等地人口大批吸引入湖南，他们"插标为界，开垦落业"。据载，至洪武二十四年（1391年）长沙人口已达50.9万人，此前明洪武四年（1371年），国都南京的人口也不过20万人。经济繁荣、人口密集成为湖湘中医药发展的最好助推剂。

同时，当地这种亚热带季风湿润气候，为动植物提供了良好的生存环境，也适宜中药材的生长、种植和栽培。如涟源的龙山自古就有"天下药山""植物王国"美称。张仲景、孙思邈、李时珍、周学霆等都曾亲赴此山采药。据统计，湖南省有药用动、植物种类共2384种，总蕴藏量达1200余万吨，药材年产量17万多吨，居全国前列；全国361个重点中药材品种湖南省就占了241个，居第2位，堪称中药材资源大省，其中枳壳、白术、玉竹、杜仲、金银花、茯苓、鳖甲等41种药材更是驰名中外。这些都为湖湘医药的发展提供了强有力的保障。

人和："惟楚有材，于斯为盛"

"楚材"一直被视为湖湘的骄傲，究其形成，湖湘文化功莫大矣。自楚人始，其灿烂辉煌延续至今。屈原《楚辞》、马王堆汉墓、耒阳蔡伦造纸术等，无疑都是这一时期的代表之作。后魏晋玄学盛行，道教、佛教开始传入湖湘之地，这促进了楚文化的进一步完善。这些与当时的中原文化相比还

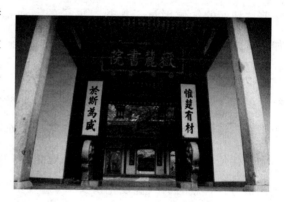

岳麓书院

影响甚小，唯有宋时湖湘理学，才可谓湖湘文化之集大成者。北宋营道（今道县）人周敦颐作《太极图说》《通书》，成为宋明理学开山鼻祖，后经胡安国、胡宏、胡寅相承，全盛于"朱张会讲"之时，影响着后世王夫之、魏源、曾国藩、左宗棠等的经世哲学。至近、现代，谭嗣同、陈天华等资产阶级革新思潮，田汉、沈从文、丁玲、周立波等新民主主义和社会主义思潮星月相争，亦展现着几千年来

厚重的湖湘文化。相互交融的各种文化，成为湖湘中医发展的沃土。

然而诸多文化思潮中，对湖湘中医药影响最大者莫过于理学。俗话说"秀才学医，笼中捉鸡"，湖湘许多儒者，或因考场失利，或因仕途不顺，承袭"不为良相，则为良医"之风，他们或师门传授，或亲炙，或私塾，一方面，因有理学之根基，故多能在医学中有所成就；另一方面，受长期理学思想的影响，他们独具"仁""和"之性。此外，清代"八股取士""考据之学"盛行，也影响了湖湘许多医家，他们皓首穷经，致力于《黄帝内经》《难经》《伤寒论》等书的诠注，为后世留下了一笔丰富的财产。而近、现代湖湘文化中的革新、求变思潮则成为湖湘中西医汇通的有效推动力。

天时："船到郴州止，马到郴州死，人到郴州打摆子"

《史记·食货列传》中有"江南卑湿，丈夫早夭"的说法，一度使中原人望而生畏。这里的"江南"主要是指今江西、湖南和湖北一带。也就是说早在 2 000 多年前，湖南的气候因过于湿热，男子的寿命都不太长。史料中还有同样的记载，如汉文帝时，贾谊被贬为长沙王太傅，曾担心"长沙卑湿"，竟以为自己"寿不得长"。尤其是湘南等地，因处于南岭山脉之北，山高林密，交通不便，时年瘟疫流行，更有"船到郴州止，马到郴州死，人到郴州打摆子"的说法。汉代苏耽"井水一升，橘叶一枚"之良药则为此写照。然而，这些地区恶劣的自然环境又从另一方面促使湖湘医家穷极医理，与病魔相争，为百姓疾苦而孜孜不倦。如单在瘟疫证治方面，就著有《瘟疫论辨义》《瘟疫治例》《治疫十书》《瘟疫辑略》《瘟病正宗》等书 14 部，书中许多内容皆能发前人之所未备。

湖湘医学源远流长

自古迄今，湖南就不乏具有卓越成就和学术贡献的医学名家，他们的医学理论、临床经验，不断得以汇集、薪传，不断得以综合、提炼、升华，竟成丰富多彩的医学洪流，汇入中国医学的知识海洋。

先秦时期

上古时代，炎帝宣药疗疾，遍尝百草，一日而遇七十毒，终因误食断肠草而死，葬于长沙茶乡之尾。黄帝时代，有浮邱子种苦荬于浮邱冈，洗药于道水的记载。这些只是湖南中医在形成、发展过程中的最早溯源，是人类医学史中的点滴记忆。

1973 年，长沙马王堆汉墓的发掘，则改写了先秦时期湖南医学史。共出土古医书 14 部，包括《足臂十一脉灸经》《阴阳十一脉灸经》（甲本、乙本）、《脉法》《阴阳脉死候》《五十二病方》《养生方》《杂疗方》《胎产书》《却谷食气》《十问》《合阴阳》《天下至道谈》《杂禁方》《导引图》。内容广泛，涉及中医基础理论，临证内科、外科、妇科、儿科、五官科各科，以及养生保健、药膳等。在现存传世医书中，有认为其成书甚至早于《黄帝内经》，且补充了先秦时期仅有理论医学，而无临证文献的空白。全部医书均不著撰人，难以认定其作者是否有湖湘医家，但是，即便是其他地区医学传入湖湘，至少也应当对湖湘地区的医学发展起过重要作用。

从出土的全部文献看，大部分应当是抄录中华民族的已有文献，如有《老子》《易经》《战国策》等，医书亦应不例外。但《五十二病方》《杂疗方》二书则具有明显的湖湘地区特征。如《五十二病方》牝痔的治疗中，言青蒿与时菌，曰："青蒿者，荆名曰荻。""菌者，荆名曰芦茹。"显然，该书或为湖湘医家所撰，至少该书在传授过程中经过湖湘医家的整理增益，故或可认为该书的成就是湖湘地区医学成就的反映。《杂疗方》有关于"蛕"伤人的防治。《五行传》谓蛕"生南越"，即南方水泽之地。防治法中有"每朝啜蒜二三颗"的记载。《说文》谓："蒜，菜之美者，云梦之荤菜也"；亦用菱芰，即菱角，《字林》云："楚人名菱，曰芰可食"。二物均产于湖区，故本书亦具浓厚的湖湘特色。据此言之，马王堆汉墓出土的医书在一定程度上反映了湖湘地区的医学水平。

最早经络学著作——《足臂十一脉灸经》《阴阳十一脉灸经》

1. 《足臂十一脉灸经》

《足臂十一脉灸经》是迄今为止我国发现的最古老的一部经脉学著作，现存文字大部分完整。书中简要而完整地论述了全身 11 条经脉的生理、病理和治疗方法，分为"足"（代表下肢）与"臂"两篇。"足"篇又分足太阳脉、足少阳脉、足阳明脉、足少阴脉、足太阴脉、足厥阴脉 6 节及死与不死候 1 节。"臂"篇又分臂太阴脉、臂少阴脉、臂太阳脉、臂少阳脉、臂阳明脉 5 节。以上 11 脉均分别记述其在体表的循行路线，所主病症及如何用灸法治疗。

与现行的经脉学理论不同的是，《足臂十一脉灸经》只记录有 11 条经脉，并且所述 11 脉的循行方向全是向心性的，治疗则全是灸法，只说灸某脉，没有穴位名称，更没有针治记载。病候描述简单而原始，手太阳、手阳明、手少阴三脉，每脉仅举 1 病，最多者如足少阳脉主 16 病，足太阳脉主 15 病。诸脉无理论和治则上的阐述，仅足厥阴脉后有一些关于病候预后的记述，较为特殊。故可认定是我国经络学说形成的雏形。

2. 《阴阳十一脉灸经》（甲本、乙本）

《阴阳十一脉灸经》，因墓中有同一内容的两种写本，故又有甲本和乙本之分。甲本共 37 行，现存 583 字，和《足臂十一脉灸经》《脉法》《阴阳脉死候》《五十二病方》同抄在一张帛画上；乙本抄在另一幅帛上，上接《却谷食气》，下接《导引图》，首尾较完整，但中间缺文较多，共18行，现存793字。甲本、乙本可相互弥补，基本完整。

《阴阳十一脉灸经》全书分为"阳"（代表阳经经脉）与"阴"（代表阴经经脉）两篇。11脉排列次序，是阳脉在前，阴脉在后，不像《足臂十一脉灸经》那样以足臂分。阳篇又分足巨（太）阳脉、足少阳脉、足阳明脉、肩脉［相当臂（或"手"）］太阳脉、耳脉［相当臂（或"手"）］少阳脉、齿脉［相当臂（或"手"）］阳明脉。阴篇又分足巨（太）阴脉、足少阴脉、足厥阴脉、臂巨阴（相当手太阴）脉、臂少阴（相当手少阴）脉。

《阴阳十一脉灸经》论述内容较《足臂十一脉灸经》有较大的进步和丰富，经脉循行方向开始出现远心循行，如肩脉的"起于耳后""乘手北（背）"，太阴脉的从"被胃"，最后"出内踝之上廉"。所主病从《足臂十一脉灸经》的共78病，增加到147病，而且是最早记录两大类病症［"是动病"与"所生（原作"产"，系"生"字之通假）病"］的灸法治疗。

最早脉学理论——《脉法》《阴阳脉死候》

1.《脉法》

《脉法》，全书仅300余字，抄录在《阴阳十一脉灸经》（甲本）之后，是记录医家传授弟子应用灸法和砭法的一种民间教材。书中所说"脉法"与《黄帝内经》以后历代诊断学中的诊脉法不同，它是通过灸法，呈现脉的感传现象来提高治疗效果（"导脉"），以及用砭法治疗由于血脉感邪所致痈肿（"启脉"）的有关理论与方法。《脉法》是最早提出人体气与脉的关系和确立治病取有余而益不足的虚实补泻（寒头暖足）概念的古医籍。

2.《阴阳脉死候》

《阴阳脉死候》和《脉法》一样，都是抄录在《阴阳十一脉灸经》（甲本）的尾部，全文约100字，论述在三阴脉和三阳脉疾病中所呈现的死亡症候及有关理论。它认为三阳脉属天气，主外、主生，三阳脉病一般不至死亡，其中只有折骨裂肤才有死的可能；三阴脉属地气，主内、主杀，其病多为腐脏烂肠，常易引起死亡。

最早的医方书——《五十二病方》

《五十二病方》，因卷前有疾病标题"凡五十二"，故以此定名，共462行。分别记述了52种疾病的医疗方法，卷首列有目录。每种疾病均应作为篇目标题，记于各篇之首。除3个病名篇目缺文不详外，其余49种，涵盖内科、外科、妇科、儿科、五官科各科疾病103种，现存医方283个，用药达247种之多。绝大多数是外科疾病，包括各种外伤、动物咬伤、痈肿、溃烂、肿瘤、皮肤病及痔病等；其次为内科疾病，包括癫痫、痉病、疟病、食病、疝病、癃病、淋病及寄生虫病等；再次为儿科疾病，包括小儿癫痫、瘰疬、脐风及所谓"魃"病；至于妇科疾病，马王堆帛书整理小组将"婴儿索痉"（小儿脐风）认为是产妇子痫一类病证。全书现存291条，每条一方，个别有两方者，个方均以用药为主，包括外用、内服等法，此外尚有灸、砭、熨、熏等各种外治法及若干祝由方。书末附有卷末佚文若干，系52病篇目以外经后人续增的若干病名及医方。

《五十二病方》是迄今为止发现的最早的医方书，它真实地反映了西汉以前的临床医学和方药学发展水平。

最古老的气功导引书籍——《导引图》《却谷食气》

1.《导引图》

《导引图》是一部古代医疗体育的"导引"图谱，是我国现存最早的气功养生文献。全书共绘有44个不同姿态的男女，分为上、下共4层排列，每层分绘

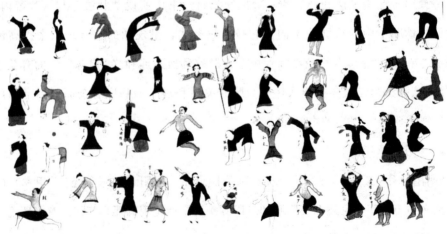

"导引"图谱

11 图，每图各有一标题，别无文字说明，各图均以彩色绘制多种运动姿态的人形。在能辨认出的各图标题中，有仅以病名记者，如烦、颓、聋、膝痛、胠积、温病等；有以动物形象记者，如龙登、鹞背、鸟伸、熊经等。此外，各图除大多数系徒手运动外，尚有呼吸运动，及少数利用器械如盘、球、棍、袋等辅助运动者。

2.《却谷食气》

《却谷食气》是一部在道家思想影响下利用呼吸运动进行个人保健的书，也是一部属于气功之类的著作。书中提出在一年四季应当有选择地，在特定的自然环境中进行呼吸的方法和要求，同时也论述了各种环境中的空气名称、性质及对人体的影响。

最早的房中养生学著作——《十问》《合阴阳》《天下至道谈》《杂疗方》

1.《十问》

《十问》是一部有关房中养生的方技书。全书分为 10 篇，各篇分别以古人问答形式编写，有黄帝问天师，黄帝问大成，黄帝问曹敖，黄帝问容成，尧问舜，王子巧父问彭祖，帝盘庚问耆老，禹问师癸，文挚问齐威王，王期问秦昭王等。内容主要论述房中养生、服食、呼吸吐纳及房中诸法。

2.《合阴阳》

《合阴阳》为房中类方技书。全书共分 9 条，集中讨论了阴阳交合即男女交媾之事，分别记述房事活动的准备、进程及有关房事养生的意义等。

3.《天下至道谈》

全书共分 27 条。所谓天下至道谈，顾名思义，谈的是天下至道，也就是高深的养生之道。实质上本书主要讨论了有关性保健的问题，即寓于房中术中的养生之道。本书内容丰富，其中对"七损八益"等问题更是做了具体详尽的描述。

4.《杂疗方》

此书为古佚医方书的一种，但已残损近半。内容主要有益气补益药方、新生儿埋胞衣法，治疗"蛲"虫、蛇蝎咬方，以及阴道坐药方等，现能辨识者共 38 方。

最早的养生学文献——《养生方》

《养生方》是一部以养生为主的方书，共 32 篇，前面是正文，最末是目录。本书以医方为主，其中可以辨出的至少79方，主要用于滋补强壮，增强体力。此外还有一些黑发方、健步方及治疗偏枯、阴部肿胀等医方。书中还提供各种制药、用药方法及药名等。书末附有女性外阴部位名称的残图。

最早妇产科学文献——《胎产书》

此书基本保存完整。内容主要是有关妇女胎产的方技。全帛外观呈方形。其上半部的右方绘有两幅根据胎儿出生日期进行占卜命运的人形图。左方绘有选择埋葬胎儿胞衣的方位图。帛的下半部为文字部分，记有十月胚胎形成、产母调摄及20余个医方。

汉唐时期

在这一段漫长的历史时期，湖湘地区名医名著较少，他们或医或仙，大都无医籍存世。如汉初桂阳人苏耽，相传汉文帝时得道，人称苏仙。成仙升天时曾告知其母："明年天下疾疫，庭中井水橘树，患疫者，与井水一升，橘叶一枚，饮之立愈。"后果然，求水叶者，远至千里，应手而愈。遂留"橘井泉香"于医林，现今郴州仍有"苏仙岭"古迹，那里香火鼎盛，历久不衰。

晋代服石之风盛行，广炼丹药，石门县有许旌阳、葛位以炼丹闻名。许旌阳，初为旌阳令，后弃官归田，在草赤如茵的方顶山铺毡炼丹，修炼136年成仙，举家飞升，鸡犬亦随之而去。宋时封许为妙济真君，清代张应湘有诗叹曰："一席寒毡去不留，仙踪只在此山头。几从踯躅红铺地，借问樵夫认得不？"葛位，据《石门县志·方技》载，其在石门北二十里石屋修炼，寻以丹术，授弟子郑隐，尽得其传。至今，其炼丹之地山名"葛仙"，即志葛位之迹。

唐代武陵人梁新以医闻名，《太平广记》记载：有一富商在船上住宿，半夜暴病。到清晨，气还未断，遂请隔壁房里的梁新前往诊治。梁诊后说："这是食物中毒，近三两日内是否在外边吃什么东西了？"病者的仆人说："主人很少出船，从不在别人那里吃东西。"梁又问："平常他好吃什么食物？"仆人说："好吃竹鸡，每年不下数百只。近来又买了竹鸡，并已进食。"梁新说："竹鸡吃半夏，一定是中了半夏的毒。"梁立即让人把生姜捣碎拧成汁，撬开病者牙齿灌入口中，患者就苏醒了。此事被镇守江陵的崔铉得知，后推荐其到京城，名声大振，官至尚药奉御。郴州人韩宗劭，以医称著于时，曾任皇室待诏、翰林医官。令人惋惜的是，在咸通十一年（870年）八月，同昌公主因病而亡，唐懿宗悲痛不已，认为是御医医治不力，下令将韩宗劭等20多名皇家医官全部诛杀。长沙人卢佩芝，本不懂医，偶遇唐代雷万春传授其秘方，逃荒至永绥，恰逢瘟疫流行，医家均不敢前往诊治，佩芝却朝夕往视，毫无难色，并不收诊金，人们都称赞其医德高尚。

这一时期，还有一位医家，他虽然不是湖南人，但对湖湘医学的发展却起着巨大推动的作用，那就是张仲景。张氏生于河南南阳，学医于同郡张伯祖，但历代诸多文献均记载其"官至长沙太守"，所著《伤寒杂病论》素称医方之祖。奠定了临床辨证论治的基础，中医史上临床医学文献也自此发端。因他治守于长沙，曾行医于长沙，并创医生"坐堂"之先河，故明清时长沙建有"张公祠"，长沙、湘潭医家也以正月十八日为仲景诞辰而行集会纪念。《千金方·伤寒门》又谓："江南诸师秘仲景要方不传，所传于世者，《伤寒杂病论》十卷。"据此说，则张仲景在长沙既官且医，并遗传诸多秘方秘书于此。可以测知，张仲景为长沙太守时，不仅本人以医名，且带动、促进了湖湘医学的发展。惜汉后长沙"诸师"未能将仲景之术发扬，所秘"仲景要方"一直未传，竟不知其内容为何了。

宋元时期

时至宋元，史传名家渐盛，专著渐多，专科则以妇产科、小儿科较著。以医术名者，宋代有长沙人洪蕴。洪蕴13岁在开福寺出家，禅诵宋徐暇，兼攻医术，后游京师，以医闻名。宋太祖赵匡胤赐紫方袍，称"广利大师"。宋太宗赵匡义太平兴国年间，诏求医疗经验，洪蕴录数十处方以献。宋真宗咸平年初，洪蕴任僧官，补右街首座，转左街副僧录。洪蕴尤工切诊，每先岁时，言人生死，无不应。汤剂精，贵戚大臣生病，一般多请其诊治。都梁（今湖南武冈）人镏洪，学术思想宗刘完素之说，著有《伤寒心要》，书中论伤寒，大都以热病为主。平江汤姓女精于女科，被荐入京师，曾为宋真宗皇后诊病，进药有效，被赐予金牌，称汤夫人。湘阴僧大椿精于医，被荐入朝，赐居雪峰山。98岁时，还自赞云：头秃矣，无杀人心肝；而须矣，有活人手段。身披坏纳，残云消横按扶黎，刚有断，雪峰顶上八千椿，佛果一枝大半。衡阳刘茂先为宋翰林侍御世医戴克臣弟子，为当时儿科名家，其五世孙刘思道，由家学渊源，亦以儿科名于时。

元代曾世荣，精儿科，颇著声誉。长沙县黎茂材，早年参军，性好读书，尤善医术。凡有病者来求治，欣然往诊，不计报酬，四十年如一日。经常说：吾以齐人志，若责其报，是售术也。世称"笃行君子"。还有永明人徐渊，以孝顺闻名，一次山中砍柴，遇一异人，对他说：子隆眉广额，世外人也，吾有丹书，当以授予。徐渊拜谢，此后则穷心医学，为人治病。后正值瘟疫流行，远近求治者接踵，皆获全效。

在学术上影响较大的有朱佐、刘元宾、曾世荣等。朱佐系宋代湘麓人，著《类编朱氏集验方》15卷，是中医学较早、影响较大的方书之一。其主要学术成就，一是所搜采内容多为宋以前不传之秘籍，保留了古代医籍的重要内容；二是采收了大量经验方；三是医案部分不仅著录本人验案，还整理了前人不少案例，所著方书是撰著医案较早的著作。其医评、医说、医论、医案均对研究中医及湖湘地区医学具有重要价值。

安福县人刘元宾，从其初主邵阳县薄，后任潭州（长沙）司理来看，他大半生的时间在湖南。刘氏因母病多年不愈，而寻求方书，习业医学，在伤寒、针灸、脉学等方面均有成就，终为一代名医，他在方剂学上的代表作是《神巧万全书》。宋代医家陈无择在《三因方·大医习业》中曾把刘氏及《神巧万全方》与张仲景、华佗及《圣惠方》《名医别录》相提并论，足以证明本书在医学上的价值是非比寻常的。此外，刘氏还著有《集正历》《注解叔和脉诀》《伤寒括要》《通真子伤寒诀》《脉要新括》《脉书训解》《脉诀机要》《通真子续注脉赋》《洞天针灸经》《横天卦图》，现均未见。

其余尚有宋隐士宋永寿著《产经》，永明人管子和世传《治产秘方》，平江吉执之集有《宝童方》《联珠论》《吉氏家传》等七部，长沙郑愈著《郑愈方》，元代平江人万应雷著《医学会同》二十卷。但惜其大部分已亡佚无存。

明代时期

明代 270 余年间，湖湘地区虽然名医辈出，但学术上有突出贡献者则不多，所撰医籍存世者也较少。

这一时期以医名者，见载于《古今图书集成·医部全录·医术名流列传》中的有：本丰城（江西）人，后家于邵阳的喻化鹏，人争迎治，或予之金，则市药以施贫家，或购秘论奇方以长其术；石门人吴中允，精医术，不论贫富，均亲诊视，不索其酬，为乡党所推重；石门人祝文琳，精岐黄术，临证善诊幽察微；炎陵县人唐祖宦，幼攻岐黄，业精于长，延者日踵于门，于财利则弗计，品行端正，一时罕有出其右者；桃源人田养德，精于医，起死回生，大江南北全活者以万计；松阳道人云游至桂阳，善起疑难病症，授徒数人，皆为名医。见载于省、府、县志者亦复不少，如郴州人王相，生平业医，专事采药以济人，活人甚众。浏阳人郑元龙，以医名于湘，可使躄者弃杖，蛊者约带，羸者控拳。来诊者，轮蹄争门，礼币接席，湖南以南，诸多达官贵人，皆以翁之至否自决其吉凶。当问其医术时，元龙回答说：天地之气常有余，而人之气常不足；惟不足，故有余者恒乘之，而夺其舍以居，于是纵横驰突，其病百出。粗工惊之以为是人之有余也，遂从而损之；不能损天地之余，而恒损人之不足。是犹盗者凶于人之室，而执挞其主人也。吾恒厚恤其主人而治其客，是以病四至而应之恒一也。邵阳李春台，世业医，不计诊酬，犹怜贫户，技精，就诊者众，卒后家无余资。常宁闫文佗有神医之名，黔阳丁应元以针灸术为世人所推崇，沅陵易山以外科见长。芷江毛世鸿，医传四代，亦儒亦医，名重一时。长沙张洰，新化刘充沛、张圣陛，桃源冯躬甫，邵阳车大敬、沈鹤均为一代名医。桃源白士伟治痈疽有奇效而名，邵阳徐明善则以妇科见长。

学术方面有所建树者，本草方面，明有官吏邵阳滕弘所辑《神农本草会通》10 卷，是《神农本草经》较早的辑本。道州许希周少即知医，后举进士，对千余种药品之药性以骈语撰编成《药性粗评》，内容简明切用，为历代医家所称道。另有长沙杨溥撰《用药珍珠囊》、常德陈大忠撰《药性录》，惜二书已佚。脉诊方面有芷江毛世鸿《王叔和脉诀注》《李濒湖脉诀注》，靖州叶庭芝《脉学金丝灯》。临床有邵阳江道源《尊生世业》，邵阳徐明善《济生产宝》二卷，桃源冯躬甫《幼科大成》。上述著作除《济生产宝》外，其余医书皆未见传世。

清代时期

时至清代，湖湘地区医学得到了较快发展，涌现出了一批知名医家，也有一批有影响的专著问世，特别是在诊法、方剂、喉科、痘疹方面成就较大。

于临证医名卓著者，仅见于《中医大辞典》《中医人名辞典》《湖南通志》及各州志、府志、县志等所载，据不完全统计，便有 450 余家，且各科均名医辈出，形成湖湘地区名医群。

在学术上卓有建树者，诊法方面当首推邵阳周学霆《三指禅》，他倡言以缓脉为平脉，且以此定有病之脉，论病脉则以浮沉迟数为四大纲，再将余 22 脉成对辨析，使脉学纲目了然，既脉理清晰，又便于习学记忆。方剂方面，长沙鲍相璈《验方新编》最为医界推重。鲍感于医有难逢，药或昂贵，贫者、偏远多有束手之时，遂搜采简、便、验、廉之方汇集而成。道光以后，各时期多有翻刻、增补者，如《增订验方新编》《重订验方新编》《增广验方新编》《正续验方新编》《选录验方新编》等，开集录单方验方学术之先河。另一较具影响的是新化罗世瑶《行军方便方》，分备豫、疗伤、解救三卷，方方皆简便易行，有利于军伍途中，亦便村乡民家。堪称巨著者则有长沙僧人通文所著《易简方》三十余卷，会同杨盛芝《简易良方》三十卷、衡山桂士元《医方》数十卷、永定胡光桃《医方济世》十八卷等，惜皆未见行世。本草学方面较有影响者，当数长沙陈明曦《本草韵语》、长沙黄彝《药性粗评全注》、湘潭王闿运《神农本草》等。在时疫瘟病方面，长沙杨尧章著《瘟疫辨义全集》，对吴又可《瘟疫论》进行条分缕析，陈一己之见，有功于瘟病学说。湘乡朱兰台著《疫证治例》五卷，对疫病的传变、鉴别、治疗有精辟见解，用方以自立"芦根汤"为主。其他如邵阳刘纪廉《治疫全书》十卷、常宁李泽《时气集要》六卷等书，惜未见行世。

在免疫接种法应用之先，儿科麻、痘二证最为险恶，湖湘诸医尤重视二证，且在学术有诸多建树，仅二证专著，有据可查者就有 25 种之多，尚未计见于其他综合医书内者。长沙陈宏晓《痘疹济世真诠》、衡山文起《痘科辑要》五卷、耒阳周冠《痘疹精详》十卷，已收入《湖湘名医典籍精华》丛书。其余诸书则多半未见于世。于五官科诸病中，湖湘医家尤精于白喉证治。如浏阳张绍修《时疫白喉捷要》《时疫白喉证治》为较早以白喉病证为名的专著。湘潭王裕庆《白喉辨证》，对白喉一证条分缕析，用药精详得宜。湘乡易方《喉科种福》将白喉分为数十证型，详列其治法。衡山李纪方《白喉全生集》论白喉 20 篇，以寒热为纲，分轻重虚实，用方精当明晰。安化黄惺溪《集喉证诸方》亦多集治白喉方。以上诸书均已收入《湖湘名医典籍精华》丛书。

而在学术上卓有成就，对中医学术贡献较大者，在学术界影响较大者，尚有衡阳熊应相，他家业岐黄五十余世，精医理，尤精脉学，著有《金针三度》《三针并度》六卷。湘乡罗国纲虽居官场，仍浸淫医学五十余载，著《罗氏会约医镜》二十卷，新中国成立后人民卫生出版社曾印行。醴陵黄朝坊精医，有"神医"之名，著《金匮启钥》三十五卷。攸县蔡贻绩由儒而精医，阅五十余年，课徒无数，著有《医学四要》十八卷。长沙郑玉坛医术精湛，学术上对《伤寒论》《金匮要略》及临床内科、妇科、儿科、外科均有重大贡献，著有《彤园医书》二十七卷。新化邹汉璜撰有《邹氏纯懿庐集》丛书，共计八种。宜章吴德汉撰《医理辑要》十三卷，湘乡陈鄂著《一见知医》六卷等，以上诸书均已收入《湖湘名医典籍精华》丛书。

中华民国以后

中华民国以后，湖湘中医发展进入百花齐放时期，加之社会变革，西学东渐，中医在西医的影响下发展、前行。湖湘地区涌现出一批名医，他们致力于捍卫中医，发展中医教育，开办中医医院，设立中医学校，创办中医刊物，主张中西医汇通。

岳阳人吴汉仙，为人聪明颖悟，初习举子业，17 岁补博士弟子。既而废科举，乃从祖父吴南塘习医，尽得其传。曾做过军医。1928 年秋，悬壶于长沙，时值消灭中医之风盛行，吴氏毅然以捍卫祖国医学为己任，愤慨声讨，请愿，全国景从。继而着手培育中医人才，发展中医事业，与湖南中医药界同道倡议创办湖南国医专科学校、湖南国医院和中医报刊等，为祖国医学的兴废继绝，做出了不可磨灭的贡献。

长沙人郑守谦，祖父辈七代行医，自幼随父学医，克绍家传。1935 年后，出任湖南国医专科学校教务主任，兼授杂病、药物、方剂等课程。郑氏在学术上能博采百家之长，融会贯通，择善而从，有所创新。他明示学生："医学岂易言哉！炎黄以后作者代出，言人人殊，其下焉者，朱紫混淆，龃龉层见，使读者无所适从。如子和主攻，河间主火，东垣以专理脾胃擅长，丹溪以气血痰郁食湿分治，四家为世所崇，而其派实别。倘或偏执拘守，则学有异同，不能集思广益，讵足以符博审慎明之旨，而成望、闻、问、切之功。"

湘潭孙鼎宜，"少时承师之教，求通经致用之学"，1899 年因其父"严冬得寒，庸医误以戴阳为热，竟以不起，哀痛之余，于是专宗张书，上稽《灵》《素》《难经》，下逮隋唐以来之籍"，读书不辍，未及数年，医术精湛。1905 年，其世丈湘阴郭复初，"猝发疾，几殆，为处方得痊，因言于巡抚端公，咨送日本，俾参知西法"。时值中医"取缔事起"，孙氏则"愤然曰：'中法独不能活人耶？'遂拂衣归"，以医济世，活人甚众。晚年执教于湖南国医专科学校，为培养中医人才贡献毕生精力。

双峰人刘裁吾，祖父六代均系当地名医。他自幼习医，精研医籍，"上窥黄岐之书，中研长沙之论，下及《千金》《外台》，金元四家，清之叶、王，罔不食跖盈千"。又继承了祖父六代的学术经验，理验俱富，故声誉日振，远近"求治者踵相接"。1931 年，悬壶于长沙，设西湖医社于西湖路，1934 年兼任湖南国医专科学校教师。刘氏著述甚多，主要有《伤寒汇方》《金匮鉴别》《千金外台发挥》《金元四家节要》《景岳选瑜》《喻氏节要》《叶案选粹》《王案类编》《温热精言》《喉科扼要》《余氏医学驳议》《痉病与脑膜炎全书》《中西病理学合参》等，尤其对脑膜炎的治疗，认为本病发病之时，"冬寒未尽，重装未脱"，治之之法，不外"宣发太阳"或"开泄厥阴"，或者"宣发太阳"与"开泄厥阴"同时运用，确实别具匠心，有裨于后学。

邵阳人何舒，克绍家传，从叔父习医，并倡办"邵阳中医灵兰学会"，撰写中医著作，广收门徒，培育人才，发展中医学术，维护人民卫生健康，数十年如一日，深受人民爱戴。何氏著作宏富，部分编入《何竟心医学丛书》，是湖湘地区早期中西汇通学派代表人物，其"治医学有年，既究中医，兼通西法，且精通外语，涉猎西学，从而和之"，他从临床实践着手，探索药物的中西医汇通，撰《方药研究初编》，结合西医的病名、病理、药理论述中药 280 种。揆之临床，亦有至理存焉。

湖湘中医学术百家争鸣、百花齐放

湖南医学，继先秦时期长沙马王堆医书之后，历经魏晋至隋唐五代，全面继承和总结前人的医学理论，积累了丰富的治疗方法，为湖南医学的发展奠定了良好的基础。宋金元时期，学派林立，新说肇兴，进一步推动了湖南中医学术的发展。明清时期是湖南医学的鼎盛时期，他们著书立说、校勘医籍、治病救人，呈现出一派百家争鸣，百花齐放的湖湘中医学术美景。

医经

湖南中医对于《黄帝内经》的研究情况，明代以前，尚无史料可考。明代邵阳喻化鹏的《医经翼》；清代夏世篆的《岐黄秘诀》，新化欧阳梅的《医经汇解》，宁乡周世教的《灵枢注》《素问注》等均已失传。清道光年间，新化邹汉潢《邹氏纯懿庐集八种》（又名《医书经论通解》《痢论》），内有《素灵杂解》一种，尚存《阴阳离合论》《邪气藏府病形》等22篇，有独到见解。中华民国时期，邵阳何舒《素灵阶梯》，系供初学者入门之用。

新中国成立以来，湖南省中医药研究所、湖南中医学院合编的《内经摘要白话解》，系将《内经》中有临床应用价值而又不易为读者理解的部分整理成书，分为总论、生理、病理、诊法、治则五大篇，比较系统地阐述了中医学的基础理论。龙伯坚编著的《黄帝内经概论》《黄帝内经集解》，对《黄帝内经》的主要内容、学术成就及其在世界医学史上的地位，作了比较全面的评价，对阴阳五行学说的内容、发展和运用有精辟见解，并将《黄帝内经》和《甲乙经》《黄帝内经太素》《类经》三书的编目列表对照，有助于中医学者系统、深入地了解《黄帝内经》的纂辑过程和基本理论。中国医学科学院张孝骞称赞龙伯坚的著作"不仅为促进中西医结合，对创造我国新医学、新药学将起巨大的作用，而且可丰富世界医学史，俾中外医学家更了然于我国对世界医学的卓越贡献"。此外，还有黄建平《祖国医学方法论》，着重从整体系统观和阴阳对立统一观两个方面，论述了祖国医学的理论和方法，主张以阴阳学说、脏象学说和辨证论治学说作为祖国医学的理论基础。李聪甫的《阴阳学说的理论和应用》《读〈对五行学说的形而上学论必须批判〉后》，王明晖的《五行学说在中医临床上的运用》《用辩证唯物论和历史唯物论的方法研究和评价中医五行学说》，刘祖贻的《哲学对实现中医现代化的指导意义》等文章，都主张坚持实事求是的原则，对各学说应吸收其精华，扬弃其糟粕。

对《难经》的研究，民国时期湘潭孙鼎宜著《难经章句》（中华书局民国二十一年出版），择其优者列为上卷（三十一章），其驳杂者列为中卷（五十章），其杂录经文不足取者列为下卷（十五章），正其章句，辨其讹谬，并采用徐大椿，滑寿之说以注之。

湖南中医研究《伤寒论》的较多。明代，有芷江毛世鸿编《增补伤寒金口诀》。清代，有长沙陈贤书《伤寒论笺》，零陵陈德懋《编次注解伤寒论》，宁乡陶之典《伤寒源流》（北京中医古籍出版社根据康熙三十六年原本影印，1985年9月第1版发行），宁乡黄载鼎《伤寒秘要》，益阳夏逢瑜《伤寒辨疑》，衡阳汤明峻《伤寒杂证歌赋》，清泉曹士兰《伤寒集注》，衡阳汤日且《伤寒经条》，新化杨士杰《伤寒来苏辩论》，澧州孙承恩《伤寒六书》，安化梁衣奎《伤寒注抄》，湘潭罗键亨《伤寒扩论》，益阳曾绍孔《伤寒全书》，宁乡周世教《伤寒发明》，汝城朱鸿渐《伤寒讲义》（北京中国医学研究院图书馆有藏本）。

中华民国时期，有邵阳何舒《伤寒论发微》，湘潭孙鼎宜《伤寒杂病论章句》，浏阳刘崑湘、刘仲迈合编《伤寒杂病论义疏》，浏阳刘正枢《伤寒论新元编》，常德张拱瑞《伤寒论会参》，衡阳欧阳逸修《伤寒折中》，安化夏禹甸《伤寒论新诠》，浏阳罗振湘《伤寒方证歌括》等。其中孙鼎宜所编《伤寒杂病论章句》，系考证群书，详加校勘之后，将通行的《伤寒论》《金匮要略》两书并为一书，删去其中重复的条文，把《脉经》《千金方》《外台秘要》等书所引仲景方论而《伤寒论》《金匮要略》未著录的条文补入，内容比通行本翔实。刘崑湘、刘仲迈合编的《伤寒杂病论义疏》较宋林亿等校本多有差异，且新增辨温病、辨热病、辨燥病等篇，对《伤寒论》辨证论治有所阐发。新中国成立以来，朱佑武的《宋本伤寒论校注》，是以新辑宋本《伤寒论》（1956年，重庆市中医学会编注，重庆人民出版社出版）为蓝本，参考诸家注释，并对重要节段加写按语，以帮助读者理解原著。

湖南中医研究《金匮要略》的较少。从清代至中华民国，仅发现宁乡周世教《金匮发明》，衡阳欧阳逸修《金匮折中》，浏阳罗振湘《金匮方证歌括》等著作。《金匮折中》仅有一本存湖南省中医药研究院图书馆。该书论述详备，并提要勾玄，对临证施治有一定指导意义。新中国成立以来的著作，有成秉真《杂病论方证捷咏》《杂病论快注捷咏》，谭日强《金匮要略浅述》，郑艺文《金匮要略浅释》等。成氏两书将《金匮要略》的意义、方剂和证候撰成歌诀，便于初学者掌握。谭氏一书，共25篇，篇首概述全篇大意，篇末将全篇内容作小结，并附有内容归纳表及校勘、注释、医案等，便于读者系统学习、临证运用。

将《伤寒论》和《金匮要略》两书进行综合研究和编著的，有欧阳錡的《伤寒金匮浅释》。欧阳氏用简明浅近的语句和近代学理，对两书内容逐条加以整理、注释，并根据辨证论治的精神，将各篇段的含义、治疗作了扼要的分析、比较和总结。

脏象、经络、病理

湖南中医关于脏象、经络、病理的研究，清代有茶陵尹典礼《内景图说》、湘潭胡鼎《经络图解》、陈惠畴《经脉图考》、新化邹汉纪《三百六十骨节考》、衡阳汤日旦《病因病略》等。其中陈惠畴的《经脉图考》共四卷，卷一为总论，论述内景及全身骨度、气血等项，卷二至卷四将十二经脉及奇经八脉详细图述，多所考正。作者认为："凡治病必须列别脏腑，端络经脉，周身部节，不爽毫厘，乃能由外达内，穷及根蒂，得其受病之由，而施其补救之术。"

新中国成立以来，研究脏象、经络、病理的主要著述有李聪甫《中医生理学之研究》，他运用现代生理学说原理叙明中医生理学说的实质，并以中医生理学为中心，概述有关神经、循环、呼吸、泌尿、生殖等问题。欧阳錡《中医病理概说》，以阴阳五行学说为指导，从寒暑、喜怒、饮食、劳伤推求病因，从肢体、经脉、脏腑辨别病位，从邪正、盛衰分析病的发展趋势，某些章节还相应地提到了一些治疗原则。邹高祈的《中医补肾法》，根据肾虚则百病丛生的特点，对与肾虚有关的内科、外科、妇科、儿科各科疾病均提出了不同的补肾方法，既集古今中医各家之长，又结合了本人的临床经验。此外，还有张瑞林《我国古代解剖学的成就》、陈大舜《五脏相关论》、朱文锋《略论脏腑特性》、湖南中医学院针麻经络研究组《循经感传接近头部时引起睡眠现象一例报告》等著作和论文。《循经感传接近头部时引起睡眠现象一例报告》一文，于1979年在第一届全国针灸针麻学术讨论会上作了学术交流，到会学者一致认为：此现象在国内少见，给经络研究、对睡眠机制的探讨提出了新问题。此后湖南中医学院与中国环境科学研究院协作进行经络感传现象的肌电观察，获1985年湖南省卫生厅科技成果四等奖。

诊法、辨证诊治

湖南中医关于诊法的专著，明代有芷江毛世鸿的《脉经注》《濒湖脉学注》，靖州法庭芝的《脉学金丝灯》。清代有长沙常朝宣的《医学脉灯》、攸县贺升平的《脉要图注详解》、新化苏士珩的《脉理微参》、衡山熊良庭的《四言脉纲》、邵阳周学霆的《三指弹》、湘潭罗健亨的《疾脉论》、衡阳汤明峻的《脉现纂要》、善化许方藻的《脉诀偶存》、茶陵陈本礼的《六脉辑要》。中华民国时期，有邵阳何舒《脉学纲要》，湘潭孙鼎宜《脉经抄》、刘本昌《脉诀新编全集》。

其中，攸县贺升平《脉要图注详解》，于清乾隆四十八年（1783年）刊行，其书不局限于前人论述的寸、关、尺三部诊法，而将中医历代相传的形身脏腑之诊、阴阳五行之诊、骨度血气之诊、颜色声音之诊等宝贵经验上升为理论，对脉证不符、虚实难分的病证提出了具体诊断要诀。贺氏在《从舍辨略》中说："治病之法，有舍证从脉者，有舍脉从正者，迷途莫此为甚。如外烦热而脉见微弱者，必虚火也，腹胀满而脉见微弱者，必胃虚也。虚火虚胀，其堪攻乎？此当从脉之虚，不当从证之实也。如无烦热而脉见洪数者，非邪火也；如无胀满而脉见弦强者，非内实也。无热无胀，其堪泻乎？此当从证之虚，不当从脉之实也"。

邵阳周学霆（字荆盛，号梦觉道人），临床实践 40 余年，对于脉学有深刻研究，晚年本其临证经验著成脉学《三指弹》一书（清道光二十八年刊行，新中国成立后由人民卫生出版社再版发行）。其书，首先发挥《内经》平人定脉之旨，取缓脉为平脉，继述病脉，以"浮、沉、迟、数"为四大纲，以微细、虚实、长短、弦弱、滑涩、濡牢、洪伏、芤革、结促、紧散、动代二十二脉对待立论，用对比方法鉴别各种脉象的不同之点，列举各类病证所见脉象，详加论证。该书对晋王叔和"水肿之脉，浮大易愈，沉细难痊"之说，加以补充，认为水肿除以浮大沉细分病浅深之外，还要从沉细中的迟数剖分阴阳，辨证无差，施治得法，则沉细亦未必难痊。

新中国成立以来，这方面的著作有郭振球的《内经脉学的基本规律》、李聪甫的《二十八脉五言诗》、欧阳锜的《矛盾法则对辨证论治的指导意义》、禹新初的《脏腑经络在辨证论治上的运用》、朱文锋的《略论中医辨证体系》等，均运用辨证唯物主义的理论阐述了中医诊法、辨证论治的科学性与规律性。有些中医运用现代仪器进行探索并取得学术成果，如唐敬书的《272 例耳鼻咽喉疾病微观望舌总结》、江一平等的《纤维胃镜检查 138 例结果与中医辨证及舌象的关系》、黄道生的《虚、实及虚实夹杂证的舌象观察和脱落细胞检查》等。1976 年湖南中医学院和湖南省计算技术研究所合作研制了我国第一台"中医多科使用辨证机"。1983 年 10 月由湖南省科委主持鉴定的《微型机专家咨询系统——中医诊疗》，也是湖南省计算技术研究所和湖南中医学院合作研制的。这台机器输入了谭日强诊治肝火，郭振球诊治常见病，张怀安治疗中心性视网膜炎、视神经炎和球后视神经炎等程序，准确地反映了三位名老中医诊疗水平，并有汉字屏幕显示、打印和智能询问等功能，是同时期国内比较先进的中医诊疗专家咨询系统微型机。

本草

湖南中医对于本草的研究，最早见于明代长沙杨溥的《用药珍珠囊》、武陵陈大忠的《药性录》。清代有衡阳何本立的《务中药性》，长沙陈明曦的《本草韵语》，邵阳朱历的《本草经历》，湘潭罗健亨的《附子辨》、倪远诩的《本草别名》，溆浦舒立渭的《本草求是录》，零陵汤鑫斋的《新撰药性证验集》等。民国时期，有邵阳何舒的《特效药选便读》《研药指南》《本草法语》《本草法语补遗》，长沙黄彝鬯的《药性粗评全注》、毕伯勤的《药物学问答》，衡阳欧阳逸修的《药性表解串要》，醴陵李继光的《苦口良药》，长沙郑守谦的《国药信用笺》等。此外，一些医学丛书中也列有本草部分。

罗国纲的《罗氏约医镜》，撰有本草三卷，仍按草部、竹部、谷部、果部、菜部、金石水土部、禽兽部、鳞介鱼虫部、人部分类，共收载药物472种，此书对每味药物之所以能治某病、不能治某病、某病宜少用，某病禁用，味之或酸或辛，气之或升或降，性之或补或泻，一一详明。新中国成立后由人民卫生出版社重版发行。毕伯勤的《药物学问答》，将药物分为补益、宣通、祛寒、泻热、驱风、除痰、润燥、利湿、收涩、消散十门。每药详述性味、用法、产地、宜忌等项，对临床用药有重要参考价值。欧阳逸修的《药性表解串要》，在北齐徐之才的《十剂》的基础上有所发挥，并仿骈文体裁，撰为歌诀，颇便诵习。

新中国成立以来，湖南中医在本草方面的撰著较多，有湖南省卫生厅编《湖南省中药材炮制规范》，由湖南省中医药研究所编《湖南药物志》，湖南中医学院编《临床常用中药手册》《湖南农村常用中草药手册》，萧定辉编《常用中草药加工手册》，柯铭清著《中草药有效成分理化与药物特性》，凤凰县医科所编《凤凰县民族药调查报告集》《苗药汇编》等。《湖南药物志》已出三辑，共收载中草药植物1 164种，对产地、采收、加工、储藏、药性、功效等均有记载，为继承发扬祖国医药学遗产，总结推广民间利用中草药除害灭病的新经验，澄清名实混淆品种，辨认真伪以及引种栽培，提供了翔实资料。《凤凰县民族药调查报告集》等书中一些较好的苗药已被分别收入《湖南民族药志》和《全国民族药志》。萧定辉编的《常用中草药加工手册》共收载 595 种中草药、15 个剂型和 101 个处方。全书分炮制与制剂两部分：①炮制部分，按药物的不同物属和不同取材部位分类，并介绍了操作方法、性能、主治、用量等。②制剂部分，先按剂型分类，每一剂型又分制剂方法和处方两个部分，每一处方都介绍了来源、药物、制法、功效、主治、用法用量、禁忌等。该书对中药饮片及中成药的储藏保管也作了介绍。

方剂

长沙马王堆汉墓出土的《五十二病方》，共载 280 余方，方中所用药物 240 余种。除药方外，还有灸方、熨方、熏法、手术法，以及洗浸、药摩、砭法、角法等。湖南中医的方剂著作如下：宋代，有湘乡朱佐的《类编朱氏集验医方》（1983年人民卫生出版社再版发行）；明代，有郴州何孟春的《群方续抄》、芷江毛世鸿的《汤头歌句》；清代，有善化鲍的《验方新编》、杨华章的《医方秘要》，常宁郭鳌的《济世验方》，大庸胡光容的《医方守约》，宁乡周世教的《医方论》、王文清的《医方小录》、崔承琪的《便验良方》、贺华实的《医方博钞备要》，宝庆唐永飞的《经验医方》，湘乡潘掌纶的《龙田医方》，新化苏士珩的《药方摘要》，湘潭朱铭石的《纲目万方全书》，宁远乐纲叟的《应验稳便复方》，长沙彭必化的《麻痘方书》、吴炯的《医方纂要备览》、陈熙俊的《证方辨集》、黄铃的《验方增辑》，衡阳刘观宏的《方书十二种》，衡山熊良廷的《加注医方集解》，祁阳唐士介的《集方精约》，宜章吴国牲的《西园刊方》，安化黄德汲的《医方进一》，桂阳芦城速的《继鹊堂验方》，溆浦舒立渭的《医方求是录》，蓝山陈克宾的《医方十八种》，桃源李承烈的《经验抄方》，株洲黄海珊的《三百单方》；中华民国时期，有邵阳何舒的《要方百首录》《方药实在易》《研方必读》，其中衡山熊良廷的《加注医方集解》（清乾隆四十二年刊行），在汪訒庵所著《医方集解》的基础上，予以绳愆纠谬。熊氏对"七气汤"加注云："以治外感郁结药，而治内伤虚损病，正所谓'引贼入寇，泼油救火'，立见其丧亡也。嗟乎！千古长梦之谈，至今一唱百和，生民非独不幸，缘作者与解者枉杀之耳。"长沙黄铃的《验方增辑》（刊于清乾隆五十八年），所选单方均民间经验有效之方，与大多方书所传均不相同。如疟疾门所列各方中之一方曰："以姜一块，研烂如泥，制成指头大的圆饼，置于普通膏药中心，以火烙热，贴于颈项后以上数至第三节中合缝间，须于未发前先贴，其疟如失。"此书当时医界竞相传抄，其后曾辗转刊行，流传较广。善化鲍相璈之的《验方新编》（清道光二十七年刊行），收方较全，各门皆备，具有验、简、廉的特点，医家或病家都乐于采用，全国各地多予翻刻，并传及日本。

新中国成立以来，湖南各级卫生部门重视对中医单方、验方的收集，先后收到中医、草医和祖传秘方共数十万首。已经汇编成册，出版问世的有：湖南省卫生厅整理的《中医治疗外伤烫伤验方选》《十种常见疾病民间验方》，湖南除害灭病领导小组办公室整理的《中医药防治几种主要寄生虫病成方选集》，湖南省中医药研究所整理的《湖南省中医单方验方选编》《中医伤科单方验方选》《中医妇科单方验方选》《中医儿科单方验方选》《湖南中草药单方验方选编》等。内部印行的有：湖南省中医药研究所整理的《湖南省中医单方验方》（1～10辑），廖仲颐编的《医疗生活》等。其中，湖南省中医药研究所编的《湖南中草药单方验方选编》，分一、二辑，分别于1970年7月及1973年3月由湖南人民出版社出版。第一辑共收载农村常用、疗效较好而又容易寻找的中草药单方、验方359个，这些单方、验方是从7 500多个单方、验方及1 500余种中草药标本中筛选出来的。第二辑分除害、防病、治疗三章，选方249个，收载灭四害及蟑螂的中草药及农村四季常见传染病、地方病的防治方等。

医案

湖南中医医案著作，清代有湘乡朱增籍的《疫证治例》（北京中医古籍出版社再版发行）、汝城朱鸿渐的《医案》、浏阳任瞻山的《任氏医案》、邵阳周学霆的《医案存》、长沙杨云瑾的《杨氏医案》、李昌翁的《经验医案备览》、衡山熊良廷的《三针并度》下卷、浏阳袁宗嵩的《医案》、清泉曹崧的《医案》、安化梁衣奎的《医案随录》、宁乡杨仲容的《杨氏医案》、东安褚延太的《褚氏医案》、武冈杨其绥的《医案》。

中华民国时期，有长沙周声溢的《医学实验》、朱应澂的《松滨实验录》，湘乡萧伯章的《遯园医案》、朱光馥的《疫证治例补》，隆回邹亦仲的《邹亦仲医案》，慈利刘光任的《银海医案》，湘乡邬思亮的《春晖堂医案》、王松如的《医案拾余》等。其中，浏阳任瞻山所著《任氏医案》（又名《瞻山医案》），本其平生经验，选病分类，于每一病证之前扼要提出辨证施治要点，然后再记治案。稿成未刊，由其门人传抄，中华民国十三年（1924年），由周乃金整理出版。湘乡萧伯章所著的《遯园医案》，撰辑30年经治疑难病案150余例，对失治病案或先治不应改变方法而后获效者，皆一一纪实。每案脉因证治皆阐述甚详。其中治血滞经络、风湿阻痹，自制"七节汤""消瘀蠲痛汤"诸方，改金水六君煎为"降冲饮"，改胃关煎为"养脾互根汤"等，均较前人有所发展，为当时医林所推重。其书于中华民国十一年（1922年）刊行。书中部分医案被浙江何廉臣编入《全国名医验案类编》，新中国成立后，《遯园医案》经湖南省中医药研究所整理，由湖南科学技术出版社重版发行。

新中国成立后，湖南中医医案著述有：湖南省中医药研究所整理的《湖南省中医医案选辑》第一辑、《湖南省老中医医案选》《李聪甫医案》，湖南中医学院第二附属医院整理的《言庚孚医疗经验集》。个人著作有赵守真的《治验回忆录》、朱卓夫的《临证心得》、廖仲颐的《廖仲颐医案》等。其中，赵守真的《治验回忆录》，收载验案100余例，以内科为主，兼有妇科、儿科。书中的典型医案，有的在辨证确切的前提下，用重剂峻药，获效快速；有的在证情复杂的情况下，用轻剂和药，缓以图功。《李聪甫医案》收载182例，分内科、妇科、儿科，所选医案，不仅善理脾胃，讲究升降、纳化、燥湿的矛盾转化，以达到阴平阳秘，使沉疴起，病者愈，而且师承仲景之学，基于东垣脾胃学说，旁通于河间、丹溪及叶薛诸医学流派，以汇取各家之长。

医话、医论

湖南中医医话、医论专著，明代有邵阳车大敬的《医说》；清代有钟子琴的《医学丛谈》，宁乡周显珍的《医论》，邵阳周学霆的《医学百论》；中华民国时期有长沙周声溢的《靖安说医》、湘乡王松如的《恬澹斋医话》、萧伯章的《医学厄言》、张鸿生的《畏盒医话》等。

其中，周声溢所著《靖安说医》，于周逝世 7 年后的中华民国十三年（1924年），由其子周筠伯刊行。该书对于医者德行、养生、传授对象、脉诊，内科、妇科、儿科经验，以及中医、西医异同之处，多所阐发。如论学医与行医云："轻浮乖谬，不可学医；迂牵固执，亦不可学医。豪放自喜，不可学医；谨慎太过，尤不可学医。必先心光灵敏，精气完足，学问明通，识解超迈，而又处之以决断，无游移畏葸，夫如是，而后可与说医，而后可以学医"。又云："既有是数者而后可以学医矣，则必有一片慈祥恺悌之衷肠，又必有一种体贴周密之情意，夫如是而后可以救人，夫如是而后可以济世。"又云："欧阳文忠公之言曰：'求其生而不得，则死者与我皆无憾也。'医者当以此二语为施治之先河。不求其生，是不仁也。不能求其生，是不智也。吾竭吾之学，吾尽吾之心，万计千万，虽繁不惮，真无可救，则是文忠公之所方也，吾无罪焉耳！"其所论临床经验亦多独到之处，如论妇科小产云："妇科小产，其生新化瘀之法，与大产无异，夫人而知之矣。然而小产第一次三月而产、五月而产，后每孕则三月或五月而必产，何也？此子宫瘀血之未净也。第一次产后，恶露未曾行净，积而为瘀，每受孕至其时，胎与瘀相解而坠矣。瘀大则三月触之，瘀小则五月触之，新血与瘀血不相合，则胎不能系。老媪或咎其闪跌，或斥其饮食之不慎，谬矣。此症须于小产之后，极意逐瘀，涤荡殆尽，而后此则胎稳而孕固矣。或者不知，妄投补血之剂，瘀积愈牢，而胎坠愈易。吾依吾法行之，竟有惯于小产而服吾药方居然系住者。要之，瘀不荡尽，虽跌坐终日，仍不免于坠也。此一定不移之理也。"此论与他书所述按月养胎之法不同，其精髓在于辨证施治，不可拘一。

新中国成立后的著作，有湖南省中医药研究所整理的《李聪甫医论》，湖南中医药研究所内部印行的有《湖南中医医论选粹》《三湘医粹》，以及湘潭市卫生局等整理的《向日老中医临证实录》等。其中，《李聪甫医论》，选辑了关于中医学术的论述和临床经验，分为医史简介、基本理论、学派略议、临证选述、中医研究五篇，着重阐明我国医学中若干理、法、方、药原旨。

针灸、推拿

长沙马王堆汉墓出土医书中，有《足臂十一脉灸经》和《阴阳十一脉灸经》（甲本、乙本）等，成书年代早于《黄帝内经灵枢》。此后，针灸专著：明代有靖州叶庭芝的《神针简要赋》；清代，有醴陵廖润鸿的《针灸集成》、湘乡郑国器的《铜人图穴注》；民国时期有湘潭孙鼎宜的《明堂孔穴针灸治要》、长沙谭容园的《针灸问答》等。

其中最重要的是《足臂十一脉灸经》和《阴阳十一脉灸经》。这两本《灸经》的内容，都是论述人体十一脉的名称、循行规律、主病、病候及灸疗方法等，与现存的《黄帝内经灵枢·经脉篇》中所论述十二经脉，既相接近，又相区别。如《阴阳十一脉灸经》很多文、句与《黄帝内经灵枢·经脉篇》相同，但两本《灸经》都只有十一脉，较《黄帝内经灵枢·经脉篇》缺少一条手厥阴脉，而且有的论述与《黄帝内经灵枢·经脉篇》相反。这两本《灸经》是研究我国经络针灸学说形成和发展的珍贵资料，它填补了我国早期医学史上的一大空白。此外，廖润鸿的《针灸集成》（一作《勉学堂针灸集成》），对经穴可疑者做出了改正。孙鼎宜的《明堂孔穴》《针灸治要》，系从《甲乙经》录出，并根据《千金方》《外台秘要》诸书进行校勘。

新中国成立以来，湖南还发现一些古典针法，如"子午流注""灵龟八法"等。株洲程国俊，长沙曹欣荣、詹永康，湘潭陈谷初，常德刘天健等，对此都有所研究。针灸著作有湖南中医进修学校编《简明针灸学》《针灸疗法普及手册》等。

兹将子午流注与推拿疗法的研究和应用分述如下：

子午流注

子午流注，始见于长沙马王堆汉墓出土医书《五十二病方》，《黄帝内经》亦有所阐述。经后世医家的不断补充，子午流注的理论、方法日臻完整。清道光帝禁止太医院使用针灸，传习使用子午流注者亦渐减少。新中国成立前夕，仅在少数地区流传。20世纪60年代初期，湖南中医学院在针灸科用子午流注法针治"穴伤"。"文化大革命"期间，又被批判为宣扬唯心论。1980年4月，湖南针灸会组织子午流注讲座，由株洲电力机车厂职工医院程国俊介绍子午流注指算新法。同年9月，湖南省针灸学会召开子午流注座谈会，交流论文9篇。双峰县中医医院陈玉，曾对一每年9月发作哮喘的病人使用此法，疗效较好。1981年，湖南省针灸学会开办子午流注专题讲座。同年，湖南省针灸学会和湖南中医学院针灸教研室共同编印《针灸子午流注选摘》，30多万字。

推拿疗法

湖南民间流传推拿疗法，尤以湘西较广。清道光皇帝禁止针灸，使推拿按摩同时受到压抑。新中国成立初期，湖南省在民间医药调查活动中，发现擅长推拿按摩者仅10余人，年龄大都在50岁以上。50年代后期，湖南省立中医院了解到花垣县小学教师刘开运继承了祖传三代的小儿推拿法，随邀来院应诊，经实践观察，确有疗效。其后，刘开运被送到上海进修成人推拿。刘开运在湖南中医学院工作期间，编写了《小儿推拿》函授教材，又与上海推拿学校毕业分配来的医生成立了推拿按摩科，从事小儿和成人推拿。1969年初，刘被下放到湘西，在湘西土家族苗族自治州卫生学校办了三期推拿学习班，为湖南省各县、市培养了中级推拿按摩医生100多人。1975年，刘主编了《小儿推拿疗法》（由湖南人民出版社出版），强调中医脏腑辨证与八纲辨证，对小儿四诊作了概述。

湖南推拿按摩的流派，主要有以刘开运为代表的小儿推拿及桃源县中医医院的药酒按摩；由上海、南京推拿学校分配来湘的推拿医生，主要是一指禅推拿、滚法推拿、配合练少林内功推拿等；由北京盲人按摩班分配来湘的按摩医生，以中医经络学说、辨证论治理论为指导，手法以按摩为主，配合推拿、叩打、伸引运动等。1979年，长沙市办有盲人按摩医院一所，为湖南省第一所市级按摩医院。1982年，望城县办有盲人按摩医院一所，为湖南省第一所县级按摩医院。

医学综论

长沙马王堆汉墓出土的医书，是湖南最早的一套综合性医学丛书。此后，湖南省综合性中医著述，明代有武冈江道源的《尊生世业》；清代有罗国纲的《罗氏会约医镜》，长沙郑彤园的《彤园医书》，善化张莅的《医书》，湘潭马眉的《医门正旨》，宁乡王文清的《寿世丛书》，新化邹汉潢的《邹氏纯懿庐集八种》，衡山熊良廷的《金针三度》《三针并度》，醴陵黄朝坊的《金匮启钥》，攸县蔡贻绩的《医学四要》；民国时期有邵阳何舒的《寿康之路》《灵兰医书》（一作《何竞心医学丛书》，包括以上二书及《伤寒论发微》，共30卷），湘乡王松如的《恬澹斋医学丛书》，湘潭孙鼎宜的《孙氏医学丛书》，岳阳吴汉仙的《雪鸿医学十种》（又名《桦湖医学丛书》），宜章周永基的《医学入门》，湘乡刘裁吾的《医学檀几》等。

其中，蔡贻绩的《医学四要》中的《医学指要》《医学元要》系基础医学，《伤寒瘟疫抉要》《虚损失血集要》系临床经验总结。其谓"要"者，"以医司人命，关系至重，其道至巨，其理至微，不求其要，则茫然莫识指归。顾要之为言一也，非由万何以会于一；要之为言约也，非由博何以反乎约。医之关键，外感莫重于伤寒瘟疫，而治不容混；内伤莫重于虚劳失血，而治不可苟。夫病虽有外感内伤之殊，无非本诸脏腑，验诸形骸，表里阴阳，尽见于脉，不越虚实两端。于是反复研究经旨脉理，剖析证治方药证诸临床体验，条分缕析，详明其要，辑成此书"。黄朝坊的《金匮启钥》，由其裔孙安梯于清咸丰十年（1860年）刊行。该书每论一证，脏腑、六经、八纲无不详察，辨证辨脉，理法方药，一目了然。罗国纲的《罗氏会约医镜》（人民卫生出版社1965年2月重版发行），首述中医的脉法和治法精要，然后分述伤寒、瘟疫、杂症、妇科、本草、儿科、疮科、痘科等，共20卷，综合自《内经》以后历代医家的有关资料，去粗取精，把各家的宝贵经验分门别类地汇于一册。著者在引证前人经验时，不一味盲从，而是根据自己的临证实践予以阐发。如《论小儿诸热》云："小儿热证不一，有表里虚实之异，而人动谓'小儿纯阳，概用寒凉'，其说亦误。盖男子二八，女子二七而天癸至。天癸者，阴气也。阴气未至，故曰纯阳，原非谓阳气之有余也，特稚阳耳。稚阳之阳，其阳几何？阳本非实，而误用寒凉，则阴既不足，又伐其阳，多致阴阳两败、脾肾俱伤，又将何所依赖而望其生长耶？贵审禀赋阴阳偏盛，及外感风寒、内伤饮食等证，因人调治，斯无弊矣。"郑彤园的《彤园医书》中有大方脉六卷、幼科四卷、妇科六卷、外科六卷、本草五卷，大旨在《医宗金鉴》一书的基础上，随证附方集解于后，并择历代诸家经验方法，分门别类汇编成书，便于临证应用参考。

新中国成立后的综合性中医著作，有湖南省中医药研究所编的《中医学概要》《赤脚医生手册》，湖南中医学院编的《中医实习医生手册》，欧阳锜编著的《证治概要》，郭振球编著的《中医临证学基础》，夏度衡等编的《中医内科多选题集》，周一谋编著的《历代名医论医德》，陈顺珍等编著的《中医一般护理》，常德市中医医院编的《实用中医护理手册》，湘潭市中医学会编的《中医病历书写规范》等。其中《赤脚医生手册》曾经翻译到国外，《中医实习医生手册》已成为中医高等医学教育的教材，两书内容，既全面具体地体现中医学的理论和实践，又吸收了一些新的科研成果。欧阳锜《证治概要》，是对其《中医内科证治概要》（人民卫生出版社 1961 年 1 月第 1 版）的全面修订，在系统搜集整理各病辨证论治的理论和经验的基础上，对辨证论治作了较为全面的探讨。该书将内科病变分为 3 个类型、21 个纲领证，列举 126 个证例，分析辨别主证的三大关键，力图阐明证与证之间的关系、转变规律及治则方药等。郭振球编著的《中医临证学基础》，是对其《中医临床学基础》（湖南人民出版社 1976 年 3 月第 1 版）的进一步修订，在阐明中医理论知识的同时，有选择地介绍了近年来中西医结合研究的成果。

法 医

南宋法医学家宋慈（字惠父）所撰《洗冤集录》一书，是在其任湖南提刑、充大使行府参议官时［南宋淳祐七年（1247 年）］完成的。明代法医学著作有清泉知府王鹏的《洗冤叙述录》。中华民国时期曾任湖南国医专科学校校长的衡山刘岳仑，赴福建晋江县上任伊始，遇一老妪呼冤，称其子被人毒死。俄而与此案有关的中小学校教职员相继申诉。刘检卷阅之，称一小手工店的两个十三四岁的幼徒乘店主外出，私赌汾酒 1.5 千克，其一因猜拳不中，饮酒 1 千克余，登时毙命，经前任派员检验，以银针插入喉中，呈黑色，皂洗不去，认系酒内置毒导致身死，并将银针附卷。经刘过细审核，否定前任结论。批云："查中毒与服毒不同。服毒最剧，其人必须肠断肚破，痛不可忍，故两手紧握、牙关紧闭、两目突出；中毒者，如触于电气，或密室薯窖之窒气，登时毙命，毫无痛苦，故手伸、口开、目闭……查阅验单，载汝子两手紧握、开口、闭目，是汝子明系中酒毒而死，并非因酒内另置有毒而死也。据外人化验，中国汾酒，含百分之七十酒精。以十余岁之幼孩，而服如许之多，不死何待？何须再行置毒耶！于执银针黑暗，以为服毒之证，任洗不去。乃知皮蛋系以多量石灰制成。石灰中富有无水碳酸，遇盐易起化学作用，金属遇之即呈此色。故凡石炭窿、石灰窑、喷火山附近之处，金属无不黑暗，是其明证。汝子斗酒之时，始以皮蛋下之，迨身死后，其蛋尚存咽喉，得酒精之发酵而起变化，遇银针插入，故有此种黑暗。幸勿误会，令生者受屈耳！"批出后，中小学校职员相继入谢，并云："经询店家，是日两小孩共食皮蛋十余只，先生明镜高悬，佩服！佩服！"刘乃为判抚恤金，而释被告人。

历史人物

刘元宾

刘元宾，字子仪，号通真子，北宋庐陵（江西吉安）人，也有人说他是蜀人、福安（今福建）人，具体籍贯不详，约生活于宋熙宁至元祐年间。他大半生的时间在湖南，起初为邵州郡邵阳县（今属湖南）簿，后来任潭州（今湖南长沙市）司理。他通阴阳、医药、术数，又游历两湖、江浙及至淮（今江苏江都北）之邵伯镇，借佛寺房屋设诊所，医道大行，家屋丰厚。刘元宾医声广播，远近知名。北宋真宗征召他来试验，果然高明，赐名通真子（见颜太初《凫绎先生集》）。刘元宾在伤寒、针灸、脉学等方面均有成就，终于成为宋代名医，他的代表作是《神巧万全书》。

刘元宾医著简介

《神巧万全书》又名《神巧万全书方》，是刘元宾在方剂学上的代表作。据《宋史》记载，原书十二卷，早已亡佚。部分内容仅存于《医方类聚》，现从《医方类聚》中辑出，共240首方。从其现存内容来看，本书是一部集内、外、五官等各科的方书。日本医学家丹波元简谓：其方药采之《圣惠》者十居七八，多可施用。其论说亦原本古人，间加己见，至于其举伤寒各治，辨中风诸证，最为赅备，颇有发明，宋代医家陈无择在《三因方·大医习业》中曾把刘氏与仲景、华佗，把《神巧万全方》与《圣惠》《名医别录》相提并论，是以证明本书在医学上的价值是非比寻常的。该书约成书于宋神宗熙宁四年左右。

此外，刘氏还著有《集正历》《注解叔和脉诀》《伤寒括要》《通真子伤寒诀》《脉要新括》《脉书训解》《脉诀机要》《通真子续注脉赋》《洞天针灸经》《横天卦图》，现均未见。

刘元宾学术思想和临床经验

刘元宾在医学方面的学术成就是多方面的，其伤寒、针灸、脉学等方面均有发挥，从其《神巧万全书》中方剂学所列病种，足资证明其临床经验之丰富，现以此来证明之。

1. 以病为纲附方

观刘氏《神巧万全方》，全书所列以病为纲，随病分证附方，即从总论概述该病，病后列证，证后附方，颇具特色。如第一为中风病，后有风总论、急风、五脏中风、瘫痪风、中风半身不遂、风痹、风痓、风寒热候、风眩、大风、风诸杂候等。在论述中风之因时强调因虚致邪，"殊不知风者，八方之风也。其从本方来看，人少病；若从所胜方来者，人多病，是天之虚邪也。夫人以身之虚，逢天之虚，两虚相咸，故病生焉"（《神巧万全书·中风》）。刘元宾将中风分为急风、五脏中风两大类，急风即卒中，患者"奄然忽不知人，咽中塞窒窒然，舌强不能言"，"发汗身软者生，汗不出身直者死。若痰涎壅盛者，当吐之。视其鼻人中左右上白者可治，一黑一赤吐沫者死"（《神巧万全书·急风》）。其论五脏中风时指出："夫风邪中人，皆缘虚而入"，因此要辨识形候，看是何脏中风。肝脏中风的特点是"关节不利，筋脉拘急"，心脏中风则"精神离散，悲乐不常，面赤头痛，翕翕发热，甚则但得偃卧，不得倾侧，汗出"，脾脏中风，"身体怠堕，多汗恶风，舌强语涩，唇口㖞斜，肌肉不仁，甚者神思如醉，手足不能动摇"，肺脏中风者，"其脉浮数，大肠不利，皮肤不仁，或生疮毒，甚至偃卧"，肾脏中风，"两脚冷痹，缓弱不遂，面黧耳聋，语声浑浊，四肢沉重，流注生疮，甚则腰痛"（《神巧万全书·五脏中风》）。刘氏于每病每证之后，各附方药加减，由此可知，刘氏论治是有其经验与心得的。

2. 论三消证治

消渴病是古人对糖尿病的称呼，隋唐以来医家注意到消渴病的发展有三个阶段，出现了三消论治理论。刘氏论治三消，可谓全面，既有证治，又有注意事项，为该病论治的发展奠定了基础。刘氏指出，夫消渴者，有三般：一者消渴，二者消中，三者消肾。若饮水多者，小便又少，名曰消渴；若吃食多，不甚渴，小便数，消瘦，名曰消中；若渴饮水不绝，甚者腿膝瘦弱，小便脂液，名曰消肾。消渴病的病因是由于久嗜咸物炙肉，饮酒过度等。因为酒的性质酷热，好酒之人酗醉以后，制不由己，饮食上加以醋酱不择酸咸，长年累月不加节制，遂使三焦猛烈，五脏干燥，形成消渴。治疗的要点是患者要注意生活禁忌，其慎者有三：一酒、二房、三咸食热面。能慎此者，虽不服药，自可无他，不知此者，纵使金丹玉粒，亦不可救矣。

从上可见，刘氏论三消既继承先贤论消渴病的分类，即上、中、下三消；又发挥了治消渴应注意的三慎，即一酒、二房、三咸食热面，可谓是其临床经验的总结。

3. 论治咳嗽

刘氏论咳嗽继承了《内经》"五脏六腑皆令人咳，非独肺也"之论。结合自己的临床实践，加以阐发，并在病证及方药加减方面有自己的心得。他认为不同季节的咳嗽治疗皆不同，秋季咳嗽，肺先受病，肺咳之状，嗽而喘息，有音声，甚则唾血；夏季咳嗽，心先受病，心嗽之状，心痛，喉中介介如鲠，甚则咽喉痹；春季咳嗽，肝先受病，肝嗽之状，咳则两胁下痛，甚则不可转动，两胁下满；夏季咳嗽，脾先受病，脾嗽之状，咳则两胁不痛，阴阴引背膊，甚则不可动，动则辄嗽；冬季咳嗽，肾先受病，肾嗽之状，则腰背相引而痛，甚则嗽而多唾。也就是说，五脏各于旺月而生病也。刘氏认为旺月之际为病，是因为各脏当旺而不旺，所以易感外邪而生病，这种解释和理论是符合生理机能和临床实际的。五脏嗽久，则传六腑，故脾嗽不已则传之胃，胃嗽之状，嗽而呕，甚则长虫出；肝嗽不已则传胆，胆嗽之状，嗽而吐胆汁；肺嗽不已，则传大肠，大肠嗽之状，嗽而大肠泄利；心嗽不已则传之小肠，小肠嗽之状，嗽而失气，气与嗽俱出；肾嗽不已则传之膀胱，膀胱嗽之状，嗽而遗溺。刘氏进一步研究认为如暴嗽之病在肺为多。其原因是：肺主气，合于皮毛，风邪之人，先客于皮毛故也，况且五脏六腑又皆禀气于肺，故暴嗽病多在于肺，治者能别其冷热之候，则为良医。另外刘氏强调有十咳之证，具体表现为：夫欲语，因咳言不得尽，谓之风咳；饮冷食寒，因之而咳，谓之寒咳；心下坚满，咳则引痛，其脉反迟，谓之支咳；咳则引腹下痛，谓之肝咳；咳而唾血，引手少阴，谓之心咳；咳则入出，续续不止，引小腹，谓之脾咳；咳引颈项而唾涎沫，谓之肺咳；咳则耳无所闻，引腰脐中痛，谓之肾咳；咳而引口中，头痛，口苦，谓之胆咳；咳而引舌本，谓之厥阴咳。留饮咳嗽者，其人咳不得卧，引颈上，咳时如小儿掣纵状。对久咳的治疗，刘氏提出针刺与药物并举的原则：治疗寒咳、支咳、肝咳、心咳、脾咳刺足阳陵泉，厥阴咳刺足大趾三毛中。对邪实性的咳嗽主张用吐法：咳而时发热，脉象卒弦者，非虚，为胸中寒实所致，当吐之。但是运用催吐药时要看患者体质强弱。

综上所述，刘氏所著《神巧万全方》虽以方书名之，但从具体内容而言实为各科病证论治之书，其中有历代医家对各科病证所主用之方，又有刘氏自验之方。日本著名医学家丹波元坚曾评价曰：其方药采之《圣惠》者十居七八，多可施用。其论说亦原本古人，间加己见，至如其举伤寒各治，辨中风诸证，最为赅备，颇有发明，可谓中肯之语。

朱　佐

生平简介

朱佐，字君辅。湖南湘乡人，具体生卒年代不详，约生活于宋代咸淳年间。从传世的《类编朱氏集验医方》序言看，朱氏是一位临床经验丰富的医生，在当时也很有影响力。

医著简介

《类编朱氏集验医方》，简称《朱氏集验方》，共十五卷。此书最初刊行于宋代咸淳元年（1265 年）。卷一至卷九为诸风、伤寒、诸气、脾胃、痰饮、积聚、黄疸、虚损、头痛之方；卷十为妇人方；卷十一为小儿方；卷十二至卷十四为痈疽、补损、中毒方；卷十五为拾遗门、载养生、杂论、养性等内容。全书共载方 900 首，均为临床上行之有效之经验方。该书一直为临床医家所重视，如明代《普济方》及朝鲜的《医方类聚》等均收录了本书内容。有一些方剂成为历史名方，如首见于《朱氏集验方》卷一的"鸡鸣

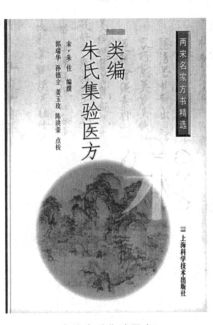

《类编朱氏集验医方》

散"，燮理脾胃，行气降浊，化湿通络，是后世治疗湿脚气的名方。

学术思想与临床经验

朱氏广泛收集当时民间医生尤其是湖南名医及历代方书的有效经验方，结合自己的临床经验加以整理，撰成《类编朱氏经验医方》。该书集中体现了他的学术思想与临床经验，现简介如下。

1. 详论虚损

朱氏论虚损病证甚详，其在第八卷中列有治虚损方共 58 个，基本包括了虚损病证的各方面。他认为虚损一证，得病的缘由多种多样：或大病未复，便合阴阳；或筋力疲倦，饥饱失时，用心计算，高呼大叫；或极目观书，精思文字，致气血耗散，百病顿生；或吐衄交作，或白浊遗精，下部虚冷，洞泄下痢，盗汗自汗，潮热发热；或手足厥冷，或便数溺溲，咳嗽吐痰，种种不一；或呕吐不食，日就羸黄；或饮食虽多，不生肌肉，日久月将，积微成损，气血愈微，微则衰矣。在治疗虚损病证时，朱佐认为要注意很多方面：如妇人产后营卫虚耗，其为虚也尤甚，当大补血虚亏损；对于潮热患者，不可过用寒凉之剂；秘结者，不可倍使疏泄之药；咳嗽者，不可妄施发散；咯血者，不可误以为热，是必调和卫气，滋养营血。朱佐同意古人所谓补肾不如补脾的说法，认为精气、血气，未有不自谷气以为本也。他认为虚损治疗的大法，在于察其脉理，随其证候。常用方剂有治水火不济的既济固真丹，治诸虚不足的聚宝养气丹、十补丸、腽肭脐丸等五十余方，足见朱氏辨证分治之精细。

2. 论治伤科病方

对伤科病证，历代方书收录较少，但在朱氏《类编朱氏集验医方》中列为一卷，既有总论又分列各病证方药，实属难能可贵，亦可知其类聚之全。朱佐在伤损证治方面指出：伤损一科，尤为难事。假如刀伤一证，甚至破肚出肠，头破出髓，又有断指断臂者，诚然可畏。然切观被伤之人，不在致命处，尚可治疗。如破肚肠出，大小肠不曾伤破，则以桑皮使香油浸，用药散止血；次以香油洗去血秽，内入却以针穿桑白皮线，缝合伤处，续以生肌活血药敷之，自然无事。朱佐重视香油的使用，认为香油乃伤损上药，一则止血，二则不出虫，三则生肌。如被伤处口未合聚，常用之自有奇效。

对于严重的外伤，如头破髓露者，服药的重点在于治血祛风，然后敷以祛风生肌之剂，如南星、血竭、柏皮之类是也。对于各种骨折朱佐的论述也很详细：外有斗殴磕损，坠与损伤，折足断臂，或有碎骨者，必须刮开去其碎骨，整顿条理，以绵帛缚定，敷以祛风生肌之剂，服之以活血接骨之药，如自然铜、血竭、乳香、没药之类是也。其间腰腹内恐有败血，必须除去，卒急无药可办，急以火麻骨烧灰为末，热酒调服，或以童便一半相投，服之为妙。如无麻骨，用麻布亦可。然后用桃仁、大黄、川乌、血竭，无往不效。曾有腰内瘀血不除，年老为终身之病者，亦有之矣。或有闪挫及脱臼之类，治之又有手法。医者须以意调理之。朱氏除记述损伤各种病证外，尚根据伤损的各个阶段分列不同的方药治疗，共记载治伤损十三方。

3. 论治痰饮

朱氏论治痰饮强调气的作用，认为人之一身，无非血气周流，痰亦随之。夫痰者，津液之异名。流传于上者为痰饮，散周于下者为精液。其所以使之流行于上下者，亦气使之然耳。大抵气滞则痰滞，气行则痰行，故三生饮佐之以木香无有不效。人之气道贵乎顺，顺则津液流通，决无痰饮之患。一失其宜，则气道闭塞，停饮聚于膈上，结而成痰，其为喘、为嗽、为壅、为呕、为眩晕、为风痫、为狂迷、为惊悸，或吞酸，或短气，或痞膈，或肿胀，或寒热，或疼痛，其证不一。朱佐有很多观点是来源于临床的真知灼见，如论头风证，眉棱、耳角俱痛，治以风则不效，治以痰则收功。又如饮酒之人，有时臂痛，时或麻痹，治以二陈汤、白丸子、消饮丸无不作效。疗痰之法，调气为上，和胃次之，故治痰多用半夏。半夏性利，以其能利痰饮。朱氏记载了治痰饮的玉壶丸、半夏汤、煮浮丸、玉浮丸、玉液汤、白术丸、参苓散、灵砂白丸子等方剂，为后人保存了诸多有实用价值的治痰饮方药。

综上所述，朱氏是一位临床经验丰富的医家，他把自己在临床上常用的方剂编成《朱氏集验方》，其学术涉及内科、外科、妇科、儿科、养生等方面，尤其是朱氏收录了宋以前诸多医学著作的内容，是其可贵之处。

曾世荣

生平简介

曾世荣，字德显，号育溪，衡州烝西（今衡阳市）人，约生于（南宋）1252年，卒于元代（1332年），元代著名儿科医家。曾世荣幼从李月山先生习儒学，后跟从世医刘思道学医，后又继承其师五世祖先刘茂先及宋代御医戴克臣两位儿科名家的学术经验，以儿科知名于时。曾世荣活人之幼无数，被誉为"活幼宗师"。曾世荣重德爱幼，把广大患儿当作自己的儿孙看待，对患儿不分贵贱贫富，全都一视同仁。凡有请召，不以昼夜寒暑，远近亲疏，富贵贫贱，闻命即赴，举切其身，药必用真，财无过望，推诚拯救，勿惮其劳。其在《活幼心书》中说："为医先要去贪嗔，用药但凭真实心，富不过求贫不倦，神明所在俨如临。"其医德高尚，治学严谨，学识渊博，经验丰富，疗效显著，深得大家的爱戴。《衡州府志》载大德丙午年间，衡州居民用火不慎引起火灾，延及两千余家，火迫世荣宅，四顾无以为计，忽闻人喊："此曾世荣宅！"于是大家齐心合力打水救火，世荣之宅与藏书俱得不焚，足见百姓对其爱戴之情。曾世荣医德高尚，为人谦逊，他在《活幼心书》中首先提倡"戒毁同道"，主张对待同道要谦虚谨慎，互相学习，不嫉妒贤能，不诽谤他医。

曾世荣将其师所遗方论、诗诀等详加编次，删增补缺，又汇集其平时的论证和方剂，上探古籍之理，旁求当代明医之论，于1294年撰成《活幼心书》三卷，刊行于世。此书乃曾氏毕生儿科医学经验之精华，对小儿疾病的诊疗具有很好的实用价值，是我国儿科文献的重要著作，在中医儿科医学史上具有重要地位，对后世儿科发展影响很大，并传至日本。

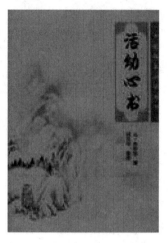

《活幼心书》

医著简介

1.《活幼心书》

该书主要论述了小儿生理、病理及各种儿科疾病的诊断、治疗和处方用药。全书分上、中、下三卷，刊于1294年。上卷为"决证诗赋"75则，以歌诀形式简要介绍儿科观形、望色、诊脉等诊断方法，并择要论述了一些儿科常见病证，内容多用歌赋七律写成。中卷为"明本论"43则，主要论述儿科各种常见疾病的病因病理、病证和诊断治疗方法。下卷为"信效方"，载有治疗小儿疾病的各种方剂230首，其中有不少方剂为曾氏独创。总之，全书内容丰富，辨证详明，处方精审，又以歌诀列于卷首，利于初学者记诵，实为难得的儿科参考书，在中医儿科学发展史上占有重要的地位。

2.《活幼口议》

本书共20卷，对于小儿生理病理、平素乳保鞠养、初生儿证候、小儿伤寒、小儿形证歌诀、小儿面部气色、胎中受病、治诸病杂方及前人方书等均有详细的论述。对小儿保育、审脉、辨证、用药等提出了许多新的见解（此书是否系曾世荣所作，学术界亦有争议）。

学术思想与临床经验

曾世荣医德高尚，医技精湛，治病因人、因地制宜。对儿科病证，主张积极攻邪，对惊风论治加以发挥，治疗疳证重视理气，提倡积极预防保健，提倡科学养育观。其在小儿养育和病证的辨证论治方面有许多独特见解。

1. 首倡惊风四证八候

曾世荣在多年临床经验的基础上，对惊风的病机和临床表现作了概括，提出"四证八候"。其于《活幼心书·明本论·明小儿四证八候五》中说："四证者，惊、风、痰、热是也。八候者，搐、溺、掣、颤、反、引、窜、视是也。搐者两手伸缩；溺者十指开合；掣者势如相扑；颤者头偏不正；反者身仰向后；引者臂若开弓；窜者目直似怒；视者睛露不活。"曾世荣在钱乙、刘昉等人关于小儿惊风有关论述的基础上提出自己的创见，认为惊风是外感风热，暴受惊恐，郁热于心，传之于肝，而发为病。把惊风病变主要归咎于心肝，"盖心有热而肝有风"，"气促痰喘，忽而闷绝，目直上视，牙关紧急，口噤不开，手足搐掣，此热甚而然，况兼面红脉数可辨。盖心有热，而肝有风，二脏乃阳中之阳……二阳相鼓，风火相搏。肝藏魂，心藏神，因热则神魂易动，故发惊也。心主乎神，独不受触，遇有惊则发热，热极生风，故能成搐，急曰急惊"，后学多从其说。曾氏认为："惊生于心，风生于肝，搐始于气，是为三证"（《活幼心书·明本论·急惊风五》），故其将惊风分为三证论治。急惊风乃由"热积于心传于肝"所致，治疗当以清热为主。急惊当先定搐，搐由风也，风由热也，搐既已作，方可下热退惊，热若不退，惊亦不散，不移其时，抽搐又作。曾氏治疗急惊风善用五苓散，用五苓散治疗小儿惊风实为首创，且多获奇效。其认为：五苓散内有泽泻导小便，心与小肠为表里，小肠流利，心气得通，其惊自减；内有桂，木得桂则枯，是以有抑肝之气，其风自停。曾氏将五苓散灵巧应用于惊风、痰搐、疮疹等疾病。

对于急惊风，曾氏认为首先要及早防治。大抵婴孩得疾，如火燎原，扑之在微，不治有蔓延之盛，疗病亦是如此。受惊伤风发热之初，便予疏解，怎会有传变之误？其次，曾氏反对滥用金石之品治惊风。曾氏尝感慨诸人，每见惊风搐作，不明标本，混为一证，全用金石、脑、蜈、蚕、蛇、蝎，大寒搜风等剂投之，耗伤真气，其证愈甚，多致弗救。

治疗小儿病曾氏注重气机升降出入，他说："盖其气也，四时平和则身安，一息奎滞则疾作。况小儿啼哭不常，其气蕴蓄，内则不能升降，外则无由发泄，展转经时，亦能作搐。""大抵治搐之法，贵以宽气为妙，气顺则搐停，此自然之理（《活幼心书·明本论·急惊风五》）。"在治法上，曾氏又提出："若阳实证，煎平和汤调三解散主之，此急惊有搐之类。若阴虚证，煎固真汤调宽气饮治之，此慢惊有搐之类。若暴感此证，未别阴阳虚实，先用五苓散和宽气饮，及少加宽热饮，三药合用，姜汁沸汤调灌即解（《活幼心书·明本论·急惊风五》）。"

对于慢惊风，曾氏认为慢惊风多属阴证，急惊风、洞泄、过用下药都可致慢惊风，需根据病因来施治。因急惊风传变者当以截风药治之，因洞泄成风者当以补药治之，因服寒凉药太过而成风者当以助气醒脾药温之。

2. 主张攻邪和发散外邪

至宋代，儿科形成了寒凉与温补两个学派。钱乙主张以辛凉、清利之味治疗痘疹，陈文中倡导用温补方药治疗痘疹。曾氏受张子和影响，认为"病由邪生"，治疗当"攻邪已病"，主张积极攻邪治病，药用寒凉之品，并提出了"攻中有补"的学术观点，有异于张子和的汗、吐、下三法。曾氏根据小儿病多由外感而生的特点，主张攻邪治病，主张攻邪应以发散外邪为主。他在《活幼心书·及幼攻补》篇中说："张子和曰：人身不过表里，血气不过虚实，此言其大略耳。惟庸工治病，纯补其虚不敢治其实……所谓攻者，万病先须发散外邪，表之义也；外邪即去而元气自复，即攻中有补存焉，里之义也"。曾氏主张"攻邪"，但同时主张用药当以辨证为先，不可妄用。如其治疗急惊一证，主张以五苓散加黄芩、甘草水煎，或百解散发表。百解散由干葛、升麻、赤芍药、黄芩、麻黄、薄桂、甘草组成，能和解百病，其药以发散为主。《活幼心书》中论治43个病证，所收之方也多以发散为主。其治疗慢惊一证，则根据不同的致病原因，而用不同的方法和药物来治疗，用药不一，治疗不等。由于发作不同，曾氏并不一味强调攻下。

曾氏主张攻邪，但也注意顾护脾胃。如他认为夹食伤寒皆因饮食过伤，又感风寒，激搏而热。其热气与食熏蒸于胃。胃为水谷之海，脾实则能克化，今脾胃因饮食所伤，致有斯疾。其提出在治疗后期宜调理脾胃以善后的原则，如先煎小柴胡汤，加生姜自然汁同服，或五苓散入姜汁沸汤调下，与解寒邪，温胃止吐；次用百解散及当归散，水姜煎服，疏解外邪，温正胃气，乌犀丸去积，匀气散止补，参苓白术散调脾胃则愈；有食饱伤脾，脾气稍虚，物难消化，留而成积，积败为痢，腹肚微痛，先调胃气，次理积，却止痢，则病根自除。曾氏于《活幼心书》中明确指出："脾虚胃弱病根源，水谷如何运化行，清浊相干成吐泻，久传虚渴便风生"。

3. 注重辨证尤重望诊

曾氏非常注重辨证论治。他于《活幼心书》中说："色脉参详贵造微，早凭疾证决安危，时医怕触病家讳，病稍差池便怨咎""善医者审察病源，从而疗之，万无一失。更辨阴阳虚实，不可轻忽"。例如，对吐泻的辨证，他指出：论吐之原，难以概举，有冷吐、热吐、积吐、伤风嗽吐、伤乳吐。其吐则同，其证有异。论泻之原，有冷泻、热泻、伤食泻、水泻、积泻、惊泻、风泻、脏寒泻、疳积酿泻，种种不同，各分于后；倘不辨其虚实冷热，妄行施治，必致脾胃愈虚，不能乳食，成噤口痢者，则难疗矣。曾氏不仅提出了先后缓急证治的原则，还指出妄行施治会导致严重后果。

曾氏认为治病应先分表里寒热虚实，治疗上应遵循先表后里或表里同治，以及攻补先后的原则。曾氏业医五十余载，凡调理旬月婴孩有病，所用寒凉温燥之剂，必先明标本，辨虚实，然后处之以药，屡试辄效，此特又在察色听声，心诚求之而得，非假脉取。三岁之上小儿，以色合脉，尤其为妙。曾氏辨证注重因人因地制宜。其于《活幼口议》中曰："殊不知南人得病以北人处方，自是地道相反，意义不同，所谓北人水气多，南人瘟疫盛，地气天时使之然也。北人水气盛，盛则就湿，湿即与燥之；南人瘟疫盛，盛即作热，热宜发散。"

四诊之中，曾氏尤重望诊。《活幼口议》曰："凡理婴孩先看面部，定气察色最为要也，良由内有疾而形于外，是以本位与地位一体。"同时在望诊之中，他认为要"精观形气""细察盈亏"，并对"观形气"作了论述，认为形者面色也，气者神色也，指出"观形气"主要观察小儿面部气色和精神状态两个方面。其分别从"五脏五色本立""分定五位所属""五脏伏敌喜伤""面中气色忽现""五脏分部定位"等方面论述。曾氏认为望诊不应只局限于外部形态，而应重视"气色"。小儿虚实不在于肥瘦，而在于气色。有肥而气怯，瘦而气壮，气怯则色必嫩，其为虚可知矣；气壮则色必盛，其实可知矣。

4. 提倡科学养育和保健

曾氏在书中提出：与其病后求良药，不若病前能自防。曾氏认识到预防小儿疾病发生的重要性，竭力提倡正确的护养观，认为"四时欲得小儿安，常要一分饥与寒。但愿人皆依此法,自然诸疾不相干"(《活幼心书·决证诗赋》)。为避免对小儿过分溺爱而使小孩易于发病,曾氏提醒后人:殊不知忍一分饥,胜服调脾之剂,耐一分寒,不须发表之功。并指出:"大凡幼稚,要其常安,在乎谨寒温,节饮食,夫复何虑","孩提之童,食不可过伤,衣不可太厚,此安乐法也。为父母者,切宜深省"(《活幼心书·明本论》)。对于世人养育小儿的误区,他尤为感慨,认为世间父母不察其详,随意判断小儿哭闹为饥渴,不断给予乳食,或是娇惜太过,不问生冷、甘肥、时果,任由小儿贪食,这样做名为爱之实则害之。又如对小儿爱护太过,稍冷即加厚衣,或烤火或暖抱,导致积温成热,热极生风,小儿面赤唇红,惊掣烦躁,变证多出,都是养育太暖之故(《活幼心书·明本论》)。

综上所述,曾世荣医理精通,尤擅长儿科病症诊治,于儿科病证治多有发挥,提出了许多独特的观点,对后世儿科的临床及研究产生了深刻影响。其撰写的《活幼心书》《活幼口议》,极大地丰富了中医儿科学内容,对中医学的发展也产生了重要的影响。

藤　弘

生平简介

藤弘，别号可斋，明代邵阳人，世袭邵阳县公，仁心为政。做官之余潜心著书立说，用心注解《神农本草经》（下称《本经》）。藤弘注意采辑各医家对《神农本草经》注解的要旨，博览群书，著成《神农本经会通》一书，其六世孙藤万里在此书跋中提到先祖，认为他两袖清风，专意著书，易稿六七次，雠校不倦，辛劳十二载方才成书。

对本草、医方的运用，藤弘有独到的认识。他不赞同"施药不如施方"一说，认为同施药一样，施方亦有所不及之处。其亦不赞同《神农本草经》将药品分为上、中、下三品，认为所谓下品之药亦可奏上上之功，关键在于对证施药。其还认为用药必须考虑人的差异，不同的人，虽病同而用药不一定相同。

医著简介

《神农本经会通》一书为四部，共十卷，为藤弘任邵阳尹时所著，刊于明万历四十五年（1617年）。根据其六世孙藤万里为该书题的跋，可知该书成书年代应早于《本草纲目》。该书共载药958味，分草、木、果、谷、菜、玉石、人、兽、禽、虫鱼十部，每药分述性味、归经、功用、采集，以《本经》为据，参考诸家本草，对各种药物有关记载内容进行辨误、决疑、校正、正句读，并载验方，其内容多采自《证类本草》及金元诸家本草。在该书中，通考与《神农本草经》有关的书籍达 78 种之多，其中既有医药类书籍，如《素问》《本草》《本经》《灵枢》《难经》《食疗本草》《经史证类本草》等，亦有文学史志类书籍，如《尔雅》《楚辞》《说文》《淮南子》等；通考有关姓氏达 53 个之多，其中多为人们熟知的医药名家，如炎帝、黄帝、扁鹊、孙思邈、张仲景、成无己、王叔和、金元四大家等；通考有关医方近 25 种，如《太平圣惠方》《千金方》《肘后方》《鬼遗方》等。该书中所通考及引用的书目，有一部分后世已失传，有的于后世本草及方书引用中均未见，可见其文献价值较高。

学术思想与临床经验

藤弘以《神农本草经》为本，考核诸药物之本义，编著了《神农本经会通》这部本草学著作，对《神农本草经》之本草学要旨进行了阐发，其医药学思想主要体现在此书中。其重视本草学经典著作《神农本草经》，主张充分领会《神农本草经》诸药物之要旨以运用，主张"用药不论品""用药必论人"，认为"人不一病，病不一方，方不一药"，体现了其尊古而不崇古、守法而不泥法的医学思想。

1. 以《本经》为据

《神农本草经》最初为三卷，药数 365 种。此后，梁代陶弘景、苏韩和李动递加增补，仍不太完善。到宋代嘉祐年间，朝廷累颁方书到诸郡，收掌药物以备疗疾，对《本经》注明药物产地、开花、结果、收采时节、应用功效，并仔细识别根、茎、苗、叶、花、实、形、色、大小，并虫鱼、鸟兽、玉石等，堪入药用者，逐件绘图，又经林亿等人共同校正，始成《补注神农本草》。唐慎微以己学识所及，参考诸家方书与经学传记、佛道等，始成《证类大观本草》一书，流传后世。后来还有如《养生类要》（吴春严著）等一些相关著作，均有一定的局限。而藤弘所著之《神农本经会通》，内容全面，辨析深入，乃一部总结性本草学著作。正如《神农本经会通 · 序》中所云："展读一二，见其收揽宏博，辨析微芒，取物之不齐合之，人之多病靡不曲折详尽，而利其用。探斯以往，何必遇七十毒而始知药、三折肱而始知医乎？"

藤弘编著《神农本经会通》，始终以《本经》为据，据《本经》考核。其说："岐黄氏之有《本经》也，如缁衣氏之《金刚经》，羽衣氏之《道德经》，学士大夫之于四书、六经，皆童而习之，白首而不厌者。橘井、杏泉，著若汗牛，总之根极《本经》者，为是始于炎帝，衍于唐本。美载洋洋乎大观也与哉！或谓五经、六气、十二脉络。《经》似未详，不曙《经》所云乎。荣卫、骨节、肌肤、脏腑及阴阳太少，诸关窍、腠理，药能及之，则《本经》匪弗概及之矣。故是刻务以《本经》为据"（《神农本经会通·凡例》）。

2. 参古今见闻

藤弘编著《神农本经会通》，以《本经》为据，博览群书，参古今见闻，从而使《本经》所述药物知识更准确、更合理。如藤氏于《神农本经会通·凡例》中说："桑寄生，世共用之，闻之东粤陈宪副云：海边桑树人往采桑寄生，乃有采之不真，遂以他树寄生为桑寄生，服之杀人。如此见闻，中非一类，并附载于集；最有益于用药者，不可不知。"

3. 校正与决疑

藤弘在《神农本经会通》一书中，仔细校正了《本经》的句读、讹字，以方便使用，对《本经》等相关著作的有关错误进行了辨析，对有关疑惑进行了考证、决断，以防止误导临床用药。他说："一字之讹，便非此药，便非此病。讹而复讹用之，立致人之命者，不独如疽、如疽、如瘘、如唾、如睡、如正、如止之类而已也。今以大观本草细查之，如苏恭误以木蠹为蛴螬，误以青鱼枕状如琥珀者为堪代琥珀，又误以水龟亦名水马者为海中水马。今悉校正，俾证无讹，药亦无讹。其所益于世人，非浅浅也。""有记载误者，有制用误者，有考订误者。考订之误，如《脾气论》中，证药令人食莼，每见病起者，食之多死，其误深矣。又如《药性论》中，证姜黄性热不冷，而《本经》云寒，其误可知。陶弘景证车前子为疗精泻，而此药最滑利，尝见多用者小便不禁，亦似误言。制用之误，如紫河车，俱用瓦焙，研成末，其气从火散，味因火夺，功力大减，误矣。法在封固蒸用，详载《会通》，始为全力。又如厚朴，用于寒胀，则大热药，内给用结散之神药也，用于虚弱，则必损元气，何可误用！至于记载之误，尤难缕述，今悉校正。令人一查了然，庶不为所误矣。""疑事无功，疑药鲜效。如当用者，疑而不用，不当用者疑而用之。医以寄人之命，疑可不决乎哉？如黄柏多疑其苦寒，而决其为疼痛必用之药。如枳实多疑其破气，而佐以人参、干姜、白术，则决其为益气之剂。又人多知补之为补而不知泻之为补，多知泻之为泻而不知补之为泻。似此之类悉究群书，并证医案，以决诸不决之疑"（《神农本经会通·凡例》）。

4. 考品味气功

藤弘认为，欲言药，必先考证药之"品味气功"。"品"，《本经》将药物分上、中、下三品（亦有以君、臣、使来言药之三品），即药物被分成的三种等级。"味"指药物之辛、甘、淡、酸、苦、咸六种味道。"气"指药物的寒、热、温、凉四种药性。药性升、降、浮、沉、阴、阳及阴中之阳、阳中之阴，与夫主治、兼治、和药以治，语其"功"也。天食人以五气，地食人以五味，气入鼻藏于心肺，味入口藏于肠胃，味生五气，气和而津液生，神乃生焉。

藤弘结合《内经》有关理论，将药物之"品味气功"进一步解释、阐述为：阳为气，阴为味。味厚为阴，薄为阴之阳。气厚为阳，薄为阳中之阴。味厚则泄，薄则通，气薄则发泄，气厚则发热，药味气功不越乎此。审而用之，存乎其人。故有辨五方气味之正者，有辨五方气味之应者。味过于酸，肝气以津，脾气乃绝，惟辛胜酸。味过于咸，大骨气劳短肌，心气乃抑，惟甘胜咸。味过于甘，心气喘满，色黑肾气不行，惟酸胜甘。味过于苦，肺气不濡，胃气乃厚，惟咸胜苦。味过于辛，筋脉阻弛，精神乃央，惟苦胜辛。肝色青，宜食甘，甘走肉，肉病人无多食甘。令人脱心，心色赤，宜食酸，酸走筋，筋病人无多食酸。令人癃，肺色白，宜食苦，苦走骨，骨病人无多食苦。令人变呕，脾色黄，宜食咸，咸走血，血病人无多食酸。令人渴，肾色黑，宜食辛，辛走气，气病人无多食辛。令人洞心，惟辛之味能缓急，能上行，能发之。苦之味，能燥湿，能坚软，能直行，能发之。酸之味，能收缓，能收散，能束之。

5. 守法不泥法

藤弘于《神农本经会通》一书中，始终以《本经》为基本依据，然并不是一味尊经崇古而墨守其成法，而是守法不泥法。《本经》以上、中、下分为三品，而《会通》一书不拘泥于此。藤氏认为用药不应论品，药取治病，虽下下药，亦能奏上上功。苟非对病之药，虽欲以菖、茯引年，安所用之？藤弘认为，用药必论人，药物要结合具体患者、具体病症而施。药一而用殊，若概以主治、兼治言药，则用之不精，如妇人产前、产后之类，如小儿慢惊、急惊之类，必论其人，辨其症，以定于药功之下。藤弘认为，人不一病，病不一方，方不一药。如《圣惠方》《千金方》等书，古昔载之。而地有南北，人有贵贱，年有老少，力有强弱，脏有热凉，病有久近，伤有深浅，脉有虚实，若执一方以应，是庸医之术也。对一些药物，《神农本经会通》一书中摘录了其在一些方药著作中的临床治验。如牛黄，书中就摘录了《海上方》之有关治验：治喉痹肿塞欲死者，沙牛角烧刮取灰，细筛，和酒服枣许大，水调亦得。对药物的采摘法，藤弘认为也要灵活处理。药物之月采、日采、晒干、阴干、取枝、取实、取首、取身之类，皆有成法，而亦有活法，惟善守法而不泥法者得之。

6. 临证效果

未见藤弘治病行医的记载，其有无临证经验不得而知。然人们遵照藤弘所著的《神农本经会通》处方施药，防病保健，取得极佳的效果。如《神农本经会通·序》中记载藤弘的曾祖父、曾祖母、祖父等都是用书中的方子养生，皆获得高寿，同样用书中方剂活人无数。

综上所述，藤弘之《神农本经会通》在《本经》的基础上，重新对药物进行分类注解，参考诸本草书籍，阐发诸药物之要义，发挥《本经》之经旨，是对《本经》之内容的完善、内涵的提升。与《本经》比较，《神农本经会通》药物更多，分类更合理，论述更详细、全面、深入。此书亦凝聚了藤弘的主要医药学学术思想，有较高的实用价值。

罗国纲

生平简介

罗国纲，字振占，号整斋，湖南湘乡人，约生于清代康熙五十四年。罗氏年少时致力科举，为家中长子，辅佐家政，督导兄弟，后因四弟身居高官，获敕封三代，罗国纲也受封承德郎。罗氏少时即好读医书，有不为良相、愿为良医之志。从《灵枢》《素问》之书，到仲景、河间、东垣、丹溪辈的著作，皆能深究其理，出所心得，成一家之言，对于古人的偏误罗国纲也积极予以辨识。正如其著作《罗氏会约医镜·自序》所言，"自少治举子业，即好读医书，朝夕研求，意欲于世稍效一得于病患者。又思古人座右语：绵世泽莫如为善，振家声还是读书。遂矢志于医学，至七十余岁，勤竟于斯，以终其生"。

医著简介

《罗氏会约医镜》全书共二十卷。该书初刊于乾隆五十四年，为罗氏代表作。是罗国纲七十多岁时的精华著作。正如他在书序中说："纲今者七旬有余，优游杖履，披览医书，随境施方，其治痼疾以登寿域者，难以数计。恐后失传，将平日所考脉法治法，得诸心而应之手者，会约为一集"。全书卷一论脉法，卷二论治法，卷三、四论伤寒，卷五论瘟疫，卷六至十三论杂症，卷十四、十五论妇科，卷十六至十八论本草，卷十九论儿科、疮科，卷二十论痘科。本书从理论到临床各科理法方药俱备，其论病先别病变类型、病症性质，博采前人论治，间评得失。

次括证列方，详述加减变通，并于各证之后，广收实用单方以备急需。本草论及五百余种常用药，要言不烦，并多有比较，切于实用。全书资料丰富，内容精炼，理法严谨，选方切用，对于临床具有重要参考价值。

学术思想与临床经验

罗氏学术思想宗《内经》《难经》之旨，其学术及经验涉及脉法、治法、伤寒、瘟疫、杂症、妇科、本草、儿科、痘科、外科等方面，说明罗氏备拣古来切要方论，无一不验者录之以备取用的学术理念。

1. 论脉法治法精要

罗氏认为古今之人论脉者不一，有深远而不明者，有繁多而无用者，有简略而不赅者，有臆撰而悖谬者，后人学习脉法多不能领会。罗氏在自己50年从医经验基础上将脉法心得进行了概括。罗氏汇聚历代脉象论述，一脉一形，各有主病，脉有相兼，须当细论。如论27种脉象、脉证就十分详细；论胃脉、尺脉、阴阳真假脉、从症从脉、脉证真假辨、论气血衰微脉、论脉之有神无神，等等。在"胃脉关病吉凶，欲察病之进退吉凶者，当以胃气为主。察之之法，如今日尚和缓，明日更弦急，知邪气之愈进，则病愈甚矣。如今日甚弦急，明日稍和缓，知胃气之渐至，则病渐轻矣。即如顷刻之间，初急后缓者，胃气之来也，初缓后急者，胃气之去也。胃气来或不药而愈，胃气去大非佳兆"。对于脉象和病证的真假辨识，罗氏也深有体会，"脉有真假，证亦有真假。病而遇此，最难明析。证实脉虚者，必其证为假实也；脉实证虚者，必其脉为假实也。何以见之？如外虽烦热，而脉见微弱者，必火虚也（火即阳也）；腹虽胀满，而脉见微弱者，必胃虚也。虚火虚胀，其堪攻乎？宜从脉之虚，不从证之实也。其有本无烦热，而脉见洪数者，非火邪也；本无胀满，而脉见弦强者，非内实也。无热无胀，其堪泻乎？此宜从证之虚，不从脉之实也。凡此之类，但言假实，不言假虚，果何意也？盖实有假实，虚有假虚。假实者，病多变幻，此其所以有假也；假虚者，亏损即露，此其所以无假也。大凡脉证不合者，中必有奸，必先察其虚以求根本，庶乎无误。此不易之要法也"（《罗氏会约医镜·脉法》）。

2. 元气宜早培补

罗氏认为人的元气宜早培补，上古之人气运浑厚，人心淳朴，故得高寿。其后则不然，气运不同，浑噩之风日远。六淫七情，皆伤人体，因此难以长寿。罗氏说自己 20 岁以前体弱多病，20 岁以后知看药书，至生病损身之处，至再至三，谆谆恳恳，读之痛心，不觉毛骨悚然。凡一切损身耗神之事毫不敢犯，并调养药饵，常年服之，所以年近七旬，未有老迈光景，正是得力于保养之力。一般人若能惜身重命，戒除损身之行，早为培补后天，则可以体旺而寿长也。

3. 论伤寒

罗氏论伤寒颇具特色，在伤寒总论中指出自仲景以来，名贤论伤寒病支离繁碎，令人难用。他认为治伤寒的要领是确立汗、吐、下、温、清、补六法，更以虚实二字为提纲，保证察脉，变化治之。虽伤寒变证不一，能明虚实，则宜表宜里，宜攻宜补，而立方用药，无不曲中。治伤寒最忌拘泥于方书，以某方治某病，因某病用某药，恐病合而人之虚实不合，以及执宜急、宜缓、宜重、宜轻，不能神明变通，亦非上医。

罗氏在伤寒脉论中提出杂病与伤寒之脉的区别："杂病以弦为阳，以缓为弱。伤寒以弦为阴，以缓为和。寸为阳，或沉细而无力者，为阳中伏阴。尺为阴，或见沉数者，为阴中伏阳。寸口数大有力，为重阳；尺部沉细无力，为重阴。寸脉浮而有力，主寒邪，表实宜汗；浮而无力，主风邪，表虚宜实。尺脉沉而有力，主阳邪在里，为实、宜下；无力，主阴邪在里，为虚，宜温。寸弱无力，忌吐；尺弱无力，忌汗、忌下。汗下后脉静者生，正气复也；躁热者死，邪气胜也。温之后，脉来歇至者，正气脱也。纯弦者名曰负，按之如解索者曰阴阳离，皆死。阴病见阳脉者生，正气在也。阳病见阴脉者死，正气绝也"（《罗氏会约医镜·伤寒上》）。

对于感冒伤寒的传变，罗氏认为六经传变是常理，也有越经传变，有不拘日数传者，有二经三经同病者，因此宜见病治病，不可拘泥，其脉其论，俱于调治各证各方。"凡治伤寒，历祖仲景。但仲景所制麻、桂、硝、黄等剂，峻猛已极，原因当时人气禀强壮，且为冬月感冒重邪而设，自然适中。"但是古今气候、体质、病因不尽相同，凡寒热感冒，及伤食房劳等候，皆有头痛、发热、口渴等症，若泥执古方，通治今人弱质，夭枉者必多。因此对伤寒的治疗，罗氏既保留古人传经之论，集诸贤之说，又因时、因人而权衡之。

4. 论瘟疫与伤寒不同治法

罗氏在论述伤寒病的同时，强调瘟疫与伤寒的不同，首先他指出：瘟疫之病，不与伤寒同也。伤寒，感天地之常气；疫者，感天地之厉气，勿论老少强弱，触者即病。邪自口鼻而入，内不在脏腑，外不在经络，舍于伏膂之间，去表不远，附近于胃，乃表里之分界，是为半表半里，即《针经》所谓横连膜原是也。"其病初起，先寒后热，日后但热而无寒，脉则不浮不沉而数。此邪不在经，若用麻、桂强发其汗，徒伤表气，热亦不减。此邪又不在里，若用硝、黄早为之下，徒伤胃气，其泻愈甚"（《罗氏会约医镜·瘟疫》）。"伤寒者，感冒寒气，初起发热恶寒，头痛身疼，其脉浮紧无汗者为伤寒，浮缓有汗者为伤风。瘟疫初起，原无感冒之因，忽觉凛凛，以后但热而不恶寒。伤寒投剂，一汗而解；瘟疫发散，汗不易出，即强逼出汗，亦不能解。伤寒之邪，自毫窍而入，不传染于人；瘟疫汗解在后。伤寒解以发汗，瘟疫俟邪内溃，汗自然出，不可以期，且汗出多战，方得解也。伤寒发斑则病笃，瘟疫发斑则病衰。伤寒感邪在经，以经传经；瘟邪感邪在内，内溢于经，经不自传。伤寒感发甚暴，瘟疫多有淹缠一二日，或渐加重，或淹缠五六日忽然加重。伤寒初起，以发表为先；瘟疫而起，以疏利为主。其所同者，邪皆传胃，悉用承气汤类导邪而出也。伤寒下后，脱然而愈。以其传法，始终有进而无退也。瘟疫下后，多有未能顿解者，何也？盖疫邪有表里分传者，一半向外传，则邪留肌肉，一半向内传，则邪留胃家。邪留于胃，故里气结滞，里气结滞，表气因而不通，于是肌肉之邪不能即达于肌表。下后，里气一通，表气亦解，则肌肉之邪发于肌表，或汗或斑，然后脱然而愈。伤寒下后，无有此证，所谓病不同而治法亦异者，此也"（《罗氏会约医镜·瘟疫》）。

5. 内科杂病论治

《罗氏会约医镜》中对内科杂病加以重点论述，其中对常见的五十多个内科杂病，从脉证方治详加论述，可见其临床经验之丰富。

如论脾胃则继承东垣的学术思想和经验，认为人之始生，本乎精血，以立形体之基，其司在命门。人之既生，养以水谷，以成形体之旺，其司在脾胃。胃主纳，脾主运。经曰：脾胃者，仓廪之官，五味出焉。又曰：人受气于谷，谷入于胃，以传于肺，五脏六腑，皆以受气。所谓阳明者，十二经之长也，人或先天不足者，但是后天培养之力，则补先天之功，亦可居其强半。此脾胃之所关于人者为甚重也。而人之伤其脾胃者有二：其伤于外也，唯劳苦最能伤脾，脾伤，则表里相通，而胃亦受其困矣。其于内伤者，惟忧思愤怒最为伤心，心伤，则母子相关，而化源隔绝者为甚。此劳倦情志之伤，较之饮食寒暑为更多也。脾胃属土，恶寒喜暖，使非真有火邪，则寒凉之物，最宜慎用。罗氏指出，人之元气充盈，脾胃健旺，则诸病悉除。

罗氏论脾胃尤重与五脏的关系，其认为五脏皆通脾胃，治者当知权宜，"如肝邪之犯脾者，肝脾俱实，单宜平肝；肝弱脾强，舍肝而治脾也。心邪之犯脾者，心火炽盛，清火为急；心火不足，补火以生脾也。肺邪之犯脾者，肺气壅塞，当泻肺以疏脾之滞；肺气不足，当补肺以防脾之虚。肾邪之犯脾者，脾虚则水能反克，救脾为主；肾虚则启闭无权，壮水为先。至若胃不能纳，脾不能运，大虚之证，即速用十全大补，六味回阳，尤恐不及，而尚欲以楂、枳、曲、芽为永赖乎！是以脾胃受伤，但使能去其伤者，即是脾胃之药"（《罗氏会约医镜·杂症》）。

又如真中风似中风病症，罗氏认为中风之证，有真中风和似中风，真中风者为外感之表证，似中风为内伤之里证。二者不明，未免误人。外感中风自有表证可以疏散，但也有中经中脏，寒热虚实之分。中经者，邪在三阳，其病尚浅；中脏者，邪入三阴，其病则深。在经不治，则渐入脏，由浅而深也。因寒者，则拘急挛痛而脉浮紧；因热者，则弛缓不收而脉浮洪。而内伤也可中风，如病机篇所云：诸暴强直，皆属于风；诸风掉眩，皆属于肝。是皆属风，而非外中之风也。夫肝藏血，其主风，肝血病而筋失所养，筋病则掉眩强直，以及神魂昏愦，口眼㖞斜，牙紧语涩，吐沫遗尿，痰壅瘫痪之类，无所不至。此皆属于肝，皆属于风，即木邪也。假若以风药而散厥逆，则伤元气，真阴愈伤，真气愈失，病人必然速死。治疗内伤中风，当以补气血为主，元气复，则诸证自愈，但须分寒热、气血、阴阳，孰轻孰重，权变用药。至于偏枯瘦弱之类，本由血虚，然气血不相离，补血者，当知血以行气而行；补气者，当知气非血不化。二者各有偏重，但不得偏废耳。人生于阳而根于阴，根本衰败，则人危矣。所谓根本者，即真阴也。然阴虚有二：有阴中之水虚者，则多热而燥，宜六味地黄丸主之，彼参、术、羌、桂辛温之类，不宜轻用。有阴中之火虚者，则多寒而滞，宜八味地黄丸主之。彼生地、麦冬、石斛清凉之类，皆非所宜。中风还有脱证，若气虚猝倒，或汗出尿遗，口开涎流，瘫软不言，此气脱危候也。倘无痰火等症，必须大剂参、附、芪、术，或可挽回元气；随以归、地、枸杞补真阴以培其本，盖精即气之根也。对古人治疗中风的经验罗氏进行了中肯的评价，认为刘河间用汗下，多治实证，东垣、丹溪用方以小续命汤，此治外感则可。又以大秦艽汤为养血，而散寒之药，居其大半。若羌活愈风汤，更觉不可，后之医者，千万不可拘泥古方。

5. 论治妇科病症

罗氏论治妇科病证认为："妇人之证与男子无异，惟经、孕、胎、产、崩、淋、带、漏、乳、阴之不同耳，故别著方论，不得混同"（《罗氏会约医镜·妇科》）。其论着意从月经、论经先期、论经后期、论经乱常、论经期腹痛、论经水多少、论血色、论经不行、论崩、论漏、论血崩心痛、论热入血室，论赤带白带白浊白淫、论五色带下、论癥瘕等常见病证，此外还论及胎、产等病证，其在嗣育门中强调"阴阳和而后万物育，夫妇之道，阴阳和而后男女生。'和'之一字，生儿之精义也"（《罗氏含约医镜·嗣育门》）。

罗氏特别注重区分男女、老少、贵贱用药。少年生子多虚弱者，多因欲甚而精薄也；老年生子多强壮者，为欲少而精厚也。富贵亦有乏嗣者，以富多纵欲，贵每劳心。然肾经虚耗，由心火妄动而相火翕然从之，虚火之炎，阴虚内热，劳瘵丛集，燥热甚焉，而世之多欲而无子者，不知肾虚。只谓女之血冷，男之精寒，遂用一切燥热之药，岂知水亏不能制火而真精益耗，嗣育更加无望。罗氏认为欲要得子，必先修阴德，然后清心收敛，复补真阴，使肾中有阴阳，补得其宜，则有益无损。

他认为肥瘦之人不能育子的原因是不一样的，"凡肥盛妇人，禀受甚厚，不能成胎，宜燥湿痰，如星、半、苍术、台芎、香附、陈皮，或导痰汤之类。所忌者熟地，所爱者补脾，土旺可水克火也。若是瘦怯性急之人，经不调，不能成胎，谓之子宫干涩，无血不能摄精。宜凉血降火，如四物加黄芩；养阴补血，如六味地黄丸之类"。

《罗氏会约医镜·论男女用药》提到治疗务使夫妇之脉，和平有神，不妄用药，乃能生子。若脉微弱而涩，皆无子也。夫妇一定要平和心厚才能有子，故凡唇短而嘴尖，耳小轮薄，身细体弱，发焦齿豁，睛露臀削，山根唇口青黑，脉见紧数弦涩之类，甚或横面竖眉，声如豺狼，心如蛇蝎者，皆难有子。

综上所述，罗氏博览群书，学宗《内经》《难经》，集五十余年之经验，撰成《罗氏会约医镜》。书中体现荟萃各家精华，结合自己长期临床实践，提出了自己独特的学术见解，尤其对脉法、治法、伤寒、瘟疫、内科杂病、妇科、儿科、本草等方面作了可贵的发挥，析理精为，切合实用。

周学霆

生平简介

周学霆（1741—1834），字荆盛，号梦觉道人，人呼其为小癫。湖南邵阳（今新邵县爽溪乡）人，享高寿，年九十余尚存。出身书香世家，幼聪慧，工诗文，年十三应童子试，名列前茅。后居旅馆感风霜，归患水肿，误服桂附，几至于死，遂弃儒习医。周氏由儒而医，且仰慕佛道之学，以深厚的儒学功底，精研《内经》《难经》及金元四大家学说，此外受道家及佛教思想影响极深，羡慕"自在菩萨"，常与郡人谢际洛、刘宗因同居于梅城雷公洞（现新化县梅城区，洞迹尚存，在城南45千米，洞境幽深，山环水复，地极幽静）求养生导引之术。《邵阳县志》说他年七十可于大雪中单衣而无寒栗状，或盛暑衣重裘坐烈日中而不热，饮酒尽十斗而不乱，或经旬不食亦不饥，颇有仙风道骨。周学霆晚年崇信佛道，行为怪诞，不修边幅，乡人称之为梦觉道人，或称小癫。但是周氏的医术神奇，往往妙手回春，治人所不愈之疾，道光年间的《宝庆府志》为他作传记，记载了一些妙手医案，如有妇人难产而死，周氏见棺问病之后，判断产妇及胎儿皆可救治，遂用银针起死回生。周氏临证屡起沉疴，声誉日盛，终成一代名医。

医著简介

《三指禅》全书共三卷，为周学霆的代表作。周学霆认为医理无穷，脉学难晓，诊脉一旦豁然，全凭禅悟。一旦掌握了脉学精要，则"全身脉症，于瞬息间尽归三指之下"。《三指禅》自总论以下设有 81 个论题，遍涉诊脉部位、方法、诸脉特点、相似脉的区别、诸脉主病、诸病常见脉象等，并精选前人效方及本人经验方，附载相关病中。全书上遵《内经》《难经》，下承王叔和，旁及高阳生、李濒湖诸家脉象，研而发挥。推一缓脉为平之纲，以别于病脉，次以阴阳对待，详论脉象，并就舍脉从证、余证从脉述有专论。余论脉论证，微词奥旨，自成一家之言，于探取病情，无一不验，实乃道人得心应手，有功世道之作，为清代脉学的重大贡献者，为后世所赞许。此外，周氏尚著有《医学百论》《外科便览》《医案存》《梦觉道人诗集》，惜均遗失无存。

学术思想与临床经验

周氏穷及毕生的精力，探究脉学奥理，着意阐发脉诊方法、部位、凭脉诊病等方面，现就《三指禅》探讨其学术思想及临床经验如下。

1. 阐发缓脉

"医理无穷，脉学难晓，会心人一旦豁然，全凭禅悟。余未及冠，因病弃儒，留心医学，研究诸

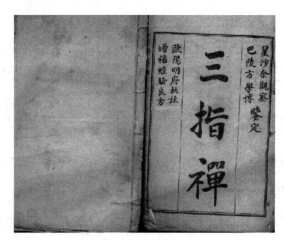

《三指禅》

书，并无一字之师，独于脉稍得异人指示，提一缓字而融会之，全身脉症于瞬息间尽归三指下。距今四十余年，所过通都大邑，探取病情，无一不验"（《三指禅·总论》），由此可知周氏论脉以"缓脉"为平脉以定病脉。脉学专籍继西晋王叔和《脉经》后，有六朝高阳生撰《脉诀》，明代李时珍撰《濒湖脉学》等，但究未得平脉诀，医无权度，殊失《内经》以平人定脉之旨，周氏"诀以缓为极平脉，余二十六为病脉。定清缓脉，方可定诸脉，精熟缓脉，即可以知诸病脉，脉之有缓，犹权度之有定平星也"（《三指禅·二十七脉名目》）。"四至调和百脉通，浑涵元气此身中，消融宿疾千般苦，保合先天一点红。露颗圆匀宜夜月，柳条摇曳趁春风。欲求极好为权度，缓字医家第一功。四时之脉，和缓为宗，缓即为有胃

气也。万物皆生于土。久病而稍带一缓字，是为有胃气，其生可预卜耳"（《三指禅·有胃气者生》）。"无病之脉，不求神而神在，缓即为有神也，方书乃以有力训之，岂知有力，未必遂为有神，而有神正不定在有力，精熟缓字，自知所别裁"（《三指禅·脉贵有神》）。

以上说明周氏论缓脉为正常生理征象，缓脉为有胃气、缓脉为有神。那么缓脉的脉象是"不浮无沉，恰在中取。不迟不数，正好四至。欣欣然，悠悠然，洋洋然，从容柔顺，圆净分明"（《三指禅·四时平脉》）。这种立缓为标，言平脉，是体现在四时平脉之中的，春为肝木脉弦，夏为心火脉洪，秋为肺金脉毛，冬为肾水脉石，惟胃气属土，其脉从容和缓，散布于洪弦毛石，以默运于春夏秋冬。四季脾胃之气最重要，其脉宜缓，这也是平脉的主要特点。盖平者，和也，所以和其脉，使无急躁也。平者、准也，所以准其脉，使无偏胜也。以缓平之，而后四时之脉得其平耳。周氏认为诸脉皆以胃气为本，诚得诊脉之大宗也，同时以浮沉迟数四脉为大纲，主缓为标，言平脉，既统该乎弦洪毛石；提病脉，先分着于浮数迟沉。而二十二脉之旁见侧出者，无不寓于其中，举其纲而目自见。

2. 对病理脉象的认识

周氏对病理脉象探讨采取对比分析的方法，使学习者便于掌握。

（1）微与细脉：微为阳弱欲绝，细乃阴虚至极，二脉实医家剖阴阳关键。最宜分晓。微者，微脉有如无，难容一呼吸。阳微将欲绝，峻补莫踟蹰。细者，细脉一丝牵，余音不绝然。真阴将失守，加数断难痊。

（2）虚与实脉：二脉举按皆得，而刚柔异质。实为邪气实，虚乃本气虚。虚者，虚脉大而松，迟柔力少充。多因伤暑毒，抑或血虚空。实者，实脉大而圆，依稀隐带弦。三焦由热郁，夜静语尤癫。

（3）长与短脉：寸关尺为脉本位，长则过乎本位，短则不及本位。欲辨长短，先明本位。长者，长脉怕绳牵，柔和乃十全，迢迢过本位，气理病将痊。短者，短脉部无余，犹疑动宛如，酒伤神欲散，食宿气难舒。

（4）弦与弱脉：脉而弦，脉之有力者也。雄姿猛态，可以举百钧。脉而弱，脉之无力者也，纤质柔容，不能举一羽。弦者，弦脉似长弓，肝经并胆宫。疝瘕瘰疬，像与伤寒同。弱者，弱脉按来柔，柔沉不见浮，形枯精日减，急治可全瘳。

（5）滑与涩脉：脉之往来，一则流利，一则艰滞。滑涩形状，对面看来便见。滑者，滑脉走如珠，往来极流利，主气虚多痰，女得反为吉。涩者，涩脉往来难，参差应指端，只缘精血少，时热或纯寒。

（6）芤与革脉：同一中空，而虚实两分焉。虚而空者为芤，实而空者为革。悟透实与虚，旁通芤为革。芤者，芤字训慈葱，中央总是空，医家持以脉，血脱满江红。革者，革脉惟旁实，形同按鼓皮，劳伤神恍惚，梦破五更遗。

（7）紧与散脉：松紧聚散，物理之常。散即松之极者也。紧则聚之极者也。紧如转索，散似飞花，紧散相反，形容如生。紧者，紧脉弹人手，形如转索然，热为寒所束，温散药居先。散者，散脉最难医，本离少所依，往来至无定，一片扬花飞。

（8）濡与牢脉：浮之轻者为濡，乎沙面雨霏千点；沉之重者为牢，锦匣内绵裹一针。濡者，濡脉按须轻，萍浮水面生，平人多损寿，莫作病人评。牢者，牢脉实而坚，常居沉伏边，疝癥犹可治，失血命难延。

（9）洪与伏脉：浮之最著者为洪，水面上波翻浪涌；沉之至隐者为伏，石脚下迹遁踪潜。洪者，洪脉胀兼呕，阴虚火上浮，应时惟夏月，来盛去悠悠。伏者，伏脉症宜分，伤寒酿汗深；浮沉俱不得，著骨始能寻。

（10）结与促脉：迟而一止为结，数而一止为促，迟为寒结，则寒之极矣。数为热促，则热之至矣。结者，结脉迟中止，阳微一片寒，诸般阴积症，温补或平安。促者，促脉形同数，须从一止看，阴衰阳独盛，泄热则宜寒。

（11）动与代脉：动则独胜为阳，代则中止为阴。动代变迁，阴阳迭见。动者，动脉阴阳搏，专司痛与惊，当关一豆转，尺寸不分明。代者，代脉动中看，迟迟不复返，平人多不利，唯有养胎间。

此外，周氏还对特殊人群的脉象细加分析，如"室女脉数""纯阴脉"给予论证，认为室女脉数是因室女血盛，脉上鱼际，为常脉，而且脉数唯有儿童作吉脉看。周氏还进一步补充，认为脉数室女亦应作吉看。周氏还论证了纯阴寿脉，《脉经》曰：有生来脉旺，谓之纯阳，未言及纯阴脉。周氏以自己临床实例论证纯阴寿脉："余弱冠时，尝至一地，见二妇人，一妇二子，一妇三子，家皆饶裕。按之至骨，丝毫欲绝。问其体，一毫无病，过十年……过三十年……诊其脉依然如初也。距今又十有余年矣。二妇白发齐眉，青衿满眼，其发达更有未可限者"（《三指禅·纯阳脉症》）。可见，周氏论述病理脉象，别具一格，尤其对 22 种病理脉象的鉴别，可谓内容翔实，词旨晰明，切合临床。

3. 重视足脉的作用

脉之诊法自《内经》有遍身诊法，而至东汉《难经》时代倡独取寸口，汉末仲景《伤寒杂病论》有人迎、跌阳、寸口三部九候诊法。后世则以独取寸口为主。周氏主张宗《难经》寸口脉法的同时，还强调结合临床实际诊察足部的冲阳、太冲、太溪三部。他指出："人之两手为见脉之所，而不知足尤为树脉之根。冲阳动脉在足跗上五寸陷中，属阳明胃经。太冲动脉在足大趾本节后三寸陷中，属厥阴肝经。太溪动脉在足踝后跟骨间，属少阴肾经。病当危殆，寸关尺三部俱无，须向三脉诊之。如往来息均，尚有可生之路。试观小儿二三岁时喜赤足，八岁好趋，十岁好走，阳气从下而升也。五十足渐畏冷，六十步履维艰，阳气从下而耗也。两足无脉，纵两手无恙，其命不能久留。两手无脉，而两足有脉，调治得宜，亦可挽转生机"（《三指禅·太阳太冲太溪解》）。

4. 重视脉证合参

周氏主张以脉证病，以病证脉，脉证合参，以定其治之原则，首先强调医生诊脉要保持诊脉的基本要素，并归纳为"七诊辨"。其指出："七诊者，一静其心，存其神也；二忘外意，无思虑也；三均呼吸，定其气也；四轻指于皮肤之间，探其腑脉也；五稍重指于肌肉之际，取其胃气也；六再重指于骨上，取其脏脉也；七详察脉之往来也"（《三指禅·七诊辨》）。周氏认为脉诊用功不在临时，而在平时。平居一室之中，内以养已，恬静虚无，一存其神，二忘其虑，三均呼吸，沉替于脉理之场，从容于脉理之圃，将心所存之神、意所忘之虑、鼻所出入之呼吸尽附指头。以上探脏腑，取胃气，察脉之往来，无论燕居闲暇，即造次之时，颠沛之际，得之于手，应之于心矣。盖手中有脉，而后可以诊他人之脉。

周氏在此基础上列举临床常见 39 个病证所见脉象，详加论证。如论痫，"如果脉虚自汗，赤白将尽，真人养脏汤、诃子散，俱可酌而用之。夫痢不分赤白，既出于热，翻服辛热而愈者，此乃从治之法。盖人之禀赋，有寒有热，邪热之中人，每从其类而化。辛热药能开郁解结，使气血得以宣通，特宜于以寒化热之人，若遇以热化热而误用之，其祸将不可胜言矣。存心济世者，倘遇以寒化热之痢，用温补而大获其效，慎无执以为例"（《三指禅·痢症脉论》）。又如认为消渴症，其发于阳也，阳明被火煎熬，时引冷水自救，脉浮洪而数。其发于阴也，阳明无水涵濡，时引热水自救，脉沉弱而迟。发于阳者，石膏、黄连可以折狂妄之火，人所共知。发于阴者，其理最为微妙，非三折其肱，殊难领会。人之灌溉一身，全赖两肾中之水火，犹之甑乘于金，釜中水足，釜底火盛，而甑自水气交流；倘水涸熄，而甑反干枯缝裂。余尝治是症，发于阳者十居二三，发于阴者十居七八，用桂附多至数斤而愈者。彼《本草》所注，无非治气分之品，而治血分之药性，不注于《本草》。方实始于仲景，至喻嘉言而昌明其说。上消如是，中下消可以类推矣。

5. 舍脉从证辨证施治

周氏虽着意发挥脉学，重视凭脉辨证，但临床辨证治病，并不泥于凭脉，根据临床实际，主张脉与病、因、证、治相结合，在全面分析的基础上有时甚至舍脉从证。可见周氏临床经验之丰富、辨证之灵活。如论治痿症时指出：方书多杂见于风痹论中，将经文混淆，后学迷离莫辨。按四体纵驰曰痿，与风相近而实相远。不仁不用，究非痪非瘫，不痛不肿，实非瘰非疯。有即发即愈者，有历一二日方愈而复发者，有周年半载而不愈者，语言依然爽朗，神气依然清明，饮食形体依然不变不减，令医有莫知所适从者。考《本草》所注，黄柏、苍术为治痿之要药，医多不解，不敢轻用，而以为脾主四肢，纯以补脾温脾之品治之，致痿成终身者比比矣。间亦有幸用获效者，第知病人愈而不知病之所以愈，盍读《内经》而恍然焉！经曰：治痿独取阳明。阳明主润宗筋，为湿热所伤，宗筋不润，弛而不能束骨，发而为痿。苍术陡健阳明经，黄柏清热而坚骨，药到病除，而后叹古人名为二妙，实有妙不可言者。"夫病源不清，见其方而不敢用其药；病源既清，推其类可以尽其余。麦冬能治痿者，湿热蒸肺，肺叶焦而难以宣布；干地能治痿者，湿热伤血，血脉涸而不能养筋。《本草》所注，可以清热而凉血者，皆可以治痿也。病自我识，方自我立，即不用黄柏、苍术可，即倍黄柏、苍术亦可。其或兼风、兼痹、兼虚，杂用治痹补虚有何不可？至于脉，置之勿论可也"（《三指禅·痿不从脉论》）。

综上所述，周学霆发挥《灵枢》《素问》《难经》之旨，"是编取缓字为平脉以定病脉，根据《内经》以平人定病脉之谛，其余阴阳对待，恰好安置二十七脉。一奇一偶，配合天成"（《三指禅·凡例》）。《三指禅》是周学霆四十余年经验的总结，阐发了《内经》未发之旨，透写了世人难写之情，论自春温至瘟疫篇，所有外感诸症，都注意了四季变证、五行生克之理，具有极高的参考价值。

吴德汉

生平简介

吴德汉，字宗海，号南溪，又名为章，湖南郴州宜章人。年少学博，而兼精岐伯黄帝之学，存心济人利物，誉日鹊起。乾隆丙子年（1756年）乡试中举，举孝廉，后官居善化（长沙）教谕，在岳麓、城南两书院授学。吴氏品行端方，学问纯粹，文章大雅，精于儒而明于医，为儒、医兼精之名士，常与人谈诗论文，兼及医理。内阁中书舍人张梅汝称赞吴氏说："为章之学问文章，粹然如金玉，适济时用。"其诊病常能切中根源，其居里时，远近相延者接踵而至，所至必获奇效。有酬其德者概不受，其贫无汤药之资者则解囊施之，全活甚众。吴德汉抉医经之要，参景岳之说，以为基础，经过两年的熟读精研，殚精竭虑，于乾隆二十八年（1763年）著成《医理辑要》一书。时人常觉仲景诸书文义深奥，苦其浩繁而未易索解，而一旦阅及此书，则了如指掌。所集诸书内容，皆古人用其意而获效者。前翰林院庶吉士刘宗琪说："其所为书大旨，皆抉《内经》之心而参景岳之秘，其术精，其力勤，于体真、原化、慈幼、达道、正纪、食颐、守机、卫生、药理、审剂诸法，悉得其要领焉。……异日调元理化，以此为医国之手，夫何难，而宁仅区区参《政和》《圣济》之经也耶？"（《医理辑要·刘序》）吴德汉学识渊博，医学思想多宗景岳，兼及诸名家之说，融会贯通，妙悟于心，临证常见佳效。

医著简介

《医理辑要》全书共十三卷，卷首为"类经要语"，卷一为"基础概论"，卷三至卷七为"证治各论"，卷八至卷十一则详列"古方八略"、景岳"新方八略"及妇儿诸方，卷十二和卷十三为景岳本草。另外，书中还载有薛氏妇科医案、薛氏幼科医案和薛氏疮疡医案。全书内容涉及中医基础理论、证治、内科、外科、妇科、儿科、本草、方剂等，乃一部综合性中医学著作。该书以《类经》《景岳全书》为本，以仲景、东垣、立斋诸家之言为参，兼及群书之旨。药虽进于医手，方多传于古人，正恐差之毫厘，谬以千里，不可不慎。

学术思想与临床经验

在医学方面，吴德汉以景岳为尊，主张博采诸家，精研医道而后施治，反对滥用方药，对于中医诸理论及各科临床都有较深的认识和体会。

1. 学术思想多宗景岳

吴德汉认为，医道始自轩岐，厥后作者代出，各有论解，折中非易。唯绍兴张景岳先生潜心研习《灵枢》《素问》，博及群书，而于仲景、东垣、立斋诸家，尤所宗仰，故其所著《类经》《景岳全书》两种，阐发详明，最得古人深奥。在《医理辑要》一书中，包括中医基本理论、临床各科病症、方药等，各篇大都是摘录景岳所著《类经》《景岳全书》的相关精要论述，以之作为全书之纲要，再附以诸家名言。方剂和本草部分，更是详列了景岳"新方八略"及"景岳本草"。吴氏认为这样可以使习阅者开卷了然，可免分歧。

如张景岳所著之《类经》，对《黄帝内经》全书进行分类并注释，由于其医学理论深厚，学术研究价值极高，被后世学者所推崇，成为医学入门的指南和必读医书。吴德汉亦极其重视此书，在《医理辑要》一书中，卷首即为"类经要语"，对《类经》中的41个常见中医名词进行了载述。

(1) 如论"七损八益"：虚邪贼风，避之有时。恬淡虚无，真气从之。精神内守，病安从来。夫精者，身之本。故藏于精者，春不病温。能知七损八益，则二者可调。不知用此，则早衰之节。七为少阳之数，八为少阴之数。七损者，言阳消之渐；八益者，言阴长之由。夫阴阳者，生杀之本始。生从乎阳，阳不宜消。死从乎阴，阴不宜长。能知七损八益之道，则阴阳二者可调，否则不免早衰。

(2) 如论"阴阳五行"：寒暑燥湿风火，天之阴阳也，三阴三阳上奉之。木火土金水，地之阴阳，生长收藏下应之。天以阳生阴长，地以阳杀阴藏。阳气者，若天与日，失其所，则折寿而不彰，故天运当以日光明。阳明，何谓也？两阳合明。厥阴，何谓也？两阴交尽。太阴脏搏者，三阴，一阴至厥阴之始。太阳脏者何象？象三阳而浮。少阳脏何象？象一阳。阳明脏何象？象大浮。二阴搏至，肾沉不浮。足之阳者，阴中之少阳。足之阴者，阴中之太阴。手之阳者，阳中之太阳。手中之阴者，阳中之少阴。腰以上者为阳，腰以下为阴。其于五脏也，心为阳中之太阳，肺为阳中之少阴，肝为阴中之少阳，脾为阴中之至阴，肾为阴中之太阴。在内者，五脏为阴，六腑为阳。在外者，筋骨为阴，皮肤为阳。

（3）如论"脏象"：肝、心、脾、肺、肾五脏，皆为阴。胆、胃、大肠、小肠、膀胱、三焦六腑，皆为阳。阳受气于四末，阴受气于五脏。肝主春，足厥阴少阳主治，其日甲乙。心主夏，手少阴太阳主治，其日丙丁。脾主长夏，足太阴阳明主治，其日戊己。肺主秋，手太阴阳明主治，其日庚辛。肾主冬，足少阴太阳主治，其日壬癸。春脉者肝也，夏脉者心也，秋脉者肺也，冬脉者肾也。脾脉者土也，孤脏以灌四傍者也。肺主皮毛，心主血脉，肝主筋膜，脾主肌肉，肾主骨髓。心为噫，肺为咳，肝为语，脾为吞，肾为欠、为嚏。胃为气逆、为哕、为恐。大肠、小肠为泄。下焦溢为水，膀胱不利为癃，不约为遗溺。胆为怒。精气并于心则喜，并于肝则悲，并于肺则忧，并于脾则思，并于肾则恐。心恶热，肺恶寒，肝恶风，脾恶湿，肾恶燥。心为汗，肺为涕，肝为泪，脾为涎，肾为唾。心藏神，肺藏魄，肝藏魂，脾藏意，肾藏志。肝色青，心色赤，肺色白，脾色黄，肾色黑。心者五脏之专精也，目者其窍也。多阳者多喜，多阴者多怒。肺者气之本。肝者中之将也，取决于胆，咽为之使。人卧血归于肝。肝受血而能视，足受血而能步，掌受血而能握，指受血而能摄。脾主为胃行其津液者也。人受气于谷，谷入于胃，以传于肺，五脏六腑，皆以受气。其清者为营，浊者为卫。营在脉中，卫在脉外。人无胃气则逆，逆者死。脉无胃气亦死。脉弱以滑，是有胃气。肾者主水，受五脏六腑之精而藏之。肾者水脏，主津液，主卧与喘也。膀胱之胞薄以懦，得酸则缩。人始生，先成精，精成而脑髓生。

2. 妇科治略

以《景岳全书·妇人归》的有关内容为基准，吴德汉对妇科胎、产、经等 20 余种疾病的证治进行了概述，如胎漏、堕胎、妊娠药禁、滑胎、六逆产、产后腹痛、产后恶露不止、产后大便秘涩等病证，还记述了妇科用药法、催生保产万全汤方论，并且载录了共 20 类薛氏妇科医案。

《医理辑要》之"妇科治略"卷开篇就引述《景岳全书》等书之内容，说明妇科疾病的特点是多得之忧郁不舒，诊治时问诊最重要。谚云："宁治十男子，莫治一妇人。"盖妇人幽居抑郁，常无所伸，阴性偏拘，每不可解。或有怀不能畅遂，或有病不可告人，或信巫师，或畏药饵。故染着坚牢，根深蒂固，而治之有不易耳。然尚有人事之难。如寇宗引黄帝之论曰：凡治病，察其形气色泽，形气相得谓之可治，色泽以浮，调之易已，形气相失，色夭不泽，谓之难治。又曰：诊病之道，观人勇怯，骨肉皮肤，能知其虚实，以为诊法。故曰：治之要极，无失色脉，此治之大则也。今富贵之家，居奥室之中，处帷幔之内，复有以绵帕蒙其手者，既不能行望色之神，又不能尽切脉之巧。使脉有弗合，未免多问，问之觉烦，必谓医学不精，往往并药不信。不知问亦非易。其有善问者，正非医之善者不能也，望、闻、问、切，欲于四者去其三，吾恐神医不神矣。故凡医家、病家，皆当以此为意"（《医理辑要·妇科治略》）。

又如有关"胎漏"的证治：妊妇经血不固者，谓之胎漏；而胎漏之由，有因胎气者，有因病气者；而胎气之由，亦有二焉。吴氏曾诊妇人脉见滑数，别无风热等病，经水如常不断，但较前略少耳。吴氏认为此妇人必为怀孕有身者，因胎小故血盛有余而然。后于三月之外，经水方止，果产一男。对这类类似胎漏的现象，吴氏认为需引起注意。他说常见怀胎七八个月而生子者，一般以停经为受孕之始，谓之不足月，实不知孕初经水未断而已。此等胎气，亦有阴阳盛衰之辨。如母气壮盛，其血虽漏，而生子仍不弱，此阴之强也，不必治之。若父气薄弱，胎有不能全受，而血之漏者，乃以精血俱亏，而生子必矮小，此阳之衰也（《医理辑要·妇科治略》）。

3. 儿科治略

以《景岳全书》的有关内容为基准，吴德汉对儿科脉诊、色诊、补法，以及急慢性十余种儿科疾病的证治进行了概述，如急惊、慢惊、惊痫、咳嗽、痘、疹等病证，还载有张景岳之吐泻治验，并摘录了35类薛氏儿科医案。

如《医理辑要》之"儿科治略"卷篇首摘述《景岳全书》诸书之内容，如小儿之病，不过表、里、寒、热、虚、实六者而已。故凡外感者，必有表证而无里证，如发热头痛，拘急无汗，或因风搐搦之类是也。内伤者，止有里证而无表证，如吐泻腹痛、胀满、惊疳、积聚之类是也。热者必有热证，如热渴躁烦，秘结痈疡之类是也。寒者必有寒证，如清冷吐泻，无热无烦，恶心喜热者是也。小儿病的辨证，尤以虚实最为紧要。盖有形色之虚实，有声音之虚实，有脉息之虚实。于体质强盛与柔弱者有异也，形色红赤与青白者有异也，声音雄壮与短弱者有异也，脉息滑实与虚细者有异也。故察其脉候，其果有实热，果有火证，则不得不为治标。然治标之法，宜精简轻锐，适当其可，及病则已，毫毋犯其正气，斯为高手。但见虚象，便不可妄行攻击，任意消耗。若见之不真，不可谓姑去其邪谅亦无害，不知小儿以柔嫩之体，气血未坚，脏腑甚脆，略受伤残，萎谢极易。一剂之谬尚不能堪，而况其甚乎？何况小儿以方生之气，不思培植，而但知剥削，近则为目下之害，远则遗终身之羸。然非有融通之见者，固不足语此，此其所以不易。

又如有关"小儿吐泻"的证治："小儿吐泻，虚寒者居其八九，实热者十中一二。但察其脉证无火，面色青白，气息平缓，肢体清凉，或神气疲倦，则悉是虚寒之证，不得妄用凉药。古人云：'脾虚则呕、胃虚则吐者是也'。盖饮食入胃，不能运化而吐者，此脾气虚弱，所以不能运也。寒凉入胃，恶心而吐者，此中焦阳气受伤，所以不能化也。若邪在中焦，则止于呕吐，若连及下焦则并为泻矣。故在中、上二焦者，宜治脾胃，连及下焦者，宜调脾肾。若非实热火邪而妄用寒凉消伐者，无有不死。小儿凡无故吐泻，察其无火者，必生冷寒气伤胃所致。今小儿所病，大约皆是此证，宜养中煎，或温胃饮为主治。其次则五君子煎、理中汤、冬水煎。若兼血虚燥渴者，宜五君子加当归。若兼脾肾虚寒，或多痰涎，或兼喘促，宜理阴煎，甚者人参附子理阴煎为最妙，勿谓呕吐不宜熟地也"（《医理辑要·儿科治略》）。

吴德汉认同张氏上述论说，并引述薛立斋之言进一步阐述之，即凡暑令吐泻，手足发热，作渴饮凉者，属阳证，宜清凉之剂。若手足并冷，作渴饮汤者，属阴证，宜温补之剂。故病有属阴者，误用寒凉之药，死后手足青黯，甚则遍身皆然，于此可验。

4. 外科治略

以《景岳全书》的有关内容为基准，吴德汉对外科（又称为疡科）疾病的证治进行了概述，并载录了 50 余类薛氏疮疡医案。

如关于"疮疡治法"，《医理辑要》载述为："疮疡之治，有宜泻者，有宜补者，有宜发散者，有宜调营解毒者。经曰：形气有余，病气有余，当泻不当补。形气不足，病气不足，当补不当泻。此其大纲也。故凡察病之法，若脉见滑、实、洪、数，而肿痛甚，烦热痞结，内外俱壅者，方是大实之证，宜用硝、黄猛峻等剂，荡而逐之。然非有真实真滞者不可下，此下药不可轻用也。其有脉见微细，血气素弱，或肿而不溃，溃而不敛，或饮食不加，精神疲倦，或呕吐泄泻，手足常冷，脓水清稀，是皆大虚之候，此当全用温补，固无疑矣。然不独此也，即凡见脉无洪数，外无烦热，内无壅滞，而毒有可虑者，便当托里养营，预顾元气。盖恐困苦日久，或脓溃之后，不待损而自虚矣，及其危败，临期能及哉。故丹溪云：痈疽因积毒在脏腑，宜先助胃壮气以固本，则气血凝结者自散，脓瘀已成者自溃，肌肉欲死者自生，肌肉已死者自腐，肌肉已溃者自敛。若独攻其疮，则脾胃一虚，七恶蜂起，其不死者幸矣，即此谓也。其有脉见紧数，发热憎寒，或头痛，或身痛，或四肢拘急无汗，是必时气外闭皮毛，风热壅盛，而为痈肿，此表邪之宜散者也。如无表证，则不宜妄用发散，以致亡阳损卫。故仲景曰：疮家不可汗，此之谓也。其有营卫失调，气血留滞，而偶生痈肿，但元气无损，饮食如常，脉无凶候，证无七恶，此其在腑不在脏，在表不在里，有热者清其热，有毒解其毒，有滞者行其气，所当调营和卫，而从平治者也。大抵疮疡一证，得阳证而病气形气俱有余者轻，得阴证而形气病气俱不足者重。若正气不足，而邪毒有余，补之不可，攻之又不可者危。若毒虽尽去，而脾肾已败，血气难复者，总皆不治之证。故临证者当察虚实，审邪正，辨表里，明权衡，不可苟"（《医理辑要·疡毒治略》)。

综上所述，吴德汉素精儒业，兼通医理。其幼怀博济之心、扶危之志。后多方购集名书，撮其要领，分门别类，编成《医理辑要》，意存救世。其医学思想多宗景岳，兼及仲景、东垣、立斋诸名家。吴氏论及医理，范围广，涉及基础、病症、脉法、内外妇儿及方药等医学学科，阐述深奥，力求实效，对中医学理论研讨及临床实践均有很好的借鉴意义。

鲍相璈

生平简介

鲍相璈，字云韶，善化（湖南省长沙）人，生活于清代道光至咸丰年间，曾任职于广西武宣县。鲍氏自幼爱好医药之学，心存济世救人之情，他在《验方新编·序》中自谓幼时常见人有良方，秘而不传世，心中鄙视之。于是立愿广求秘方，不遗余力，或见于古今之载籍，或得之戚友之传闻，皆手录之，久之，荟萃甚富，各门俱备，乃斟酌删取而成书。鲍相璈深知医有时而难逢，药有时而昂贵，富者固无虑，贫者时有束手之忧，因此最注重民间有效单方的收集。单方虽多，选择宜精，果能方与症对，则药到病除，无医亦可。故鲍氏"区区救世之苦心，校雠不倦，寝食与俱"，倾20年精力而完成《验方新编》的写作。

医著简介

《验方新编》共十六卷。按病证分为99类，广收民间流行的单方、验方，各种治疗方法近六千条，涉及内、外、妇、儿、五官各科，在具体的治疗方法上，灵活运用了内服、外敷、针灸、按摩、捏脊、拔罐、刮痧、引流、放血、祝由及人工呼吸

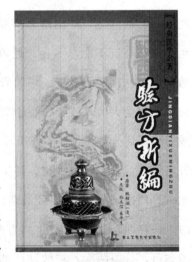

《验方新编》

等各种方法。既简既便，亦精亦博，"虽至穷乡僻壤之区，马足船唇之地，无不可以仓卒立办，顷刻奏功"（《验方新编·序》）。该书问世之后，深受民众喜爱，多次重梓与增辑，自道光十年（1830年）刊行后，先后有《增订验方新编》《正续验方新编》《选录验方新编》等数十种版本和百余家书局印行，是资证明该书的价值。

学术思想与临床经验

鲍氏虽言治病以简便廉为宗，外治法为主，但其论病仍然注重辨证，以脏腑理论为指导，体现外治之理亦不离内治之理的特点。现将其学术思想与临床经验总结如下。

1. 外治重脏腑病机

鲍氏论病简明扼要，抓住病机之所在，示人治疗要点。如在"目部"论洗眼仙方时指出：凡患肝虚目疾，虽双目不见，洗至年余复明。平日宜养心息气，切忌怒怯。又如在"耳内时闻蚂蚁战斗之声，时开时闭"中指出：此肾水亏极，兼怒气伤肝所致。用柴胡、栀子、白芥子各三钱，熟地黄、白芍、萸肉各三两，麦冬一两，水煎服。方中纯是补肾平肝之圣药，饮之数日，其声渐息，服至一月痊愈。可知此药用治肾水亏，水不涵木，肝气横逆上冲之证。又如在"牙根腐烂"病证时指出：名走马牙疳，凡大人热病，及小儿痘症之后，火毒流于胃经。致有此患，势甚危急，甚则落牙穿腮透鼻，一二日即能致命，故有走马之名，言其骤也。此症有五不治：不食、烂舌根不治；黑腐如筋者不治；白色肉浮者为胃烂不治；牙落、穿腮、鼻臭不堪闻者不治；山根上发红点者不治。如是凶险，命在须臾。急用生大黄三钱，丁香十粒，绿豆二钱，共研末，热醋调敷两足心，最为神效。仍照后金鞭散治之，庶几十可救五。又如论胸腹腹胀证时指出：此脾土衰弱，肝木气旺，木来喜土故也。甚至身面黄肿，亦有不黄肿者。用苍术1千克（淘米水泡一日两夜，烧存性），甜酒曲四两（烧存性），皂矾0.5千克（醋泡，晒干，入瓶内，煅存性），加平胃散。共为末，醋为丸，如梧子大，每服三四十丸，酒下，米汤亦可，日服两次，神效。此仙方也。在"痰疾"中论"痰疾癫狂"时指出：狂病有因伤寒而得之者，此一时之狂也。照仲景张公伤寒门治之，用白虎汤以泻火矣。更有终年狂病而不愈者，或持刀杀人骂官，不认父母妻子，见水则喜，见食则怒，此乃心气之虚，而热邪乘之，痰气侵之，遂成狂矣。此等欲泻火而火在心，不可泻也；欲消痰而痰在心之中，不易消也。唯有补脾胃之气，则心自得养，不必去痰痰自化，不必泻火火自无矣，方为化狂丹。此上诸例可知鲍氏虽取验方，并非不辨阴阳虚实，脏腑表里，而是有是证方能用其方的。

2. 阐发微理妙论

鲍氏对中医理论的阐发多结合临床实践，结合相应的病证而阐发之，并以为多有效验而后发之。如在论"痢疾"时其认为，痢为险恶之症，生死所关，不唯时医治之失宜，而古今治法千家，多不得其道，是以不能速收全效。今立方何以为奇，不泥成法故奇也；立论何以为妙，不胶成说故妙也。然其药品又不外乎常用而已，有识者切不可更张，勿为庸医所误，遵而用之，百试百效者也。古今治痢皆曰：热则清之，寒则温之，初起热盛而下之，有表证则汗之，小便赤涩则分利之。此五者为治痢准绳。鲍氏认为这五者，唯清热一法无忌，其余四法均有忌讳。一曰忌温补。痢之为病，由于湿热蕴积，胶积于肠胃中而发，宜清邪热，导滞气，行瘀血，其病即去。若用参、术等温补之药，则热愈盛，气愈滞，而血亦凝，久之正气虚，邪气盛，不可疗矣。此投温补之祸为最烈也。二曰忌大下。痢因邪热胶滞肠胃而成，与沟渠壅塞相似，唯用磨刮疏通则愈。若用承气汤大下之，譬如欲清壅塞之渠，而注狂澜之水，壅塞必不可去，无不岸崩堤塌矣。治痢而大下之，胶滞必不可去，徒伤胃气，损元气而已。正气伤损，邪气不可除，壮者犹可，弱者危矣。三曰发汗。痢有头痛目眩，身发寒热者，此非外盛，乃内毒熏蒸，自内达外，虽有表证，实非表邪也。若发汗，则正气既耗，即邪气益肆，且风剂燥热，愈助热邪，表虚于外，邪炽于内，鲜不毙矣。四曰忌分利。利小便者，治水泻之良法也。以之治痢，则水乘矣。痢因邪热胶滞，津液枯涩而成，如用五苓等药分利其水，则津液愈枯而滞涩愈甚，遂至缠绵不已，则分利之为害也。若清热导滞，则痢自愈而小便自清，又安用分利为哉。予于此一症，素畏其险恶，用心调治，经今二十余年，百试百验。既而身自患之，试验益精，然后能破诸家之迷障，而为奇妙之方论，用是述其巅末，以拯斯人之疾苦，而悉登诸寿哉也。

3. 论儿科外治九法

鲍氏论儿科病证颇为详细，从麻、痘、惊、疳，到儿科杂治和外治诸法，十分丰富。现列举其外治九法如下。其一疏表法：小儿发热，不拘风寒饮食，时行痘疹。以葱一握，捣烂取汁，少加麻油在内和匀。指蘸葱油摩运儿之心口，头顶，背脊诸处，每处摩擦十数下，运完，以厚衣裹之，蒙其头，略疏微汗，但不可令其大汗。此法最能疏通腠理，宣行经络，使邪气外出，不致久羁营卫，而又不伤正气，诚良法也。其二清里法：小儿发热二三日，邪已入里，或乳食停滞，内成郁热，其候五心烦热，睡卧不安，口渴多啼，胸满气急，面赤唇焦，大小便秘，此为内热。以鸡蛋一枚去黄取清，以碗盛之，入麻油约与蛋清等，再加雄黄细末一钱，搅匀，复以妇女头发一团，蘸染蛋清于小儿胃拍之，寒天以火烘暖，不可冷用，自胸中拍至脐口，只需拍半时之久，仍以头发敷于胃口，以布扎之，一炷香久取下，一切诸热皆能退去。盖蛋清能滋阴退热，麻油、雄黄又能拔毒凉肌故也。此身有热用之。倘身无热，唯啼哭焦烦，神志不安，不用蛋清，专以麻油、雄黄，乱发拍之，仍敷胃口，即时安卧，屡试屡验。其三解烦法：凡小儿实热之症，乃麻症毒甚热甚者，其候面赤口渴，五心烦热，啼哭焦扰，身热如火，上气喘急，扬手掷足。一时药不能及，用水粉一两，以鸡蛋清调匀略稀，涂儿胃口及两手心。复以酿酒小曲十数枚研烂，热酒和做二饼，贴两足心，用布扎之。少顷其热散于四肢，心内清凉，不复啼扰。或用鸡蛋清调绿豆粉，贴足心亦佳。其四开闭法：凡小儿风痰闭塞，昏沉不醒，药不能入，甚至用艾火灸之亦不知痛者，盖因痰塞其脾之大络，截其阴阳升清之隧道也。原非死症。用生菖蒲、生艾叶、生姜、葱各一握，共捣如泥，以麻油、好醋同煎，四味炒热布包之，以头顶、背胸、四肢乘热往下熨之，其痰亦豁然而醒。此方不特治小儿，凡闭症皆效。其五引痰法：凡小儿痰嗽，上气喘急，有升无降，喉中牵锯之声，须引而下行。用生矾一两研末，少入面粉（米粉亦可）。盖生矾见醋即化成水（入面粉取其胶粘故也），好醋和做二小饼，贴两足心，布包之，一宿其痰自下。其六通脉法：凡小儿忽而手足厥冷，此由表邪闭其经络，或风痰阻其营卫，又或大病后阳不布和散于四肢，速用生姜煨热捣汁半小杯，略入麻油调匀，以指蘸姜油涂小儿手足往下搓挪，以通其经络，俟热回，以指拭去。其七暖痰法：凡小儿胸有寒痰，不时昏厥，醒则吐出绿豆粉，浓厚而带青色，此寒极之痰。前法皆不能化，唯以生附子一枚、生姜一两，同捣极烂，炒热一包。熨背心及胸前。熨完，将姜附捻成一饼，贴于胃口，良久，其痰自下。其八纳气法：凡小儿虚脱大症，上气喘急，真气浮散，不得归元，诸药莫效。用吴茱萸五分，酒和做饼。封肚脐，以带扎之，其气自顺。其九定痛法：凡小儿胸中饱闷，脐腹疼痛，一时不得用药，将食盐一碗，锅内炒极热，布包之，向胸腹从上熨下。盖盐走血分，最能软坚，取以止痛。冷则又炒又熨，痛定乃止。此方男妇气痛皆可治。

4. 临床验案

鲍氏在数十年的临床实践中积累了十分丰富的临床经验，在《验方新编》中既记录了先贤之心得，又实录本人临症之体会，某些医案颇有临床启发性。

（1）阴疽治验案：王姓媳，颈上瘰疬数个，两腋生恶核三个，大腿患一毒，不作疼痒，百余日后日渐发大，形大如斗，按之如石，皮现青筋，常作抽痛。经治数人，皆称曰瘤。余曰：瘤乃软者，世无石硬之瘤耳。此是石疽，阴证也。问：可治否。答曰：初起时皆可消，日久发大，上现筋纹，虽按之如石，然其根下已成脓矣，如偶作一抽之痛，乃是有脓之证也；上现青筋者，其内已作黄浆，可治；如上现小块，高低如石岩者不治，三百日后主发大痛，不溃而死。如现红筋者，其内已通血海，不治；倘生斑点，即自溃之证，溃即放血，三日内毙。今患所现青筋，医其至软为半功，溃后脓变厚可冀收功也。外以活商陆捣涂，内服阳和汤，十日则止一抽之痛，十三剂里外作痒，十六剂项软，十八剂通患软，其颈项之疬块、两腋之恶核，尽行消散，一无形迹。只剩石疽，立起内脓袋下，令服参一钱，因在筋络之处，先以银针刺穿，后以刀阔其口，以纸钉塞入孔内，次日两次流水斗许，大剂滋补托里，删去人参，倍增生芪，连进十剂，相安已极。适有伊戚亦行外科道者，令其芪、草换炙服，不三日，四周发肿，内作疼痛，复延余治。余令以照前方服，又服二十余剂，外以阳和膏随其根盘贴满，独留患孔，加以布捆绑。人问：因何用膏贴，又加捆绑。答曰：凡属阻疽，外皮活，内膜生，故开刀伤膜，膜烂则死，所出之脓在皮里膜外，仅似空，又不能生肌药放入，故内服温补滋阴活血之剂，外贴活血温暖膏药，加之以捆，使其皮膜相连，易于脓尽，且又易于连接生肌。果绑后数日，内脓浓厚，加参服两月收功（《验方新编·阻疽治验》）。

（2）遍身瘙痒案：一人浑身上下四肢俱生风热疹子，成颗成片，耳孔、鼻孔俱已生满，心中发热闷燥，头眼俱肿，以滚水烫之，自在一时，少刻又痒，百药不效。后以灯火烧背脊两旁共六下，心口一下，乳下二下，软胁眼左右二下，肩尖左右二下，手弯上左右二下，脉门左右二下，虎口左右三下，小指节缝中左右二下，圆膝下外左右二下，腿肚之下左右二下，大脚趾丫左右二下，天庭中、太阳共五下，随用糯米擂浆，调水服一菜碗，精神松爽；并用糯米浆以鹅羽翎蘸扫浑身二三次方愈（《验方新编·遍身瘙痒》）。

（3）治痘四宜四忌论：治痘有四宜：一宜补气。真阳充足，方能送毒出外以成痘。倘痘顶不起等症，皆元气不足之故，宜服党参、白术、黄芪、甘草之类以补之。二宜补血。真阴充盛，方能随气到苗以成浆。空壳无脓等症，皆阴血不足之故，宜于补气药中加熟地、当归、丹参、川芎之类以补之。三宜补脾肾。脾土壮健，气血自充。饮食减少，口淡无味等症，皆脾土虚弱之故，须脾肾双补，即于前气血药中加枸杞、故纸、附子、肉桂等药，痘疮自无陷塌泄泻之患。经云：虚则补其母。此之谓也。四宜察虚实。小儿饮食有味，二便如常，不服药最为稳当，设或灌浆不满，烧浆不干等症，必察其气分血分何处亏虚，照症调补，不可妄用凉药。必口鼻臭，尿臊便结，有实火可据者，方可暂行缓解。治痘有四忌：一忌清热败毒。凡胎中阴毒，必赖阳气托送，方能发出。阳气被削，阴毒内归，痘之塌陷，实由于此。是连翘、生地黄、黄芩、泽泻等药，非有实火者，万不可用。二忌克伐气血。气血充畅，痘易成功。克削下咽，中气亏而毒乘虚深入，泄泻塌陷诸症作矣。是大黄、芒硝、山甲、山楂等药，在所必禁者也。三忌妄投医药。小儿出痘，延医诊治，求其有益也。岂知近代医师不分虚实，总是凉药，毒轻者几死，毒重者不生，是以不如不服药之为妙。客问曰：痘之顺症，可以下药，我知之矣；痘之险症，可以不用药乎。余曰：若纯用凉药以治险证，但见治毙，未见治愈也。客猛然省悟而去。四忌服医家小丸。近代痘师所带小丸总是巴豆丸，彼以为痘是胎毒，巴豆下行，自必可以泻去之，岂知中虚下陷，性命休矣！小丸数粒，所非温补气血之药，即抱龙、牛黄等丸，亦与痘症大有妨碍，是以最不可误服。亲友处受此害者甚多，目击心伤，故特表而出之耳。至于前人所制人牙散、独圣散、鸡冠血、桑虫之类，逼毒外出，旋即收陷，皆非正理，何曾见其治愈一人，断不可用（《验方新编·小儿科痘症》）。

综上所述，鲍氏立愿不遗余力，广求医药验方，荟萃甚富，取其精华，弃其糟粕，分门别类，所著《验方新编》共收单方、验方及各种治疗方法六千余条，充分体现简便廉效的特色，其中亦有鲍氏自己的学术观点、方法、临床经验，是一部很有价值的中医临床参考书。

杨尧章

生平简介

杨尧章，字芝樵，清代道光至咸丰年间长沙人。杨氏自幼好学，于学无所不窥，自少留心医学，用以养生除病。杨氏重视医学与儒学的关系，尝言："医非通儒，不能精，非至诚，不能任。"杨尧章强调临病重在医德，心系患者，故先生虽不以医名，而求治者众，治无不效。杨氏所处时代正是瘟疫流行之际，"道光己酉、庚戌两年，湘中时疫流行，兼值下游遭水难民，流离省会，塞巷填街，十人九病，忧骸载道，惨不可言"（《瘟疫论辨义·胃气论》）。"夫以疫为病，互相染易，由一人传之一家，甚则传之遍村，市死者，十常七八，害綦烈矣。"（《瘟疫论辨义·瞿序》）但瘟疫一证，自仲景以下，前人论之者多矣，然未辨明病属何经，显示途径，致学者茫然，无所问津。杨氏熟读吴又可所著《瘟疫论》后发现，治疫重在说明邪伏膜原附近，于胃为表里之分界。法以治里为主，里气通，伏邪自然由里达表。治疫最忌辛温发散。杨氏认为同是疫病，也有体强体弱之分，新病久病之异，专事攻下，则体强者生而体弱者死，新病者生而久病者死。在审脉辨证之余，杨氏提倡察本气而悟病情，临机应变，他补充了吴又可疫病理论中的不足之处，偶有一得，随时笔记，积累成编。他的《瘟疫论辨义》将吴又可的原文逐条辨析，多能结合自己的临证体会提出一家之言。

医著简介

《瘟疫论辨义》共 4 卷，附胃气论、寒疫论 2 篇。本书是杨氏研究瘟疫的代表作。杨氏以吴又可的《瘟疫论》为正宗，名为"辨义"，一是因为此书在吴又可原文后，另加文字阐述解释，特别是在证脉要点处圈点说明精要，以便省览，二是"辨义"指辨明是非疑似。对于吴又可原文逐条剖析时杨氏不敢凡事因循，也不敢妄加驳斥，只期望折中至当，于世有补而已。书中摘录瘟疫重证、损证、坏证，汇总出十余案。对表里虚实，审脉辨证，穷原竟委。对吴又可言之不足之处则长篇大论详细说明，务求明白晓畅，令阅者了然于心。"唯当时匠心独运，立法定分固多引而不发之旨。则变通之妙，救弊补偏，实有赖于后来辅翊之人，此余《瘟疫论辨义》之所由作也。"（《瘟疫论辨义·凡例》）

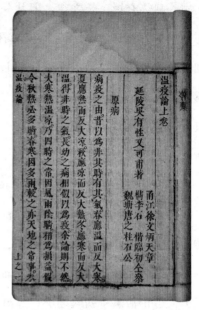

《瘟疫论》

学术思想与临床经验

杨氏认为吴又可《瘟疫论》为治疫之津梁，但义有未尽，故逐条剖析，于当从者，疏其蕴；于不当从者，抉其蔽，使之治瘟疫提纲挈领，对中医治疫思想做出了可贵的贡献。

1.《瘟疫论》辨义：瘟疫传变与胃气之要

杨氏有感于瘟疫一证，自仲景以下，前人论之者多，但切合临床实际者少。至明末吴又可《瘟疫论》出，始有发明。但："又可论瘟疫传里，只有阳阴胃一条，至三阴则略而不讲，创主六经分治之法，自矜之得，不知六经皆受气于胃。胃为六经之母，母病移子，母安而子俱安，法以治胃为主。"（《瘟疫论辨义·凡例》）杨氏在其临床多次观察验证，发现邪越阳明居多，少阳次之，太阳其次也。若离膜原而内陷于胃，是为火实胃中。胃为十二经之海，火郁于中，十二经受困。故火乘心肺，发狂谵语，口臭气粗；火乘肝脾，扬手掷足，踰垣升屋；火乘肾水，目睛直视，烦躁不眠，所谓中土者，万物所归，邪归胃府，府之为言聚也。火愈聚则愈炽，水谷莫能容，气血无从化，是生死一大枢机也。虽疫邪发作有迟、速之别，潮热有短、长之殊，但从外解者顺，从内陷者逆。从外解者，或发斑，则有斑疹、桃花斑、紫云斑；或为汗，则有战汗、自汗、盗汗、狂汗。从内陷者，则有苔刺、胀满、燥渴、谵语等证。其里而传变先后不同，一视乎禀气之强弱，感邪之轻重，参错以尽其变耳。二要仰赖中土健运有权，则清气升而浊气降，清气升，则邪热易从外解；浊气降，则邪热不致内陷。有时浊降而清气乃升，有时清气升而浊气自降，转移妙用，全在斡旋。胃气得其要领，虽证变各殊，而理可一贯，自无胶柱鼓瑟之病矣。疫邪亦与列症证、伤寒仿佛。邪客于风府，卫气一日一夜大会于风府，阴阳相薄，故先憎寒而后发热。伤寒由卫及营，邪从太阳递传，自表入里，故发热而兼恶寒。唯疫邪从口鼻直趋中道，不由外廓，始则凛凛恶寒，继则纯热而不恶寒。其见证不同，故其治法各异，学者当详辨之。杨氏根据吴又可论治瘟疫初起之法，提出了辨义："瘟疫初起，舌显白苔，胸胁苦满，人事恹恹，语言不爽，或头眩鼻塞；或痰壅气促，或于足微厥遍身疼痛，先憎寒而后发热也，疫毒蒸郁于上，而舌苔纯白，头眩鼻塞阳滞于中，痰壅气促，浮溢于筋络，而肢体疼痛，微见厥逆。凡此皆由邪气固蔽，阳气抑而不伸，表里为邪所束。故起病之时，必先憎寒，迨阳气郁而忽通，则与邪气混而为一。发热而不恶寒，日晡益甚者，申酉戌为阳明胃旺时，邪气乘之而愈炽耳，且浊邪上干清道，令人神志皆迷，故人事恹恹，语言不爽。其脉不沉不浮而数，右关为盛，亦何有全伏者。唯达原饮直达病所，兼能鼓动胃气。俾中枢转运有权，疫邪由是表里分传，洵人乎第一良方也。"（《瘟疫论辨义·瘟疫初起》）对疫邪感之轻者，苔薄而热轻，口不大渴。服达原饮一二剂，或从汗解，或从衄解，或从发斑解，或从吐痰解，脉静身凉，舌苔悉退。或现微黄色，人事清爽，二便如常，此邪从外溃者也。用葛根、苍术、神曲、枳壳、陈皮、甘草等药，解散余邪。口苦，加黄芩，喜冷饮，加知母；血燥，加生地黄、白芍；小便短赤，加山栀、泽泻清利之，无余患矣。又如："服达原饮后，舌苔或黄或黑，或无苔而色紫赤，下证悉具者，以三承气酌量下之，此言其常也。另一种白苔，布满无隙，按之如沙皮。服达原饮后，毫不变色，已见腹满便闭，或臭粪粘胶，燥渴喜饮，潮热等证。由胃中津液素亏，苔色无从蒸化，宜重佐二地、知、麦等药，徐徐下之，舌苔自退。如下证已除，苔仍未退者，宜用葛根、陈皮等药，加入润燥药中，外发胃中清阳。胃气升，津液自回，苔即随之溃散矣。又有服达原饮后，苔转黄黑，经下后黄黑苔退，转现白苔者，或宜外散，或宜清润，当按脉证而施治之。"（《瘟疫论辨义·瘟疫初起》）吴又可认为三大承气汤，功用类似。杨氏却认为三大承气汤治疗各不相同：胸腹胀满，便闭潮热，此邪热在气分也，小承气用大黄佐枳实、朴者，宣通其气而热自解；若加谵语、烦躁、宿粪坚结不行，或溏粪色如败酱，臭恶不堪，胶滞难出，此邪热兼伤阴分也，大承气用大黄，虽借枳朴行气，而必佐芒硝者，取其咸寒纯阴之性，软坚润燥，滑而善下，则邪热速解，即兼救阴分也；若宿结不行，反攻于上，头痛欲吐，谵语神昏，此邪热上干清道也，无痞满证，气分无病，调胃承气汤用大黄去枳、朴者，恐伤胃气。佐芒硝、加甘草者，兼和胃阴也。三承气汤的功效俱在大黄，但体强脉实邪重者，大黄用至两许尚不胜邪，体弱脉虚邪轻者，一钱许则伤正。其他如枳实、厚朴、芒硝、甘草，佐使各有所宜，因证增减，不可紊乱。杨氏认为大黄与芒硝相须而用才能发挥涤荡之效，尝见时师治疫，遇宿结不行及溏粪臭恶难出者，大黄辄放胆用至一二两，而不敢佐芒硝少许，致大黄失其荡涤之能。不能速下，转觉劫精耗气，邪热未行，真元先败。伐害生灵，其谬甚矣。且火邪入胃，燥伤津液，生地黄、银花，宜借以滋津养液。口苦，加黄芩；心烦，加麦冬、连翘；燥渴，喜饮，加石膏、知母；痰滞，加草果、陈皮；食滞，加谷芽、神曲；升发胃中阳气，加葛根；清解火毒，加人中黄、马勃；阴虚，加熟地黄、当归、白芍；气虚，加人参。审脉察证，虚实了然，佐使得宜，斯邪去而正气易复。全在临机应变，得心应手，收效捷如桴鼓耳。

2. 辨伤寒与时疫之异

伤寒与时疫之不同，是因伤寒感天地之正气，时疫感天地之戾气。气既不同，为何俱用承气汤，又何药之相同也？医家认为伤寒与时疫，有霄壤之隔，但病情发展传至胃家时，并用承气汤，至是亦无复有风寒之分矣。推而广之，是知疫邪传胃，治法无异也。故又可辨伤寒、时疫受邪之不同，治法始异终同而又不同。杨氏认为：时疫受邪与治法，始终不离伤寒要旨，只是其间受邪之参错不同，治法之顺逆不一，总体来说其理可一以贯之。伤寒之邪，从卫营入，由太阳而传阳明，由阳明而传少阳，所谓经证则递传也。至入阳明之里，则无所传，唯有下夺之法耳。时疫之邪，从口鼻入，舍太阳直犯阳明。证见目胀、鼻塞、头重、口臭、气粗，兼有少阳之胸胁苦满，心烦喜呕，是阳明少阳合病也。少阳居表里之界，邪入里则寒，邪出表则热。故初则凛凛恶寒，继则纯热而不恶寒，其受邪也深，其见证也故缓，又可立达原饮。槟榔、厚朴、知母，治阳明药也。白芍、黄芩，治少阳药也。草果开发胃气，兼破胁下之结，阳明少阳互治药也。时疫邪气先入里，治宜攻里，承气诸药是也。里气通，余邪传为腑热，白虎诸药解之，再传而为燥结，承气诸药攻之。故解表为重，攻里为轻。必见谵语、潮热、汗出、硬满诸证，方主大承气汤。治伤寒之邪，由表而腑而里，其法从顺治也。治时疫之邪，由里而脏而表，即从治伤寒之法，从逆治也。通斯义者，则谓伤寒为万法之祖，不诚足启发千百世之聋瞆哉。或谓自汗、盗汗、狂汗，伤寒邪解之候恒有之。若战汗一症，时疫尤多，则宜专属时疫。对此，杨氏进一步加以发挥，唯疫邪阳阴居多，必候邪毒攻下，胃气流通。然后少阳表里互结之邪，始从战汗而解，必然之理也。且《伤寒·少阳篇》云：凡柴胡病证而下之，若柴胡证不罢者，复与柴胡汤，必蒸蒸而振，却发热汗出而解，振即战也。下后复与柴胡汤，以取战汗，本伤寒法也。唯时疫邪毒最重，传染于人，却与伤寒迥别。然受病者从口鼻而入，染病者亦从口鼻而入，皆不越阳阴经。又如对疫邪解后调理问题，杨氏指出："疫邪未解之先，下之阴液重伤，暴解之后，郁阳骤伸，元阴未复，阳无阴辅，即丹溪所谓气有余便是火也。火非实邪，乃阳亢阴燥耳。使用参、术助阳之品以愈劫其阴，变生种种异证。诚有如又可所云者，医者茫不知悟，仅为舍本治标，愈误愈深，贻毒岂可胜言哉。凡疫邪暴解者，若里气得和，饮食渐进，津液逐日滋生，阴血易复，勿药为上。如内热未除者，清燥养营汤。表热未退者，柴胡养营汤。元阴大亏者，六味地黄汤，去山萸肉，加当归。里气不和，宜酌加陈皮、木香醒脾开胃。兼气虚者，合生脉散以滋化源，此常法也。然亦有下汗之后，实热甫除，虚寒之起。中气虚者，宜用参、术、砂、半、苓、草之类，理中扶脾。下元虚者，宜用参、附、归、地、姜、桂等药，温经回阳，此变法也。学者详审脉证，知其常法，通其变法，头头是道矣"（《瘟疫论辨义·解后宜养阴忌投参术》）。

3. 治瘟疫立益胃三方

自《内经》详述脾胃之生理与病理之后，历代医家均以"土为万物之母""胃气为本""饮食自倍肠胃乃伤"，其言治法则在"劳者温之""损者益之"等基础之上加以发挥，然最著者有金元李东垣，倡"脾胃内伤，百病由生"，以补中益气汤、升阳散火汤等论治脾胃虚弱。中气下陷，谷气下流，而致百病生焉。李东垣的重点是详于脾而略于胃，自温病学家叶桂创胃阴学说，主张用甘平或甘凉濡润，以养胃阴，补东垣脾胃学说之不足。杨氏在继承诸家的基础上，着意于胃气的发挥，并创立"胃气论"，"人身所赖以生者，水谷耳；水谷所赖以容者，胃耳。其水谷之津液，流布为精血，糟粕为浊秽者，皆胃气升降之权也。是故胃为水谷之海，五脏六腑之源，气血交会之所，即阴阳互根之基也。疫邪初起，从口鼻而伏于膜原，如阴翳四塞，白昼无光，胃阳为之不舒矣。疫邪中溃，从膜原而下趋胃腑，若火燎原，不可扑灭，胃阴为之失养矣。治初起者，宜疏利，所以升胃中阳气也。治入腑者，宜攻下，所以救胃中阴液也。然升阳气者，必兼救阴，所以防邪毒入腑之亢燥也。救阴液者，必兼升阳，所以引邪毒出表之顺利也。要之斡旋阴阳，不可偏废者，诚以胃为养命之源故也"（《瘟疫论辨义·胃气论》）。瘟疫之邪最易感者，多为老衰幼弱及素来虚怯之人，其人正气先亏，一感邪气，最易形成正不胜邪，而邪愈炽而正愈亏，故几微之正气，全赖胃中谷食为之滋养。若当火毒内焚之余，胃气上壅下闭，匪唯劫夺阴液，抑且阻遏阳气，断非攻下不为攻，在攻下中兼佐甘润之品，则胃阴不伤；间用升发之品，则胃阳不陷。当令得下后胃中渐纳谷食，庶几正气渐旺，邪气以渐而解，此必然之势也。有时更宜补阴以佐祛邪者，有宜补阳以佐祛邪者，有宜阴阳兼补佐以祛邪者，有宜先大补阴阳而后祛邪者。故临床上于常法中而通变法，成方中而参变方，无非保护真元，使不绝生化之机而已。至若下后邪气已解，饮食有味，胃气易复者，可以不必服药，若邪虽解，胃气难复者，审其内有余燥，则宜清燥，而清燥中宜兼养阴，间有宜兼扶阳者，若无余燥而专属正虚，或养阴，或扶阳，或阴阳兼补，务宜精心体察，计出万全，胃气大回，元神渐旺，始为医家能事。杨氏指出："每时师治疫，但务去标，不知固本，无论实证夹虚，莫辨属虚属实，以承气重剂，劫命者不少。即其证悉转为虚，渴为虚渴，烦为虚烦，热为虚热，脉为虚浮、虚数，犹复认虚为实，不知培养真元，反投寒凉疏散，甚至厥逆吐利，证变纯阴，六脉沉细，尚不敢议温补。坐令胃阴枯竭，胃阴消亡，谷良日绝，生机立戕，至死不肯任咎，比比皆然，茫茫罗刹世界，良可慨已。余目击心伤，特立斯论，以宣又可未发之蕴。复立益胃三方，以补前法所未备，而治疫之要领，悉概括于方论中，未始非活人之一助云"（《瘟疫论辨义·胃气论》）。由此可知，杨氏立"胃气论"主要是针对当时疗瘟疫"但务去标，不知固本"的时弊而作的，阐发了治疫病注意顾护胃阴，胃阴不虚，则胃气化生之源不绝，病可复也的指导思想。

另外，杨氏将此思想贯穿在自己的临床实践之中，在"胃气论"篇中附十余则医案证之。现录一则如下："袁椿年长子，体表虚弱，感受时疫，头身疼痛，发热，口燥渴、腹不胀满。医进表散之剂不效，继用桂枝五钱，大黄三钱，得大汗，大便日夜泻十余次，身热转加，夜间谵语不止，头身仍作疼痛，起则眩晕，不欲食，脉虚浮而紧。余曰：证本时疫，邪未传里，先投大黄，胃气受伤，故泄泻不止。正气素虚，重用表散，则汗出津液益伤，表邪愈陷，故热转甚。遂用熟地黄一两，当归三钱，人参三钱，生黄芪一钱五分，柴胡一钱五分，麻黄五分，白芍、丹皮各二钱，茯苓二钱，陈皮、甘草各一钱，姜枣为引，连进二剂，次早大作寒战，唇口刮白，牙关紧，重覆衣被，半时许，忽觉身热如火，烦躁异常，旋得通身大汗淋漓，衣被俱透，人事清爽，脉静身凉，胃饥思食，口不渴，泻不作矣。因其舌色纯赤而燥，里热未除，改进花粉、黄芩、滑石、生地黄、连翘、元参等药数剂。食量渐加，而大便三日不行，腹中微作胀闷，肛门发热，脉右关微数，乃余邪瘀热积胃中。原方加大黄一钱五分，服后大便通利，腹不胀满，舌亦回润，去大黄，仍投清润之品，十余剂而痊愈。是证也，前医先投大黄，则伤胃气，余继进大黄则去余邪；前医专用表散，则汗出而邪仍留，余佐补托表，则得战汗而邪退。先后虚实之间，设非精心体察，药不妄投，几何不误戕生命耶"（《瘟疫论辨义·胃气论》）。杨氏在此医案后加按语言，进一步议论其治瘟疫要养胃阴的思想，"瘟疫初起，邪未入腑，无里证，宜兼表散者，葛根、柴胡、羌活是也。若脉紧无汗，邪溢营分，宜用麻黄发表者，邪火盛，则佐知母、石膏；真阴虚，则佐熟地黄、当归；气虚者，均酌加人参，此定法也。若下后里证已解，或邪去六七，现表脉证者，亦如法施之。唯桂枝辛温气烈，助火灼津，则在所禁。黄芪补中升气，内蕴实火者，尤忌之。若下后内结已开，实火去，或去其六七，正气下陷，夹表邪者，于养阴散表中，合人参补气托表，最为得力。但汗出清气升，不必再投。若阳去入阴，变为虚寒证，又非此论"（《瘟疫论辨义·胃气论》）。

4. 论寒疫证治

寒疫，是为寒邪入里，纯是阴气用事，唯有补火崇土，驱阴回阳，阳长则阴清，邪自解矣。其有宜用表者，则佐温补以取汗。脉证与三阴伤寒同条共贯，治法无异。非若瘟疫之倏表倏里，或一日而脉证数变，治法亦数变也。凡三阴证，原不必拘泥舌上白苔，寒疫亦有白苔。世医因此概以瘟疫治之，阴阳乖舛，伤生实多。故余论中特揭明辨证之要，主治之方，与瘟疫大相悬绝。因吴又可论瘟疫，不言寒证，故杨氏在其著作中特立"寒疫论"篇，免致误治贻害，而反推咎于吴又可论之不详。杨氏认为疠气有温有寒，其人感气之温者，谓之瘟疫；而感气之寒者，谓之寒疫。亦有真阳素亏，虽感温毒，外邪协水而动，阳热变为阴寒者，亦寒疫也。其证初起，舌显白苔，胸胁苦满，肢体疼痛，手足微厥，或鼻塞头眩，或痰壅气促，或吐或不吐，人事恹恹，与瘟疫诸证略同。盖固疫邪从口鼻而入，直犯太阳，脾土失职，阳气郁而不伸。寒邪上借，故舌苔白而胸胁满，寒邪外溢，故头痛。而手足厥。其头眩痰壅诸证，无非寒邪阻隔中焦，清明之气下陷而然。且寒邪横肆，势必兼犯少阴，而为汗出亡阳，四肢厥冷等证。辨证之法：瘟疫多见舌苔白而燥，口渴喜冷饮；寒疫多见舌苔白而滑，口不渴，或渴而喜热饮，瘟疫多先憎寒而后发热，发热则不恶寒，热与热两相合也；寒疫亦先憎寒，而后发热，发热而仍恶寒，寒与热两相争也。瘟疫则躁烦不眠，气粗口臭；扬手掷足，谵语发狂，阳性主动故也；寒疫则虚烦倦卧，身重头眩，神弱气微，郑声多怯，阴性主静故也。治之之法，唯有驱寒辟疫，温经回阳，如严冬闭寒，雪结冰凝，唯有赖春回，则积冻潜消矣。只是真阳一点，镇摄坎宫，水火相济之妙。其专扶阳者，所谓阴从阳出，精生于气是也。亦宜兼养阴者，所谓阳根于阴，气化于精足也。此中消息精微，人命存亡，关系甚钜。故治三阴受邪之证，真阳虚而元阴未亏者，用辛温，专扶其阳，以御其阴，否则阴盛灭阳矣。真阳虚而元阴复亏者，用甘温，兼养其阴，以辅其阳，否则阳亢烁阴矣。里虚夹表者，解表必兼温里，扶正乃能驱邪也。里重于表者，温里不必解表，正旺而邪自溃也。杨氏治寒疫立醒脾饮、温经散寒饮。醒脾饮治寒疫不发热，脉沉迟，或虚浮无力，悉现前论诸证，宜用辛温解散者，此方主之。温经散寒饮治寒疫壮热无汗，脉浮紧，无力无神，悉现前论诸证，宜用甘温佐表者，此方主之。

杨氏在"寒疫论"篇中除论证寒疫证外，还列举自己治寒疫十余例，如治彭芷亭案，秋初患寒疫十余日，舌苔满白，身重恶寒，壮热无汗，胃中积有寒痰，欲吐不吐，不得寐，不欲食，喜热饮而不能多。医者初进达原饮，加柴胡、羌活数剂，不效。继进白虎汤，转加呕恶，懊恼不宁，气怯声微，势增危剧。杨氏诊后，六脉浮紧无力，尺脉尤虚，其舌苔白滑多痰，不欲食者，邪侵太阴也；身重畏寒，气怯声微，邪侵少阴也；阳虚宜欲寐不得寐者，神明为邪所扰，精气不交也。寒邪入营，发热日久，阴血亦为焦灼，故不能作汗。乃定温经散寒饮，令速投之，汗出病当霍然。其父疑信参半，质之前医，咸谓：麻黄性烈，暑月最忌，熟地黄滞表，反引邪入阴分，尤不可用。然颇知凉药之误，用附子理中汤，连进二剂，舌苔稍退，呕恶亦止，转加烦躁，身热更炽。其父复求诊视，谓：前方即用麻黄，必请减去熟地黄。杨氏曰：经云汗者，津液之余也。熟地黄补元阴，而滋津液，助麻黄发汗，相辅而行，缺一不可。如法投之，即沉沉熟睡，少顷大汗透出，衣被皆湿，醒后神气顿清爽矣。次日身热尽退，唯头面手心微热，除麻黄，加陈皮、茯苓，服二剂，各证俱平，饮食渐进，除草果、柴胡、生黄芪，加炙黄芪、人参，大剂温补。时不大便者七日，忽得大下，先硬后溏，其父仓皇走告，疑为下脱。余曰：此正气健运有权，寒滞悉行，温化而出，无余患矣。原方除熟地黄、当归、加肉桂、固脂，十余剂而精神复元（《瘟疫论辨义·寒疫论》）。

综上所述，杨尧章善医而长于辨治瘟疫，其学术遵吴有性《瘟疫论》之理，但认为其阐发未尽，多加补充，故著《瘟疫论辨义》四卷。本书为阐发吴有性《瘟疫论》蕴义之作。杨氏于《瘟疫论》原文后逐条予以辨析，或阐发吴氏立论的精义，或参证个人的学术经验，着重辨明是非疑似之处，对《瘟疫论》有颇多的注释和发明。卷末另撰胃气论、寒疫论各一篇，前者申明胃气升清降浊，治胃在补偏救弊中的重要性；后者辨明寒疫与瘟疫受气与主治的不同，并各附方案于后。本书对疫病诊治理论做出了重要贡献。

刘本昌

生平简介

刘本昌，字笃生，湖南湘潭人，约生于清同治十年（1871年），寿高70余。幼习科举，即奋志进取，学以致用。年二十余时弃儒，索居无所事事，欲再习一门技艺，苦于无所选择。后其父训导，昔范仲淹有言：不为良相，必为良医。医术为济世之要道，可以执业。于是刘本昌师从刘时若先生门下，研习医学。于《内经》《难经》及仲景之书，靡不洞悉。数十年来，昼则出外临症，夜则挑灯兀坐，手不释卷，老且不衰。从医数十年，医术日精，且不辍于笔耕。

刘本昌初习医学便读沈微垣之《脉诀规正》，发现此书论理多近于偏，并认为是承李中梓先生撰论之误。后阅崔嘉彦（号紫虚，南宋时期人士）之《四言脉诀》，发现其内载亦多辩妄。刘氏认为王叔和之《脉经》被后世伪辩误传，并深感痛心，于是经多方考证，历时十年编著成《脉诀新编》。其于《脉诀新编》自序指出写此书的目的是鉴于脉学一误再误，沿袭至今，竟无一人剖白。王叔和《脉经》立论确凿，竟遭后世之伪辩，反致承讹袭谬。因此今日不得不为考证其理，内附李濒湖之二十七脉、崔紫虚四言脉诀，以及《奇经》、越人《图注难经》，详订考据。此外，刘氏还著有《单方新编》一书。刘本昌言医，循循然有法度，尤擅长脉象，于脉诀之孰偏孰正、孰是孰非，知之最审。弟子有李明哲、萧传舒、周名晃等人。

医著简介

《脉诀新编》亦名为《脉诀新编全集》，为脉学专著，成书于约 1939 年，1942年湘潭涟南乡刘培根堂有刊本刊行。该书共四卷，前两卷为《脉诀新编》，后两卷为重校明代张世贤《图注八十一难经》。全书以《脉经》为本，于沈微垣所定旧本，择其可从者录之，其纰缪者则辞而辟之，纠正谬妄，一以《脉经》为断。书中又融会《难经》五脏六腑之说，推论三焦为外腑，配包络为外脏，于五行之顺逆从化，一一贯通。该书对寸关尺分配脏腑之说全从叔和。高阳生之《脉诀》有乖经旨，至流弊后世，故书中力辟其非。对李濒湖、崔紫虚等人之有关脉论，书中亦兼有评论。书中详论诸脉部位、主病，各病脉象及详列其顺逆吉凶，示人以辨识病症之准绳。本书于脉学中删繁存精，订正辟谬，对脉学研究及临证，有较大的参考价值。另外刘本昌还著有《单方新编》，该书未见。

学术思想与临床经验

刘本昌尤擅长脉学，以王叔和之《脉经》为尊，于中医脉学理论多有发挥，于妇人脉、小儿脉、杂病脉等脉诊法多有创见。

1. 匡正《脉诀》之讹传

刘本昌初习医时，所读脉学著作是沈微垣所著的《脉诀规正》，书中论理多有偏颇，大旨并不符《内经》及王叔和所

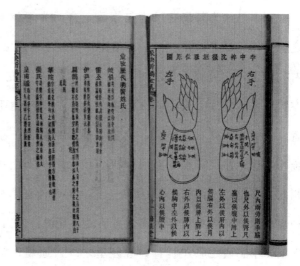

《脉诀新编》

著《脉经》之意，于是对此书详加辩驳，并予以考正和补注。如关于脉位之配属，沈氏《脉诀规正》一书及李中梓之书皆认为王叔和之《脉经》将大小肠配于寸上，以三焦列于左尺，以命门列于右尺，厥阴、膻中竟置而不言，实为不妥。而刘氏仍遵叔和，并不与沈、李苟同，"盖叔和所配脉位，其于脏腑表里经穴一一贯通，章章可考。如左寸心配小肠，以心与小肠相表里也；左关肝配胆中，以肝与胆相

表里也；左尺肾配膀胱，肾与膀胱相表里。右寸肺配大肠，肺与大肠相表里，右关脾配胃中，脾与胃相表里；右尺胞络配三焦，胞络与三焦相表里。其言表里者，谓十二经之表里也。……所谓膻中者何？包络是也。观此包络一脏配三焦之腑，以足十二经脉之数，其来已久，非创说也。至于心配小肠，肺配大肠，均配合在下之腑，则又有说。越人《三十五难》曰：心荣肺卫，通行阳气，故居在上；大肠小肠传阴气而下，故居在下，所以相去而远也。沈、李辟妄，言经络相为表里，诊候自有部位，其说尤为乖谬。不思诊候部位者，原欲知脏腑表里病情属何经络也，岂可离弃一切，空谈部位哉！况辩文于厥阴膻中竟置而不言，而《脉诀》以命门寄诊右尺，包络之位究未尝遗却膻中部位。夫命门寄诊，借此决人生死，并合左手心肝肾、右手肺脾命，以成六脉之名。命脉非正经正脏无待言矣。越人反复详言，了如指掌，沈、李竟以为非而置辩"（《脉诀新编·考正＜脉诀＞论》）。

刘本昌认为其改右尺为包络藏，命门为寄诊部，以别诸家之辩妄，安配三焦之腑位确无疑义，并以相生、相克、相制之理证之。其说："夫相生者右尺少火生右关脾土，右关脾土生右寸肺金，右寸肺金生左尺肾水，左尺肾水生左关肝木，左关肝木生左寸心火，心火又生少火，所谓生生不绝，此相生之义也。相克相制者，左寸心火克右寸肺金，赖金之子水相制也；左关肝木克右关脾土，赖土之子金相制也；左尺肾水克右尺少火，赖火之子土相制也，是对待不移之理。此相克相制之义也。"后刘氏又举所辨三部，心与小肠，肺与大肠，包络与三焦，取十二经表里原络，先主后客之确据再证之，其说："心经里之原穴神门，小肠表之络穴支正，小肠表之原穴腕骨，心经里之络穴通里；肺经里之原穴太渊，大肠表之络穴偏历，大肠表之原穴合谷，肺经里之络穴列缺；三焦表之原穴阳池，心经里之络穴内关，心经里之原穴大陵，三焦表之络穴外关是矣。二十五难曰：有十二经，五脏六腑十一耳，其一经何等经也？夫十二经者，心、肝、脾、肺、肾、胆、胃、大肠、小肠、膀胱、三焦，更加包络，共十二经也。十二经中除在外之循经，凡有三百零四正穴，彼反以十二正经不列于六部正位，讹配心与包络同诊。夫心为脏，包络亦为脏，心配包络，即脏配其脏，非配其腑也。又讹配肺与胸中，肝与膈中，将大小肠、膀胱、两肾列于两尺，使正经错乱无容身之地。盖脉有六脉，人所共知之，恰好六部，一脏一腑，天然配合十二经脉，以知表里阴阳虚实之病情，彼何加入无经络之胸中膈中，使大小肠逼至下部，挤两尺之候多端，其理可通乎？抑有经络可凭乎？但彼心与膻中及大肠于右尺，小肠于左尺，位虽讹配，而名犹在十二经之内。若胸中膈中无脏腑表里之配合，居于经外而强为脏腑者，有是理乎（《脉诀新编·考正＜脉诀＞论》）?"

刘本昌认为，沈、李所述《内经》寸部候上焦至头之有疾，关部候中焦至腹中之有疾，尺部候下焦至足之有疾，在《内经》中本指胸中、膈中、腹中，上中下三焦之候法，而言非为左右六部十二经脏腑脉位而言。后世不揣，不知此候法，承讹妄辩，使王叔和有功不著，反受庸俗之诬辩。此外，刘本昌还发现沈氏《脉诀规正》之论辩有诸多词理颠倒、文义矛盾之处。如沈微垣五行图中，六脉亦列相火于右尺。而李中梓四言脉中，亦有命脉将绝之文，五脏本脉有右尺相火与心同断之句。其说："彼辟命门无经络，妄配右尺，而其配在右尺者为相火，因包络属火同气，连位寄此，决人生死也。前辩大小肠在下焦腹中，不宜越中焦而候寸上，何以又言阳维脉从左手足少阴肾经斜至寸上手太阳小肠之位，岂非心脉当配小肠乎？何辩文矛盾若此（《脉诀新编·考正＜脉诀＞论》）!"刘本昌认为，人身之疾病切脉虽知，实无真脏形迹，不过十二经脉上朝于寸口可诊，经脉既可络于不经之胸中膈中，亦可络于在经之大肠小肠，业医者不可头疾诊乎头经，足疾取乎足脉。

2. 发挥脉诊之精要

历代认为诊脉之要有三：一曰举，二曰按，三曰寻。轻手得之曰举，重手取之曰按，不轻不重，委曲求之曰寻。刘本昌对"诊脉之要"进行了精辟的阐述。其认为，初持脉轻手候之，脉见皮毛之间者，属阳，属腑，亦是心肺之应；重手按之，脉伏于肉下者，属阴，属脏，亦为肝肾之应；不轻不重而取之，其脉应乎血肉之间者，为阴阳相适中和之应，脾胃之候；若浮中沉之不见则委曲而求之，若隐若现，则是阴阳伏匿之脉。刘氏还将五脏之脉一一细陈，如"肺合皮毛，肺脉循皮毛而行。持脉指法如三菽之重，按在皮毛而得者为浮；稍稍加力，脉道不利者为涩；又稍加力，不及本位者为短，乃肺之带胃气而神应者也""心合血脉，心脉循血脉而行。持脉指法如六菽之重，按至血脉而得者为洪；稍稍加力，脉道粗者为大；又稍加力，脉道阔软者为散，乃心之带胃气而神应者也""脾合肌肉，脾脉循肌肉而行。持脉指法如九菽之重，按至肌肉如微风轻柳梢之状为缓；次稍加力，脉道敦厚者为大，乃脾胃之王气而神应者也""肝合筋，肝脉循筋而行。持脉指法如十二菽之重，按至筋，而脉道如筝弦相似者为弦；次稍加力，脉道迢迢者为长，乃肝之带胃气而神应者也""肾合骨，肾脉循骨而行。持脉指法如十五菽之重，按至骨上而得者为沉；次重按之，脉道无力为弱，举指来疾流利者为滑，乃肾之带胃气而神应者也"（《脉诀新编·诊脉三要》）。刘本昌建议业医者先习平脉再习病脉，先将以上五脏之平脉一一熟知，一遇病脉，自然可晓。

另外，刘本昌还认为业医者应辨明诊脉之六字神机，即"上、下、来、去、至、止"六字。上者为阳，下者为阴；来者为阳，去者为阴；至者为阳，止者为阴。上者自尺部上于寸口，为阳生于阴，下者自寸口下于尺部，为阴生于阳。来者自骨肉之分而出于皮毛之际，为气之升。去者自皮肤之际而还于骨肉之分，为气之降。应曰至，息曰止。如不明六字，则病症之阴阳虚实不能分别。

3. 精述各科脉诊辨治

（1）杂病脉诊辨治：刘本昌对内科各杂病之脉症及辨治亦都作了精辟的阐述，例如风邪所致疾病，刘本昌认为，中风脉浮，滑兼痰气，其或沉滑，勿以风治。或浮或沉，而微而虚，扶危治痰，风未可疏。浮迟者吉，急疾者殂。此盖指中风脉宜浮滑或浮迟，此风实有痰壅滞，若洪大急疾，重按无力必殂。其又指出：类中因气，身凉无痰，脉必沉虚，八味为最。类中因痰，形肥脉滑，膏粱之人，痰治无差。类中因火，便结便黄，色赤脉数，火治为良。在刘本昌看来，类中风者，虽似中风实非中风也，如中暑、中湿、中痰、中火、中气、食厥等症，俱类中风，医宜临症参详。如中气以八味顺气汤，中痰以二陈汤，中火以清热导痰汤，此其大法。于伤寒，刘本昌认为：寒伤太阳，浮紧而涩，及传而变，名状难悉。阳明则长，少阳则弦。太阴入里，迟沉必兼。及入少阴，其脉遂沉。厥阴热深，脉伏厥冷。在阳当汗，次利小便，表解里病，其脉实坚。刘氏认为此仅言其大略，至于治法尚需详加察明，至于大法，自有仲景之法。于瘟病，刘本昌认为瘟脉无名，随见诸经。即瘟脉随各脏腑所在外表现的症状而治，未汗脉强急者生，虚缓者死，已汗表症不退，脉强急者死，或入里腹腹痛甚不痢者死。于内伤劳役，刘本昌认为：内伤者，谓劳役之后而伤饮食，或更有房劳。内伤轻者右关沉滑，伤重者气口浮滑。右寸气口脉急大而数，时一代而涩者，涩乃肺之本脉。代者，元气不相接续，此饮食失节，劳役过甚，大虚之脉。右关脾脉数中显缓，且倍于各脏，此劳役轻而伤饮食，湿热重。数多燥热，缓多湿热，若脾脉数大，时微缓一代者，为饮食不节，寒温失所。另外刘氏认为，诸失血脉宜沉细芤小，不宜浮大洪数。若肠道下血，脉弦绝则死，滑大则生。去血过多，身热者死。脉极虚芤迟，为亡血失精。于虚损、虚劳、痨等症，刘本昌认为：诸虚脉多寸关弦大而尺微涩，有火则尺亦大。大者正气虚而邪盛，弦者中寒。大而无力者，阳气虚；大数无力者，阴血虚；左右微小者，必成痼冷。痨症骨蒸潮热，盗汗咯血，或泄或不泄，唯肉脱甚，脉数细而涩者死。于腹痛，刘本昌认为：腹痛时，关脉一般是紧小急速，或动而弦，甚则沉伏。如脉弦多因有食滞，如脉滑多因有痰阻，如尺脉紧实，为脐及小腹痛，宜利。若尺脉伏紧小腹痛，则示有瘕痛。于便秘，刘本昌认为：便秘之脉，沉伏勿疑。热结为沉数，虚结为沉迟。若是风燥，则右尺浮起。若老人虚弱大便结，脉雀啄者不治。于反胃噎膈，刘本昌认为：其脉象多有寸紧、尺涩、紧芤或弦、关沉、浮涩、浮弱等。寸紧主胸满不食，尺涩为下元虚，命门火衰，不能生脾土，脾虚不能运化而成反胃。紧芤迟者为胃寒，弦者为胃虚，关脉沉大为有痰。浮涩，因脾不能磨食，朝食暮吐，暮食朝吐。脉紧而涩者难治。

（2）妇人脉诊辨治：对妇科经带胎产及杂病诸症之脉诊与辨治，刘本昌于《脉诀新编》一书中亦作了较为详尽的论述。如有关经带及妇科杂病之论述：凡妇人脉比男子更濡弱者，属正常脉象。脉象正常，虽有月经，或前或后，或多或少，或一月未来者，亦不成经病；虽寸关如常，而尺绝不至，或至亦弱小者，主小腹冲任有积痛，主抢心，月水不利；若脉沉缓，为下虚弱，月经来时量多须防治之；若三部浮沉一止，寸关微涩，微则胃气虚，涩则津血不足，或尺微而迟，微则无精，迟则阴中寒，此为血不足；少阳脉卑下沉，而少阴脉细而微，为经水不利，血化为水，瘀水闭塞胞门，名曰水分，此先病水而后经断，故病易治；少阴脉沉而滑，沉为在里，滑则为实为壅，沉滑相搏，血结胞门，经络不通，名曰血分，先断经而后病水，故病难治；少阴脉滑数，或为气淋，或阴中生疮；少阴脉弦，则阴户掣痛，白肠挺出如核。又如有关胎产之论述：妊娠初时脉平，而见寸脉微小，呼吸五至，浮沉正等，按之不绝，无他病而不月者，为有孕，必三月而后尺数；关滑为血多气少之象，若尺脉滑疾，带散带代，如雀啄少停者，为胎气盛而闭塞的缘故，此时若作渴或水肿施治，胎必堕；胎孕五个月，脉喜疾而不散，若太急为紧为数者，必漏胎，太缓、沉、迟者亦必堕胎，浮者必腹胀满而肿，为之子肿；胎孕六七个月，脉宜实大、牢、弦，若沉细而涩者，亦当防堕胎；足月身热脉乱者为即产之征兆；未产脉宜实、大、牢、强，不宜沉、细、迟、涩。

（3）诊小儿脉纹法则：小儿脉诊，在一指定三关。刘本昌于《脉诀新编》一书中对小儿脉纹诊法作了细致的描述：令人抱儿对立于向光之处，以左手握儿食指，以右手拇指推儿三关察其形色，细心体认，亦惟辨其表里寒热虚实。刘本昌告诫诸医：凡看指纹，应以医者之大拇指侧面推儿食指三关，切不可覆指而推，因手指螺纹有火，克制肺金，纹必变色；又只可从命关推上风关，切不可从风关推出命关，此纹愈推愈出，其纹在先，原未透关，如误推而出之，大损肺气。

此外，刘本昌还认为，临证能辨表里寒热虚实此六者便为至高之手。因表里清则知病之在经在腑，而汗下无误；寒热明则知用寒远热，用热远寒，或寒因寒用，热因热用，因事制宜，用无不当；虚实辨则知大虚有盛候，大实有赢状，不为假证眩惑，凡真虚真实易知，假虚假实难辨，真假既明则无虚虚实实之患。

综上所述，刘本昌之医学思想和成就，在脉学方面比较突出，认为脉理为治疗之本，固当引为先务。于脉学，其以王叔和之《脉经》为宗，推崇王叔和之脉学思想。刘氏所著之《脉诀新编》，对世传之《脉诀》重加辨正校订，纂要钩玄，阐前人未阐之蕴，启后人未启之缄，堪为医门初学之津梁，研习脉学者之初步阶梯。

罗振湘

生平简介

罗振湘，字瑾仁，民国时代湖南浏阳人。自幼从父习医，30 岁毕业于湖南官立医学堂，后行医于湘、鄂、赣、浙等地。罗氏生活于民国之际，此时余云岫等人认为中医不科学，著书诋毁国医，1929 年，南京国民政府卫生委员会公布了《废旧医，以扫除医事卫生之障碍案》，激起了全国中医界的公愤。罗振湘异常愤慨，遂与湖南著名中医吴汉仙、易南坡等商议，积极响应上海中医界反对废止旧医的通电，撰写了《医学辟谬》一文，以正视听。并推代表赴京请愿，要求实现"中西医平等待遇"，卒使卫生委员会收回成命。1933 年，他与吴汉仙、易南坡在长沙市创办湖南国医专科学校及湖南国医院，担任国医专科学校副校长、国医院医务主任，主讲诊断学。1940 年，他回浏阳定居，挂牌应诊，自制"平安片""藿香正气散"急救患者。对危急患者，不分昼夜，一心抢救；对贫苦患者，不收诊费，甚至赠以药物，深受群众欢迎。他虽业中医，但无门户之见，很重视西医的诊断和解剖。对汉代张仲景的医著，用功钻研尤深，擅长治疗眼疾、白喉、痢疾。他精研《灵枢》《素问》，穷究《伤寒论》，著有《伤寒方症歌括》《金匮方症歌括》《治痢南针》《诊断学》《中医实用流行病学》和《乙型脑炎》等书，其中《治痢南针》已刊印发行。在上述著作中他对时疫的病因、病机、辨证、方药，精思极论，义理周详，为中医界所推崇。他常以"不为良相，便为良医"自勉，终生以解除患者的痛苦为己任。新中国成立后，他虽年逾古稀，仍壮心不已，担任浏阳县中医院和人民医院主治医师，还兼授中医进修班伤寒课。历16个春秋，撰写了《临床指掌》八卷。1966年，罗振湘因高血压病突发，逝于浏阳县城。

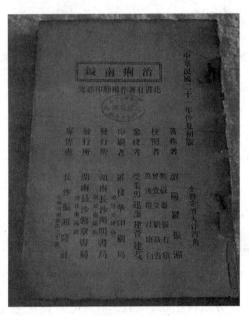

罗振湘医书原貌

医著简介

《治痢南针》一书不分卷。该书成于1931年，主要论述痢疾的症状、原因、预防方法、饮食调养方法及治法方药，并指出西法治痢之利弊，卷末附《霍乱症治》。本书是作者博采古今治痢方法，结合个人四十余年临床经验总结而成，其论述全面，言简理赅，沿用古方而有变通。另外，罗氏还著有《伤寒方症歌括》《余氏医学阐谬》《金匮方症歌括》。

学术思想与临床经验

罗氏认为：古今治痢专家，多守一二秘方，间有博采诸家之说，而胸中茫无主宰，故治之有效，有不效。余著是书，力矫此弊，虽窃取古人成方，然于分症用药间，多系屡经试验。其有未亲自经验者，则弃而不用；有彼此同一效力者，则取其一以弃其余，删繁就简，舍短取长。由此可知，罗氏论治痢疾经验丰富，讲求实效，其主要学术思想和临床经验如下。

1. 论痢疾之原因

罗氏论痢疾之病因，既有中医传统的病因湿热说，也吸取了西医的细菌说。他指出："痢疾古称滞下，由湿热郁结而成，热胜湿多赤，湿胜热多白。薛生白曰：凡湿热之邪从表伤者十之一二，由口鼻入者十之八九。是痢疾多由口鼻而入，而入皮毛而伤者，盖甚少也。尝观夏秋之交，人之阳气外散，腹内寒凉，多食瓜果，易成下痢，且瓜果外露，苍蝇群集，当为传染病之媒介。又陈久饼糕、不洁饮料，中藏毒汁，食之往往发生痢疾，此痢之由口而入者也。至于大兵之后，尸填沟壑，大水之后，人畜多亡，加以风、寒、暑、湿、燥、火之气异常变乱，而戾气以起，人嗅之往往发为痢疾。始则由一人沾染而来，继则人人互相传染，谓之瘟疫流行，此痢由鼻而入者也"（《治痢南针·痢疾之原因》）。从上可知，罗氏已经认识到该病之因多由饮食不洁，以苍蝇为媒介；或腐败食物所致，病从口入也，同时，也指出该病的传染性、流行性。罗氏接受西说该病致病为细菌，发病与否和人体的体质强弱关系极大，这种观点是可取的。

2. 论痢疾之治法

罗氏根据痢疾病症状的不同而采取各相应的治法，痢疾者，大便下痢红白如胶状之谓也。有下纯红者，谓之赤痢；有下纯白者，谓之白痢。与痔疮、肠风等病相似，其实大有分别，若痢疾轻者，亦有四五次，重者尝至数十次。其初起时，必腹中胀痛，或头痛、恶寒发热、身痛，或有汗，或无汗，或呕或渴，或不欲食，或舌上有苔，或里急后重，或小便赤色，有数日后头痛，恶寒发热自止者，有十余日后而头痛寒热仍在者，有初起并不见有头痛寒热者。症各不同，以人体气寒热实虚与所感之邪在表入里，因而变化，故不免有大同小异。那么其治法则随之而变。罗氏指出：余临症四十余年，对于此病，经验颇多，乃知古今治痢，非其方之不可用，特于辨证之际，尚未详尽，试申言之。古称赤痢属热，白痢属冷，至刘河间、李东垣始非之。然刘以湿热甚于肠胃，用辛苦寒凉之药，微佐以辛热之品，李氏则专保脾胃。若《卫生宝鉴》以赤黄为热，青白为寒。朱丹溪则较量气血虚实以施治，戴氏则顺气为先，开胃为次。王肯堂谓种种为邪，经经受伤，盖心肺移气血之病，大肠独受其邪，则气凝注而成白痢；小肠独受其邪，则血凝注而成赤痢；大小肠通受其邪，则赤白相混而下。胃之湿热淫于大小肠者亦如之，其色兼黄。若色之黑者有二，如色之焦黑，此热极兼水化也；如黑之光若漆者，此瘀血也。此数子者，皆发前人之所未发，而于治痢不为无见。惜其各执所长，未能会通。夫痢疾有表里、寒热、实虚之分，未可以一法论治，前贤之主张皆就一种痢疾言之，举其一则漏其余，所以此用之而效，彼用之而不效也。伤既往冤亡，"为将来以造福，不禁苦心孤诣，分为表、里、寒、热、实、虚六门以施治，言虽简而意甚赅，方虽少而用不穷，不离古人成方，分别症候用药，而于治痢之法有条不紊矣"（《治痢南针·痢疾之治法》）。故有表者，宜藿香正气散；痢疾里证，因湿热滞太阴，郁久而成，其症胸痞腹痛，不堕窘迫，脓血稠黏，里急后重，脉软数者，宜银花荆芥炭汤；痢疾有寒证，腹痛，小便不利，下利不止，寒滑而便脓血者，宜桃花汤；痢疾有热症，下利鲜红血，腹痛者，宜归芍连枳香蒴汤；痢疾有实症，呕不欲食，此系热毒上冲，谓之噤口痢，宜大黄黄连酒；痢疾有虚症，日久伤阴，虚坐努责，宜地归芍甘陈皮方。

3. 论痢疾预防与病后调养

罗氏论痢疾预防重在四个方面，其一是宜慎食物、生冷瓜果等物，暑月人多喜冷食，不知暑月之人，阳气外散，寒气内伏，若中寒之体，食之最易发生下痢，则为痢疾之渐；其二是宜洁沟渠，凡地面抛弃不洁之物多为雨水推至沟渠，倘若沟渠不流通，积久成秽，加以太阳蒸发，变生微菌，人感之则成痢疾。若死鼠人畜暴露之地，非特别扫除清洁，多发为戾气，更为痢疾之原因；其三是宜慎寒暑，凡天之六气，皆足以致人于病。若体内先有湿热，一旦加感外邪，一触即动，亦能变成痢疾；其四是宜慎看护，凡患痢疾之人，宜独居一室。护病之人，宜慎饮食，或入病室时，先饮雄黄酒一杯，或佩香囊，或鼻中搽香药及雄黄酒，或口吃纸烟，或吃预防之药，皆为免疫之法。至于患者粪桶中，宜倾浓厚之碳酸或石灰水，倾粪时埋之土中更佳。可知罗氏对痢疾的预防之法是符合科学道理的。在痢疾的病后调养方面，罗氏提出："既患痢疾，除服药外，其一切调养方法，最宜注意。如室内空气总宜流通，一概器具宜特别清洁，严密消毒。至于食物，西医主张用牛乳、肉汁、粥、卵等无刺激性、流动性，温食之。余以为胃健食，无妨仍食硬饭。胃强则体气旺,病气减。谚有云:胀不死的痢疾。可见痢疾愈能食则愈良。若遵西医约食之法则危矣。不过,难于消化之物亦不可食,及故意取饱,亦可不必耳"(《治痢南针·痢疾调养法》)。

综上所述,罗振湘对痢疾既于六气分析极审,又于证之虚实辨之最细,采各家之说而折中以心得,是治疗痢疾的重要著作。

吴汉仙

生平简介

吴汉仙，字捷三，号桦湖医叟，岳阳桦湖鹿角南乡人，出身望族，生于 1876 年，卒于 1948 年。吴氏两岁父亲去世，赖母刘氏教养。年十七，补博学弟子员。科举废除后，从祖父南塘公习医，继承家传之学。数年之间敬德修业，名闻乡里。当时革命第八军军长吴棣庭患虚痨，历载二十余，无能治者，后由吴汉仙治愈。时军长欲保荐其任县长一职，吴氏以老母年高，辞而不就。1928 年，吴汉仙悬壶长沙。吴氏先后被聘为长沙市医师登记审查考试委员、《医药月刊》社编辑部长、湖南国医分馆学术股股长、湖南国医专科学校副校长、湖南《长沙卫生报》报社社长、中央国医馆理事等，还在国内多处国医研究会所任过职，在日本、新加坡等国家医药界也有较高的声誉。1929 年 2 月 26 日，国民政府中央卫生委员会第一次会议议决废止中医，激起全国中医药界的强烈反对，吴汉仙被湖南中医药界公推起草反对通电，接着由上海《医界春秋》社张赞臣等发起，组织全国医药团体总联合会进行请愿斗争，他又被推为湖南中医药界请愿代表。1933 年参加反对湖南省卫生实验处制订《卫生医药十年计划》中有关消火中医中药的斗争。1935 年 11 月国民党中央"五全大会议决案"有中西医平等待遇的条款，但一直没有公布。为此，湖南国医药界于 1937 年 1 月，趁国民党中央开会之际召开大会，吴汉仙和谢君塘等被公推为请愿代表，为实现上述决议而斗争。吴汉仙著有《医界之警铎》

《中西医四系全书》和《雪鸿医学五种》，发展了中医的气化学说。吴汉仙一生不但行医、著书、治学，还以发展中医事业为己任，致力于培育中医人才，发展中医事业，与湖南中医药界同道倡议并创办湖南国医专科学校、湖南国医院及中医报刊等，对"废中医论"大加批驳。其为湖湘中医的发展、祖国医学的发扬光大，做出了不可磨灭的贡献，实为当时中医界难得的名家。

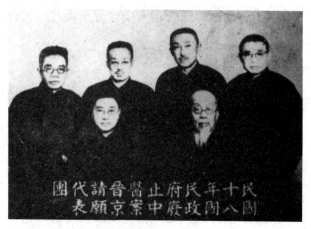
废止中医案湖南进京请愿代表

医著简介

1.《医界之警铎》

吴汉仙仿日医和田氏所著《医界之铁椎》而取书名为《医界之警铎》，全书分为3篇（编）。第一篇为《西医正误录》，专为针对余岩对中医的误解和偏见而设。当时余岩诋毁中医的有关理论在社会传布较广，影响极大。吴汉仙阅读余氏其有关诋毁中医的理论后，认为其理论多与事实不合，如以伤寒为瘟疫，以虚损为痨瘵等，辨证不明，贻误后学。吴氏认为仅药物一项，如退热用安替必林、止疟用金鸡纳霜、通脉用樟脑等，不能一律通用而无害。于是在此编中，吴氏专取国医经验所得之事实，与西医研究所得之理论，以正余氏之误。第二篇为《中医破疑录》，此编专以原因疗法，解决一切疑难证候而设，全编共39章。吴汉仙认为我国治疗医学，以原因为本，证候为标，若不察识病因，但凭患者症状为根据，则遇证候变化，易以假乱真，方药乱投，误人性命。在此编中，吴氏专研病因，如发热非热，不能用寒以胜热；恶寒非寒，不能用热以制寒。吴氏还在此编中指出，药物方面，如大黄安胎、胆草解痹、熟地止泻、附子疗狂等，亦是根据病因，以因为本，舍标从本而得。第三篇为《国医存亡公理》，专为挽救国医国药，防止文化侵略而设。当时一些国人不顾中药可以治病的事实，对种种中药一概摒弃，不顾中国国情，崇尚国外。吴汉仙于是在此编中互勘中西药之得失，根据事实而断之以公理。

2.《中西医四系全书》《雪鸿医学五种》

该两书未见。

学术思想与临床经验

吴汉仙在学术思想上，阐发中医气化学说，发展中医之原因医学，主张从因辨证破疑，主张形质与气化并重，值得后人研学。

1. 气化生菌及气化杀菌

吴氏认为气化为细胞之母，六淫为细菌之母。细菌之繁生，实胚胎于六气之变化。他指出：细菌之生，实由六气之酝酿，酝酿久，而细菌以成。盖物以腐而生虫，气以郁而化菌，此天下公理也。人体体中之菌，无论疠气传染，还是四时感冒，皆因六气而后成。菌之生，有根于一气以为之主者，有根于二气交感者。如古代战争期间，积尸遍野，热以蒸之，湿以蕴之，风以簸之，郁而为疫气，酿成鼠疫霍乱等传染病。此种菌类，实为六气中之二三气而成。人身皮肤孔窍，脏腑空隙，莫不有菌，病时有之，不病时亦有之。气盛则能抗，菌不滋育；气弱则为害，菌遂繁殖。菌非可以尽杀，亦视气化何如耳。菌之生死，孰生之，孰杀之，气化生杀之也。譬如湿地生虫，暄以烈日，烘以劲火，助物使燥，则虫绝灭，因燥胜湿也。物之至毒者，皆赋偏胜霸烈之气，能杀人生人。如砒石、水银、雄黄、槟榔、乌头之类，大毒也，用之得当，可以杀物而助体；用之失当，可以杀人而化物。其杀物，助人胜气，以治物不胜之气。

吴氏还认识到中医治病，即不杀菌而菌亦灭。如火邪致病，何以三黄汤降火，承气汤泻火，火邪去而病亦解乎？就令火能化菌，而火淫于内，治以咸寒，即不杀菌而菌亦灭也。又如风寒致病，何以桂枝汤祛风，麻黄汤散寒，风寒去而病亦解乎？就令风寒化菌，而风淫于内，治以辛凉，寒淫于内治以甘热，即不杀菌而菌亦灭也。又如燥湿致病，病之由于燥化者，感燥咳嗽，多病肺炎，白喉病菌，每发于燥令时期，然燥之为病，有燥热寒燥之分，病燥热者，治以甘寒，甘寒即所以灭菌也，病寒燥者，治以温润，温润即所以灭菌也；病之由于湿化者，感湿之为病，苦寒即所以灭菌也，病寒湿者，治以温燥，温燥亦所以灭菌也。又如暑邪致病，暑病即热病，火为热之极，热在气分，火在血分，故清气分之热者，治以辛凉与甘寒，辛凉甘寒，即所以杀菌也。而泄血分之火者，治以苦寒与咸寒，苦寒咸寒，亦所以杀菌也。气化之力量，有一种偏胜之气化以为害，必赖一种适当之气化以为调剂，否则即用对方一种便偏胜之气化以相制伏，吴氏称其为天地自然之理。

2. 治病究因与辨证破疑

吴氏于临证之际，苟遇病理之微者，必再三审慎以推究其原因，权变以治之。其提出原因医学，中医西医各不相同。中医之原因医学，深远而微妙，不解剖而神于解剖，不化验而神于化验。吴氏认为盖原因为证候之本，既得其本，则虽遇证候之万变纷乘而不为所惑。临床之际，苟遇疑证不能尽知，何异操舟者鼓棹江中，猝遇狂风骇浪，雨暗云迷，而莫知所向，势必头眩心悸，神丧胆落，而有覆溺之祸；医者于此，苟方寸之疑不能决，则因疑生畏而不敢以进，因疑而生误而冒昧以进，皆足误人生命。其撰《中医破疑录》一篇，对"发热非热""恶寒非寒""口鼻臭烂非热""小便清长非寒""白虎汤可以解表""大黄可以安胎"等39个疑证，逐一从因破释。

如论"小便清长非寒"，阴证似阳，阳证似阴，医家极难分辨。经云："诸病水液，澄澈清冷，皆属于寒。"吴又可以小便清白，为阴证似阳之依据。唐容川注上为涎唾，下为小便，水液有澄澈清冷之状，即是三焦大虚之候，故曰皆属于寒。吴氏认为不得以小便清长而断为寒。本系火热谵语，口渴索冷，及察其小便，反如清水且长者，更有清长而多泡子者，究其原因，有热邪壅滞上焦，不能下行，则小便清利，至用清解之药，使热从膀胱下行，小便方变黄赤者。又有热在血分，小便亦见清长者。此证多见于少阴，经曰："少阴之上，热气主之"。少阴上为君火，下为肾水，火亢于上，肾中之水阴，不能上济而唯下泄，且火性急迫，亦如邪热不杀谷，逼其水阴直走膀胱，不能化为津液而但为清水。

又如论"口大渴非热"，吴氏认为：大渴大饮，病在阳明，用白虎汤、承气汤之类，或清或泄，皆所以治热邪也。然有房劳太过，肾阴被伤者，此真水内涸而渴也，宜六味地黄汤补水；又有泄泻既久，脾阳受困者，此津液下夺而渴也，宜理中汤生津；又有肾气虚寒，频饮热汤以自救，若小便既清，外见厥逆恶寒证者，当益火以消阴翳，所谓釜底加薪，津液上潮而渴立止也，宜附桂回阳；更有阴虚火盛，精液内枯，三焦如焚，二便闭结，多见舌裂唇焦，大渴喜冷，唯先以冷水解其标，继以甘温培其本，水药并进，渴亦止矣；更有真寒假热，阴盛格阳而口大渴者，审其元气，必用甘温，察其喉舌，又忌辛热，唯用甘温大补之剂，或独参一味煎成汤液，用井水浸冷而饮之，以假冷之味，解上焦之假热，以真温之性，复下焦之真阳。

3. 主张形气并重

吴氏主张形质与气化并重。病在形质，为西医所专长之解剖、化验所能及；若病在气化，为解剖、化验所不及，乃中医之特长。当时上海律师公会会长蔡翔如患小便癃闭，西医日以导尿管排尿已 20 余日，痛苦万状，久则涓滴不下。卒延中医苏允若诊治，断其病不在膀胱，而在肺，方用升麻、桔梗、紫菀、杏仁、甘草煎服，小便竟得通畅，癃便顿解。《内经》云："病在下，取之上。"陈修园云："上窍通，下窍泄，导水必自高原也。"西医重视形质而决膀胱之水，但不能通水道之源，此所以不能获寸效于数旬之内，而苏氏治之于气，竟奏奇功于指顾之间。

当时有人认为中药未经动物实验，不能确知其生理作用究竟何如，故不敢用中药。吴氏认为：我国药物，已由人体经验所得之事实，传播东方久矣。日医汤本求真谓中医自数千年前，就亿万人体研究所得之药能，历千锤百炼后，完成结论，立为方剂，故于实际上能奏赫赫之伟效也。此论实欲推翻数千年人体经验所得之事实，专取动物试验以概人类，不知动物与人类，秉气有清浊之殊，赋性有灵顽之异，以彼概此，非即孟子所谓犬之性，犹牛之性，牛之性，犹人之性乎？如：本草载钩吻，即黄藤，一名野葛，又名断肠草，羊食之而肥，人食之则肠烂而死；映山红，又名羊不食草，羊食之而死，人食之反能治贼风。

4. 灵巧施药

吴氏于《中医破疑录》中提出承气汤可解表，白虎汤可解表，温中饮可解表，大黄可以安胎，胆草可以解痹，熟地可以止血，附子可以疗狂等诸多独特的处方用药方法。

如论大黄可以安胎，吴氏认为：邪气与胎势不两立，邪气盛，则火毒内逼，胎自无容身之地，势必随之而堕矣。唯用承气汤逐去其邪，则炎热顿化为清凉，邪既退而胎自固，反见大黄为安胎圣药也。余屡见世医治妊妇温病，兢兢注意保胎，或以阿胶，或以黄芩、白术，下咽之后，而胎堕者，此何故哉？盖因邪火内郁，反进滋补以助其焰，何异火上加油，则所进之阿胶白术，不特不能保胎，反助邪火以促其胎之速堕也。唯用承气汤急去其邪，邪去而胎存。或疑大黄伤损正气，不敢轻用。不知大黄但攻肠胃之秽毒，胎附于脊，实在肠胃之外，用之得当，全无妨碍，但虚弱者，不可以常法正治，当从其损而调之。唯芒硝有化阴之说，孕妇不可轻用，然大便燥实，又不可去也。

综上所述，吴汉仙学识渊博，医技精湛，中西医学兼通。其于中医气化学说有独特的创见和阐发，主张形气并重，治病重视推究病因，对中医临证及研究有较大的参考价值。其心系中医学的发展，为中医学的发展奔走呼号。其与湖南中医药界同道倡议并创办湖南国医专科学校，为培养湖湘中医人才，为促进中医学的发展做出了不可磨灭的贡献。

何　舒

生平简介

何舒，号竞心，自称会于居士，又称舍予老人，近代湖南邵阳（现新邵县严塘乡光辉村湾里）人，生于光绪十年（1884 年），卒于 1954 年。世代业医，其祖父何振翰（九皋）、叔父何短（云汉）均系当地名医。何舒毕业于江苏苏州东吴大学，精通外语。因子女众多而出国谋生未罢，遂从叔父习医，克绍家传，学成，行医上海。后因故返湘，旅居桃源县，适患瘟疫，几趟危殆，幸得长沙医界张必明（韵章）先生诊治而愈。由此深感医术尚属浅陋，故再受业于张必明先生，精诚求学三年，尽得其术，乃随张公悬壶长沙。晚年因父病返乡，行医于邵阳市，并创办"邵阳灵兰中医学会"，招收门徒，培育人才，发展中医。其弟子有赵培元、张邵棠、何南元、何致潇、何汉拔、何南元等多人。何氏业医、执教数十载，撰医学著作 21 种，凡 36 卷，统称《何竞心医学全书》。部分书刊行于民国三十七年（1948 年）。所著书籍分门别类，涉及中医理、法、方、药等诸多方面的内容，多抒己见。

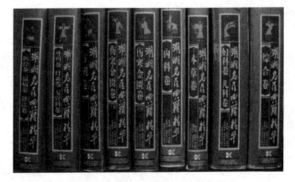

收入《湖湘名医典籍精华》的何舒著作

医著简介

1.《灵素阶梯》

该书一卷。先于导言中论述"土为太极之廓、万物之母""阴阳化为五运六气""阴阳五行相生相成",然后重点论述"气血精神""升降出入""承制生化""虚实补泻"之医理,最后还附录"运气百问""陆九芝六气大司天论二篇""六气大司天上、下篇"。书中之内容,如"五运六气"之说,"阴阳大论"之文,出浅入深,如指诸掌,循流溯源。全书一本经旨,括以韵语,衍为问答,方便初学者习阅。

至于编著该书之目的,何氏于序中曾言:"当世之医,求能读越人、仲景以及孙真人之书而致用者,已非易易。至若《灵枢》《素问》全书之澈究天人,门墙高峻者,更非中下之士所能顿超而直入矣。舍予不揣陋劣,妄思于《灵枢》《素问》,原其始而究其归,廿年钻仰,窃叹高坚,一得之愚,尝草《运气百问》以引其端。继因避难山居,偶检医籍以消闲,见周氏之《读医随笔》之证治总论,原本经义,提纲挈领,发所未发。窃以为医家苟欲知病之所由生,与夫病之所由愈,舍此别无捷径之可求矣。爰取其论文,演为问答,并附《运气百问》于其次,即题曰《灵素阶梯》,或于困学之士,不无小补云尔"(《灵素阶梯·序》)。

2.《脉学纲要》

该书为脉学专著,仅一卷,分三篇叙述。首篇为"条辨",宗滑伯仁,以浮、沉、迟、数、滑、涩六脉为纲统摄诸脉,详论各脉所主病证,附以表解,以诗概之,以便记诵。次篇为"问答",先将"阴证见阳脉""阳证见阴脉""将死脉证""有无胃气""从症从脉"等问题,详设问答,细述脉理。另以附表形式,列咳嗽、骨蒸、伤寒等34种病证顺逆脉候。末篇辑录陈修园、崔嘉彦、周学霆等人所述脉诗。全书专研脉学,以诗诀、表解、问答分述,条理清楚,内容简要,于临床应用具有较大的参考价值。

3.《舌诊问答》

该书一卷,分上下篇。上篇论及察舌原理,分部诊法,舌质、舌苔的变化。下篇主要论述正常舌苔、舌苔的色泽变化与疾病的关系。书以舌诊之基本原理设为问答形式，论述察舌诊病诸方法，对临证常见各种舌质、舌苔的诸般变化，尤对一些疑似而难以区分、理解与掌握不易之处，给以提纲挈领、简洁明了的阐释，词浅意赅，便于习阅。本书梓行时与《问诊实在易》合刊为一册，收入《灵兰医书六种》。

4.《问诊实在易》

该书一卷，分为两篇。首篇为杂辨，叙述辨痛、辨味、辨泾溲、辨胸项手膝等诊治内容，并指出临床辨证要点。次篇为诗诀，以"十问"为纲，将临床常见病列出76症，予以提纲挈领式剖析，对业医者研习问诊有重要参考价值。

5.《维摩医室问答》

该书分上下两卷，列17个论题，以问答形式论述。每一论题设若干问答，穷极诸方面予以详细阐述，尤对疑难、临证易误之处反复设答，以期补偏救弊。本书乃一部解疑释惑的中医著作。

6.《医门法律续编》

该书仿喻昌《医门法律》而作，仅一卷，共218条，涉及内科、外科、妇科、儿科各科临床易误诊误治之证治内容，每一条后均附录名家之相关论述，于一证一法之际，阐述证治精华，并补喻昌《医门法律》诸多未备之处，本书使业医者能更好地正确辨治，知所规避，减少医误。

7.《医理逢源》

该书据何氏家人所提供手抄本于1999年第一次刊行，共三卷。卷一论阴阳五行、水火寒热、生理病理；卷二论治法；卷三论病证方药。全书采用分条论述形式，于每一条下又分为若干小条，或辅以图表解说，条分缕析，言简意赅，便于业医者习阅。

8.《伤寒论发微》

该书共六卷，卷一论述与伤寒相关之要义；卷二、卷三论述六经病脉证；卷四分类表解六经要义；卷五列六经脉证分析表；卷六记述诸家名论、杂抄、杂记、心法等。全书前后连贯，条目清晰，论述精详，参诸家之言，发已之见解，乃一部阐发《伤寒论》要义之专著。

对于撰写该书的目的及本书特点，何氏于该书自序中说："兹以邵阳市中医学会诸君子之请勉为说，其概略积累成帙，即题曰《伤寒论发微》，以示研读者之必须剖析毫厘，非谓浅尝如舍予即已得其精微也。区区之意，盖谓读《伤寒论》，必先识撰用之所本，与夫立论之纲领，则设为要义问答以发之，俾学者初入门墙便知富丽也。纲领既举，条目当分。其间辨证论脉，明微著隐，出浅入深，得其精粹者之一字一句，即能起死回生，终身受用无穷，则提要钩玄，撰为脉证歌诀以发之。俾学者于伏案时融会六经脉理证治，反复咏歌，深印于脑海而不忘，庶于临证时，自能辨别六经之病亦而不爽也。夫《伤寒论》全书之篇法章法，六经之互摄交关，当作空中之鸟瞰，方能一览而无余，故复以分类表解而发之。又以《伤寒论》一论如神龙之见首而不见尾，前贤各得其一鳞一爪，嘉惠来学，代不乏人，则以见闻所及，编为名论杂抄以发之。全书四篇，脉络一贯，如禅家之单提向上，一洗拘泥章句、纠缠训诂之翳障。明知徒述陈言，舍本务末，无当于至道；然而披砂拣金，颇费匠心，因指见月，尤具永怀"（《伤寒论发微·自序》）。

9.《伤寒金匮方易解》

该书首次刊于民国三十七年（1948 年），分为上、下两篇。上篇为《伤寒论》方，依《伤寒论读本》编次，以徐灵胎所述要义而歌括之，先列方名，方名之下先引《伤寒论》条文，再编歌括，最后选诸家精粹者以阐发。下篇为《金匮要略》方，以陈修园本为据，择其垂名歌括，以利初机，而修园歌括之精粹者，亦择而存之，以资对照互参。全书义理贯串，方义清晰，既可资为教本，更有裨于自修。

10.《病因证治问答》

该书首次刊行于（1948 年），不分卷，以简御繁，注重原理、原则，故以八要、六气、诸气、诸血提纲，以问答形式，辅以表解，论述各病因证治。该书以《内经》《伤寒论》《金匮要略》为本，参考《医宗金鉴》《伤寒论集注》等 26 种医籍编著而成。

全书精选要义，剥落浮词，设为问答，以醒眉目，兼用韵语诗歌，提要钩玄，实为医药大全之缩影，亦即《内经》《伤寒论》《金匮要略》《千金》《外台秘要》之节本。该书综述病因证治，浅显适用，为初习医者之枕秘，亦适合深造者参考。

11. 《病理方药汇参》

该书成书于民国三十七年（1948年），并刊行于当年，共两卷。上卷分药物概观、药理一得、制方大法、方药4章，叙及方药功用、配伍及应用。下卷分病因证治表解、药性比较表解2章，叙及六气为病、虚损、咳嗽等28种病症的证治及所用方药。

全书取仲景《伤寒论》《金匮要略》所示之病理、药理、方义，会通诸家之说，演为问答，精制图表，论药疏方，各极其则，去除陈词，以方便学者即病以检方，因方而识药，了然心目。

12. 《研药指南》

该书首次刊于民国三十七年（1948年），共五卷。该书摘举邹润安《本经疏证》和《本经续疏》之精要，加注歌括，每药下分列经文便读、气味功能、特效、用法举例、维摩法语各项，条目清晰，易于研习。

13. 《研方必读》

该书于民国三十七年（1948年）初印。全书共三卷，39节。卷一载方125首，分四时感冒、诸风类中、疟疾、痢疾；卷二载方257首，分诸血、诸气、诸痛、内伤、虚劳、痉病、痹病、痿病、脚气、遗精、浊带、痰饮、咳嗽、喘哮、肿胀；卷三载方325首，分头痛眩晕、消渴、神病、癫痫、噎膈反胃、呕吐哕、诸泄、疸证、疝证、积聚、霍乱、痨瘵、自汗盗汗、眼目、牙齿口舌、耳鼻、咽喉、小便诸证、大便燥结、妇人方。该书重用方之理，明组方之药，且其中不乏救急诸方，方简而验，颇具实用性。

除上述13部医著外，何舒还编著的医书有《暑门普渡》《时病紧要便读》《天人要义表》《维摩医室要方百首》《方药研究初编》《方药实在易》《特效药选便读》《本草法语》。

学术思想与临床经验

何舒一生行医几十载，临床经验丰富。著述医著20余部，涉及中医学理、法、方、药各个方面，内容丰富，简明扼要，反映出其医学知识的渊博。下面仅叙述几条，以示何氏之医学学术思想。

1. 重视中医经典

于中医学术，何舒极重视中医基本理论，重视中医经典，推崇《内经》《伤寒杂病论》等经典著作。如何氏认为《伤寒论》乃中医之经典，习医之人务必精研。其说："医家之有《伤寒论》，犹儒家之有四书五经也。欲求内圣外王之真诠，则四书五经外别无奇书。欲识万病之纲领，舍《伤寒论》则无从问津矣。顾《伤寒论》之全体大用，即《内经》《伤寒论》之具体而微，天人之息息相通，万化之交流互摄。初学治此，徒叹高坚，甚或有十年钻研，仍未得其精微而致用者。舍予治《伤寒论》，初涉猎于修园之《浅注》，容川之《补正》。继沉溺于韵伯之《来苏》，石顽之《缵绪》，以及嘉言、坤载之《尚论》《悬解》，而仍未识其旨归。终乃寝馈于隐庵张子、九芝陆氏之所论述，始觉坐井观天，光明在望"（《伤寒论发微·自序》）。在何氏所编著的医书中，有许多书都是以《内经》《伤寒杂病论》等经典著作为蓝本，或是专门论述、阐发经典医籍。如《病因证治问答》，就是以《内经》《伤寒论》《金匮要略》为本，参考其他医籍编著而成；又如《病理方药汇参》，乃是宗仲景《伤寒论》《金匮要略》所示之病理、药理、方义，会通诸家之说，精编而成。而专门论述中医经典的著作就有《灵素阶梯》《伤寒论发微》《伤寒金匮方易解》。

何氏采用多种形式阐述中医经典，以便于习阅。如《伤寒论发微》一书中，就采用了问答、歌诀、表解等表述形式。于此书中，何氏首卷即设131个要义问答，论述伤寒含义、伤寒传变、六经气化、六经纲要等，以有助于初习医者学习。其指出：读《伤寒论》，必先识其撰用之所本，与夫立论之纲领，则设为要义问答以发之，俾学者初入门墙，便知富丽也，纲领既举，条目当分其间。于此书中，何氏列脉证歌诀二卷，将伤寒六经条文撰成歌诀，后附诸家之说，发以己见。辨证治脉，明微著隐，出浅入深，得其精粹者之一字一句，即能起死回生，终身受用无穷。何氏则提要钩玄，撰为脉证歌诀以发之，俾学者于伏案时，融会六经之脉理证治，反复咏歌，深印于脑海而不忘，庶于临证时，自能辨别六经之病亦而不爽。于《伤寒论发微》一书中，何氏还分类表解伤寒之要义，对伤寒全书之篇法、章法，复以分类表解而发之。何氏说："全书（指《伤寒论》）一百一十三方，三百九十七法，提要勾元，灵变不居，善学者，即可悟得无量方剂，无量法门矣。惟论文虽简，而含义无穷，若研究无法，虽百回读，又奚益哉?""故将其微言大旨，列为表式，俾可一览而观其全，初学者由此可得门径，已习者守此亦可以备遗忘。表无定式，惟义之从，凡可以联络贯通者，则统收为一表，不拘于论文之先后也"(《伤寒论发微·分类表解第三》)。

2. 主张中西汇通

何舒业医多年，精晓中医，亦通西医。何氏大学毕业，通晓外语，此为他研习西医提供了一定的便利。尤其在药物学方面，其从临床实践入手，致力探究药物的中西汇通，编著《方药研究初编》，参照西医病名、病理、药理，论述中药280余种。如：①麻黄，盐基爱泛特林质，有效麻黄成分多，收缩胃肠诸血管，强心发汗气因和。②黄柏，柏含秘鲁培林体，健胃加餐效果微，糖尿肾炎诸眼病，皮肤各症有殊能。③人参，大补元气必用参，生津充液最滋阴，神经衰弱心衰弱，消化不良此味寻。

3. 倡导减少医误

临床上，从医者因误诊、误治而使患者病情加重或死亡的情况很多，何氏对此深感痛心。喻嘉言曾著《医门法律》，首次确立了行医规范和诊治是非标准，用以指导临证，警示业医者，以免误人。何氏对此深加赞赏，认为喻氏医门立法律，实具菩提心。然而何氏觉得《医门法律》仍不完备，于是仿喻氏之遗意，采集名言，条分缕析，著成《医门法律续编》一书。在此书中，何氏对升降、泄热、疟疾、表里等42个病证，立218条诊治法律，每条之下，参诸家之说，结合自己临证体会，详叙其病因、病机和诊治。其起例发凡，明定逆从，标举功过，俾学者有所警惕，有所遵循。

如书中关于"小儿病"的诊治：凡治小儿惊痫，徒以疏风定惊之常品塞责，而不敢用轻粉、巴豆、牵牛等药以摄取痰涎而驱下之，致成难治、不治之症，医之罪也。凡治小儿乳食停滞，不知急用桃仁、山楂，或槟榔、牵牛以开通气血，徒以常品试服，姑息留病，致弱质不堪久病之蹂躏，而终不救者，医杀之也。凡治小儿痉中惊跃，不知其为痰格其气，津不濡脉之候，急与甘凉生津以利痰，乃误养筋而治肝，医之罪也。凡治小儿伤食，辨症不清，不以焦楂、桃仁、陈皮、紫菀等消导之，乃起手则发表以虚其中，继则清热以冰其胃阳，久则或以为慢惊而坠痰，或以为阴虚而养肾，又以为气虚而健脾补肺，终至胸高肚大而死，医杀之也。凡治小儿顿呛，不知以香附、红花、芎、归、芍药之类以和络脉之血，散胞中之寒，乃妄以前、杏、苏、芩、枳、桔、抱龙丸辈清肺化痰，医之罪也。凡治小儿，不知以存阴为主，乃恣用辛燥升散、温燥、苦涩、消导，致阴液耗伤，肝风内动，鼓痰上升而成痉瘈，医之罪也。凡治小儿，不知慎用苦寒、金石及香燥走窜之品者，医之罪也。凡治小儿疳积，不知活用一通一补（辛温通络温润补脾）之法，乃恣用刚燥耗液，苦寒杀虫，重伤脾胃者，医之罪也。凡治小儿痉病，不知其由于燥热化风所致，于风寒燥邪初起之时，不以辛润（如牛蒡、桔梗、杏仁之属）、温润（如葱、豉、生姜）散其邪，乃惑于荆芥、薄荷辛凉之说，下笔辄用以益其燥，医之罪也。凡治小儿风温、温热，不知于前辛润法中酌加微苦甘淡，如桑叶、蒌皮、栀皮、连召、蔗皮、梨皮、沙参之类，或凉润轻品如银花、菊花、知母、羚角、芦根、竹叶、梨汁、蔗汁之类，医之罪也。凡治小儿厥冒痉瘈，不知其由于客邪鼓动内风，痰涎上蒙清窍，宜于前法中佐以辛润，开闭豁痰（开通内闭宜芥子、姜汁、鲜石菖蒲，热痰宜贝母、竹黄、花粉、蒌仁、胆星、竹沥、姜汁，湿痰宜半夏、蜜炙橘红），医之罪也。凡治小儿暑湿，不知主以辛淡，如蔻皮、蔻仁、通草、赤苓、竹叶、滑石、鲜荷叶、扁豆花之属，医之罪也。凡治小儿湿热，不以苦辛开化（黄连、木通均用姜汁炒），反以辛燥重剂耗其阴液，医之罪也。凡治小儿阴液大亏，色瘁窍干，无涕无泪，口痉不能言，不知以大剂甘寒柔润，救液熄风，医之罪也。

何氏之《医门法律续编》，补喻氏《医门法律》之不备，自成一家之言。对于此书能发挥多大的作用，何氏寄予很大的期望，他于此书中结尾处说："倘能逐一研求，贯通理法，则不但可以免过，习之既久，即起死回生亦行所无事耳。如此则中资可以闻道，浅深各如其量，其一鳞一爪之真修实得，亦自有其难能可贵之价值，不失为救人之良医也。若舍此而高谈大医之习业，适成为不知量，空言无补于苍生之疾苦矣"（《医门法律续编·编余赘语》）。

4. 精通病症诊治

何舒精晓医学基础理论，于临证诊治，其经验亦是十分丰富。对许多病症的诊治，其常能融会贯通，左右逢源，得心应手，而收效甚多。他编著的许多书中都记述了其临证经验及体会，如关于"小便证治"，何氏就进行了详细的论述：夫膀胱以气为用，其气盛，则中热而有纪律，经行者必受其节制；其气寒，则中寒而不能自振，经行者不受约束，直达而过。故凡小便数者，约束太过也。小便之行，固恃乎阴阳之相化。阴者，所以召阳使归，而行所当行，止所当止。阳者，所以布阴使溉，而内沾五藏，外达皮毛。且客热恃阴以消，孤阴恃阳以化，相衰相益，以底平成。夫水道为小便之源，小便为水道之委，源清而委不顺者，宜利小便。委达而源不继者，宜利水道。治小便秘，其道有三：一曰肺燥不能化气，故用二苓泽泻之甘淡以泄肺而降气。一曰脾湿不能升津，故用白术之苦温以燥脾而升精。一曰膀胱无阳，不能化气，故用肉桂之辛热以温膀胱而化阴，使水道通利，则上可以止渴，中可以去湿，下可以泻邪热也。小便不通，有热有湿，有气结于下，宜清宜燥宜升。如不因肺燥，但膀胱有热，则泻膀胱，黄柏、黄芩为要药。如因肺燥不能生水，则清金，车前、茯苓为要药。如因脾湿不运而清不升，故肺不能生水，则当燥脾健胃，二术为要药。小便不通属气虚、血虚、实热、痰闭，皆宜吐之以升其气，气升则水自降矣。小便不通之证，审系气虚而水涸者，利之益甚，须以大剂人参少佐升麻煎汤饮之，则阳升阴降，是地气上为云，天气下为雨也，自然通利矣。实热当利，服八正散而小便即通者，以大便动则小便自通。

5. 强调临证实践

世有愚者，读方三年，便谓天下无病可治，及治病三年，乃知天下无方可用。何舒对此现象感慨颇多，认为业医者必须博极医源，精勤不倦，并须在实践中多加运用和体会，不得道听途说，而言医道已了，误己误人。如其认为，五脏六腑之盈虚，血脉荣卫之通塞，非仅耳目所能察，必先诊候以审之。寸口关尺有浮沉弦紧之乱，俞穴流注有高下浅深之差，肌肤筋骨有厚薄刚柔之异，唯用心实践者，方有真正的体会。医非人人可学，苟非上智大贤，博览群书，心存济世，而亦自谓能医，悬壶都市，则必不免为自欺欺人之狂夫，甚或为含灵之巨贼矣。何氏认为，唯有博学且临证经验丰富者，临证处方用药方可得心应手。一些中医人士，其涉猎方书，便谓天下无病不治者，即好学深思之士，往往亦不免博而寡，要而遗，买椟还珠之诮。盖医之为道，不仅在原理原则之研求，而尤贵临床应变之有方，此惟平日读书有得而又诊断经验宏富者，方足以语于斯耳。

另外，何舒还认为，人的精力、能力是有限的，"唯天之生材有限，上材难得"，业医者应考虑向医学专科化方向发展，并主张择才研习，量才使用。何氏认为，一些并不是很优秀的人才从事医业，常常能救治病人，而免于大过，关键原因就在用志不纷，一门深入而已。何氏认为：当时许多人的生活大抵不合卫生，既无健全之躯体，又安得有健全之脑力？以至粗至浅之思想，求至精至微之医学，其不可能又为理势所必然矣。故何氏认为，医学之普及，莫善于明定规制，选拔高才，分科实习，俾其度德量力，矢志精研，铢积而寸累之，不务渊博之虚名，唯求专攻之实效。

综上所述，何舒学识渊博，中西兼晓，其编著很多医著，成为后世宝贵的财富。其行医济世，布道讲学，培育人才，为发展及普及祖国医学做出了积极的贡献。

郑守谦

生平简介

郑守谦（1889—1969），字蔷园，湖南长沙人。他出生于中医世家，家学渊源，七代以医为业，自幼随父学医，尽得家传。他是当代有名的中医学家和中医教育家。

郑氏家族最早居住在长沙东乡（原尊阳乡）金井镇上沙田，该镇乡民多系郑族，俗称"郑家"。郑家六世祖郑仁轩在清康熙年间尝以医济人，并家传医道。十世祖郑乐生（曾叔祖）以90高龄著《幼科保赤赋》传世。同是十世祖的郑敦谨（曾祖谥恪慎），乃清道光年进士，历任工部尚书、户部尚书、兵部尚书、刑部尚书。亦精岐黄，曾诊于咸丰宫廷（清宫医案40卷有记录，据传因陛病隐私，而讳医案），后称病弃官归里，告诫子孙"勿事仕途，业医为尚"。十二世祖郑修诚，字业居，幼承家学，及长行医并教子辈习医，尝以医药济贫；其所悬诊例，首条为"赤贫送诊"，如常年收贮冬雪泡药，以应不时之需；又备治疯狗咬用药，急救患者，均活人无数，名传遐迩。早年（1924年）曾于长沙市创办湖南明道中医学校，并任校长及授课兼应诊。曾以"忠恕"二字作为学校校训，热心授徒，桃李满天下。

郑守谦作为郑氏世医第七代传人，自幼随父学医，曾先后在长沙明道中医学校及与甘岳臣、吴汉仙、刘岳仑、易南坡等捐资创办湖南国医专科学校并任教。

早年在家悬壶，其诊例延家传"赤贫送诊"之诣，其独用处方笺上有"博学、审问、慎思、明辨、笃行"之家训，附郑氏方笺影印。此笺只传与师承优异者用之，如当代名医夏度衡受此殊荣。且方笺上有郑沅治印"愿以菩萨心度尽天下厄"，以表其"求民之瘼"之心。1934年，郑守谦曾参加长沙市中医公会及学会工作，并提倡火葬。1949年带头成立"求是"联合诊所，任长沙市中医学会及工会主席。1950年，任湖南省政协委员及长沙市人民代表。1955年后，在北京中医研究院任妇科主任，并从事教学及研究工作，桃李满天下，是西苑中医院奠基人之一。1958年，向中央捐献私存中医秘方。1965年，任全国政协委员（1962年列席全国政协会议）。郑守谦生平著述丰富，有《全体病源类纂》《药性类纂》《内科杂病综要》《妇科疾患节录》等。

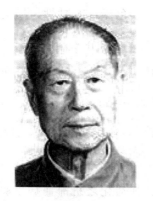

郑守谦

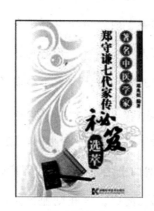

郑守谦著作

医著简介

《全体病源类纂》不分卷，成书于1923年，1927年明道中医学校有石印本。该书共记述了五脏六腑诸病，手足十二经及十二经筋病、奇经八脉病、宗气卫气营气病、皮肉筋骨病等五篇，卷末附六淫病篇。每篇均以沈金鳌的《杂病源流犀烛》之论述为首，并辑《素问》《灵枢》《难经》《金匮要略》等书之原文以析之，参以注释。其主要内容分析有关脏腑、经络、营卫及六气病症的病因、病机、证候，亦涉及部分生理及治疗内容，是一部以分析病源为主的参考书。此外，郑氏还著有《药性类纂》《内科杂病综要》《妇科疾患节录》《医信辍存》《国药体用笺》。

学术思想与临床经验

郑氏生活于近现代，其学术思想显然受到西医学的影响，在其《全体病源类纂》中某些解释参以西说，来阐发中医药理论。现将其学术思想与临床经验简介如下。

1. 对五脏六腑生理功能的发挥

郑氏在论述每脏均以沈金鳌的《杂病源流犀烛》论述为首，并辑《素问》《灵枢》《难经》《金匮要略》等书之原文以析之，参以己意发挥。如在论肝时指出："肝，干也，谓其性好动而干犯他脏也，故曰肝为刚脏。其形上面隆凸，下面凹陷，分左右两大扇，贴于横膈膜下，色紫赤，中有血液酿出胆汁，以为消化水谷之用，其性喜条达而恶抑郁，故《内经》曰：木郁达之。""胆在肝之短叶间，位居右侧，形如囊，内贮胆汁由肝脏分泌而出，其色绿，有黏性，气臭味苦，能助食物消化。西人测验另有一管通脾，其信然欤。"其在论心脏时说："心居胸部中央，能生血，亦能行血，有大小各脉管穿贯其间，其质系筋肉结合而成，其外又有层层滑泽之油膜包裹之，或曰心囊，或曰即心包络；中有孔窍，分左、右、上、下四房，其功用在收放往来血液，荣养百骸。如血虚或不流畅，皆足生病也。""脾者卑也，谓如土之卑下也，居胃底之外侧。又脾者，裨也，谓其功用裨助消化谷食也。形圆长而扁。气旺则血流走，气虚弱则运化之机滞而病生矣。""肺者，市也，百脉朝会之所也。其质脆而泽，中有气管及多数微丝血管，左右两扇，色红淡微灰，居人身内最高之地，为诸脏之华盖。其功用内司呼吸及输运津液，外主皮毛，使百脉流通。""肾有两枚，在腹腔之背脊两旁，左右对列，形如蚕豆而大，外旁凸出，内旁凹入。秉寒水之气而命火即寄其中，受藏五脏六腑之精以化髓生骨，又能分析血中之废料，下注膀胱，以成尿液。肾脏作用，分精气两项。精者，肾中之真阴，男为精室，女系胞宫，均有脂膜与肾系相连。阴静则精聚而不散，火动则精泄而肾虚矣。肾气者，即肾中之真元，上吸天阳，下入丹田之气也，丹田内通肾系，真阳由肾系入命门，为全身诸气之根，人生性命之本；继而下达膀胱，复蒸发上行为卫气，温分肉，充皮肤，肥腠理，司开合，其行而会于中焦，则宣谷气，熏肌肤，充周身，泽毛发，势若雾露之溉；至上为宗气，则积于胸中，出于喉咙，贯心肺而行呼吸。故丹田又名气海，气之所以流行不息者，即命门中相火之功用也（《全体病源类纂·五脏六腑诸病》）。"郑氏对六腑功能而言亦有见解，如对胃，"胃者，汇也，水谷汇聚之所也。为人体内之消化器，位居中央，色黄属土，其形如囊，左大右小，横卧于膈膜之下，胃囊上端一管为食道，直接喉下，稍下曰贲门，胃囊之下端为幽门，连于小肠之上口。胃体系筋肉结合而成，内有黏膜，其纹皱。胃气甚者，能食而不伤，过时而不饥，胃气衰者则反是（《全体病源类纂·五脏六腑诸病》）。"对心包络的解释为："《素问·灵兰秘典》论十二官，无心胞络之名，但有膻中之名，盖即心包络也。心包膜在心外横膜之上，竖膜之下，其与横膜相粘而黄脂包裹者心也。脂膜之外有细筋膜如丝，与心肺相连者，心包络也。其络上通脑顶，外布一身，主血液之往还，即今所谓回血，发血诸管也。此脏为手太阴之一，心藏之有胞络，犹连花之有橐蘥，橐蘥虚空，则莲子动摇；包络充足，则心君安逸；包络不充，则有怔忡、惊悸、心嘈、心痛等症"（《全体病源类纂·五脏六腑诸病》）。

2. 论奇经八脉病

奇经八脉是指阴维、阳维、阴跷、阳跷、冲、任、督、带，不拘制十二正经，无表里配合，故谓奇经。正经犹夫沟渠，奇经犹夫湖泽，正经之脉隆盛则溢于奇经，故秦越人比之天雨下降，沟渠满溢，雾需妄行，流于湖泽，此发《灵枢》《素问》未发之旨也。郑氏对奇经八脉之理论作了发挥，如论二跷脉病，"阴跷为足少阴之别，阳跷为足太阳之别，跷脉之有阴阳区别者以此。《甲乙经》谓：男子数其阳，女子数其阴。又谓，阳脉荣其腑，阴脉荣其脏。亦同气相求之义耳。要而论之奇经八脉，唯带脉横束于脐，不与七脉相同，其他皆起于太阳、少阴二经，虽或统宗从会，孔道各殊，其实皆自下而上，源不甚远，古人只言太冲，不分督、任、跷、维，盖有分之而不可尽分者，得其大要可也。二跷脉气剽悍同于卫气，而皆上出自内眦，阴出于阳而阳入于阴，阴阳和合，上荣而大会于目，故开合皆宜。若二脉有病，则目自病矣。《内经》云：阴跷、阳跷，阴阳相交，阳入阴，阴出阳，交于目锐眦。阳气盛则瞋目，阴气盛则瞑目。又曰：足太阳之筋为目上网，足阳明之筋为目下网。寒则筋急，目不合，热则筋纵，目不开。又曰：壮者营卫不失其常，故昼精而夜瞑；老人血气衰，气道涩，卫气内伐，故昼不精而夜不瞑。此皆谓二跷之病也"（《全体病源类纂·奇经八脉病》）。此为郑氏结合经旨而阐发之。

3. 对皮肉筋骨病的发挥

郑氏之于临床，着意阐发了皮肉筋骨病的发挥，而且分而析之。尤其是对《内经》《难经》等涉及的病证经文归纳于各病之下，使业医者能握其大要。在此基础上郑氏加以发挥，如论筋病，"人身之筋，到处皆有，纵横无算，而又有为诸筋之主者，曰宗筋，《内经》注谓阴毛横骨上下之坚筋，上络胸腹，下贯髋尻，又经背腰，上头解者是也。筋之总聚处则在于膝，《灵枢》谓诸筋皆属于节是也。至为病，则曰急、曰缓、曰挛、曰瘘、曰伤、曰结、曰转筋、曰疝、曰痹、曰筋绝，其名目如此。《灵枢》谓：寒则反折而急，热则弛纵而缓。《得效》又以急为寒，缩为热，弛缓为湿。仲景言血虚筋急，故《本事》以养血地黄汤治之。观急由血虚，则缓者血热可推矣，若夫风热入经，是以瘛瘲即筋挛之由，故李者亦曰瘛，俗乃云搐也，其症往往作痛。《内经》以筋瘘属肝热，而痹为风寒湿三气入筋；《伤寒》以发汗伤血为筋惕之原；丹溪以转筋属虚热，盖亦因血热于内而外复感风寒之故也。至霍乱转筋，又以吐泻伤胃，亡其津液，宗筋失养，亦有手足逆冷者，亦不拘于热邪也。其他久行而筋伤，气血失节而筋结。肝邪下注，茎中缩痛，为筋疝之症，呼骂不休，爪甲色青，为筋绝之候，九日死者，又不可知也"（《全体病源类纂·筋病三》）。

综上所述，郑守谦之《全体病源类纂》综合《内经》《难经》《金匮要略》《杂病源流犀烛》等著作关于脏腑、经络、营卫及六气病证的内容，着重在病因、病机、证候等方面作了分析，其间郑氏结合临床实践作了发挥，因此该书是一部以分析病源为主的不可多得的临床参考书。

李聪甫

生平简介

李聪甫（1905—1990），名明，号老聪，著名中医学家，与湖南省名老中医刘炳凡、夏度衡、谭日强、欧阳錡合称"湖湘五老"。1905 年李聪甫出生于湖北黄梅，幼年家贫，好读书，工诗词。先母尝对其曰："大丈夫不能建五丈旗，为国家平大难，斩尺寸地为人民兴善政、革坏俗，则将来为医以济人。吾死亦瞑目矣。"李氏敬聆遗言，刻之心版，遂决心专攻医术。1918 年赴九江赵恒兴药店当学徒，1922 年返故里随县城四代祖传名医石椿山学医，1925 年独立应诊，深受当地百姓欢迎。1930 年，因避战乱，重来九江行医，声名渐振。1938 年因日寇侵占江西，他流寓湖南新化等地，悬壶三湘。1946 年辗转来到长沙定居。20 世纪 50 年代参加国务院组织的全国十二年（1956—1967）科学远景规划制定工作，并在怀仁堂受到毛主席、周总理的接见。先后担任湖南中医研究所（现为湖南省中医药研究院）首任所长、湖南中医进修学校校长、省立中医院院长、湖南中医学院副院长、中央卫生部医学科学委员会委员、中华全国中医学会常委理事等职务。国家级第一批老中医药专家学术经验继承工作指导老师，主要学术继承人有李肇夷、孙光荣等人。

李聪甫注重医德，常以《医宗必读》中的"行方智圆心小胆大论"作为严格律己的一面镜子，以毋忽贫贱，毋惮疲劳，检医典而精求。在维护和促进中医药事业的发展中，坚持原则，敢于斗争。民国时期，有人提出废止中医的荒谬主张，他立即撰文抨击其错误观点，捍卫中医事业，其《对余岩中医问题处理大纲草案之批判》一文获得全国同行的支持。

李聪甫长期从事李东垣脾胃论的探究，倡导"形神学说为指导，脾胃学说为枢纽"的整体论，确立"益脾胃、和脏腑、通经络、行气血、保津液，以至平衡阴阳"的治疗大法。主撰的《脾胃论注释》获 1978 年全国科学大会奖。另还主持了中医古籍重点课题华佗《中藏经》的研究整理工作，在全国产生重大影响。

医著简介

李聪甫的代表作是民国时期撰写的医著《麻疹专论》。《麻疹专论》成书于 1940 年，同年刊行，是一本系统论治麻疹的专著。该书论麻分未出、正盛、没后三期辨证立法论治，知常达变，示后人以规矩；又将麻疹常见的发热、咳嗽、喘促等并发症约 30 种，分证列治，以便后学临床检索；书中还列李氏亲治验案数则，示人以辨证论治的圆机活法。李氏本其宏富之经验，幽眇之深思，对麻疹的发病、症状、变证、诊治、预防及调护、禁忌等均作了详细的论述，还对当时治疗麻疹的常用中药升麻、桔梗等的宜忌作了深入的辨析。全书方有先后之序，药有宜忌之时，规量谨严，有条不紊，加附按语，示以权衡变通之妙，发前人未发之蕴，切合临证实用。

另外，李聪甫还有大量医著，多为新中国成立后所著，如《中医生理学之研究》《李聪甫医案》《李聪甫医论》《金元四大家学术思想之研究》（与刘炳凡合编），主编《传统老年医学》等，著述共计达 250 万余字。先后发表论文 70 余篇。

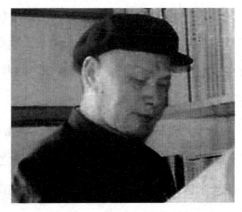

李聪甫

学术思想与临床经验

李聪甫学宗《内经》《难经》《伤寒论》《金匮要略》等中医经典，能穷流竟源，得其奥义，而于后贤著述，如金元四大家及明清各家之书，复能剖精析微，弃短取长，而不为所囿。其学识渊博，医理精熟，临证经验丰富。民国时期他在麻疹诊治方面成就尤为突出。

1. 麻疹证治经验

（1）重视小儿麻疹诊治：李聪甫内科、外科、妇科、儿科等医科兼精，在小儿麻疹诊治方面，有独特的认识。自古云治小儿难，因小儿不能述症，诊治全凭察纹望色，然而小儿质娇脏脆，偶有歧讹，易增沉笃。李聪甫又认为，治小儿麻症尤难，麻症变态之速，有十倍于杂病，明达之医往往踌躇失措，庸医见之，药物倒施，顷刻病势逆转，常常挽救不及。而前贤忽视麻症，置之弗论。即使有论述小儿麻疹的医著，仍语焉不精，辨之不详，头绪杂乱，读之有涉海问津之苦。李氏于是广采博引，参以临证经验，著成《麻疹专论》一书，以使业医者于临证之际凭之可以应无穷之变。

（2）发挥麻疹三法：前人一般分前、中、后三个阶段对麻疹分别进行辨治，李聪甫在此基础上，又对此进行了发挥。其认为：麻疹未出，谓之初期，症见乍凉乍热、潮热、咳嗽、喷嚏、鼻流清涕、眼泪汪汪、或呕或泻，毒蕴肺胃，渐欲外布。当遂其性而发越之，使其邪热由胃而肺、而血脉、而肌肤，尽透于表，通体现疹。初期治法，宜辛轻宣展，方用宣毒发表汤。麻出正盛，谓之中期，毒火集肺，胸中灼热如炉，目赤鼻干、口渴唇焦、壮热不退、呼吸促粗、二便秘涩，甚则惊搐状者，疹未尽透，仍须宣托。麻既出齐，当从清解辛苦进，始无偏弊，轻则用清热透肌汤，重则用化毒清表汤之类方药。麻疹收后，谓之末期，肺胃被燥，精液耗损，每多余热不清，咳嗽而烦。若余毒未尽，上攻则为牙疳、为喘，下攻则为便血、为痢疾。久之邪陷阴伤，皮焦肉削，竟成虚羸、疳疾者。养血滋津，乃为上策，方用清咽滋肺汤、新定柴胡清热饮之类。

李聪甫还认为，麻疹三期治法，概述已明，临诊变通，全仗心巧。初期麻尚未出，切忌黄芩等酸咸苦降之品，恐抑疹不出。二期麻出正盛，胸肺之部，如火燎灼，当禁甘寒滋腻，如麦冬、生地等品，以阻滞邪热发展；疹未透齐，石膏、黄连亦须慎投，宜以辛苦清凉并进，如荆芥、防风、黄芩、山栀、连翘、牛蒡、薄荷、元参之类，允为合度。三期麻既收后，肺胃焦举，则不宜于辛苦，防伤阴液，可用生地、白芍、玄参、麦冬、石斛之品，而黄芩、黄连之类当禁用。在李聪甫看来，麻疹三法亦可简单为两大法，即视麻疹出齐为标准，未齐之先宣毒托疹，既齐之后清胃滋肺。

（3）注重麻疹调护：李聪甫认为，麻疹感时令不正之气为病，疗治固欲得宜，而病家对于小儿起居之调护同时重要。

卧室方面：患儿卧室颇宜空气流通，最忌风寒侵袭。病榻置房中，床面不可对窗，避免风邪直射；帷帐亦不可少，好避两头的风；而窗子除天阴或大风外，还是要推开才好；但逢阴雨大风的气候，切勿轻启窗扇牖，恐招风寒袭击。在麻疹未出齐时，假外邪郁遏，疹子不得透出，毒反内攻，极为危险。若疹子出完以后，肌腠空疏，气液未复，触犯风寒也容易转变症候；肺胃既受麻毒的焦灼，风寒侵入，辛解不敢轻投，恐其重竭津液；滋凉复难任用，虑其阻滞外邪，每每因此变生险恶者多矣。所以对于患儿起居的调护，当随时注意及此。衣被方面：衣服过少固不足以抵抗风寒，令麻疹不能透表，毒火内逼肺胃，或喘、或搐、或便秘、或痢、或疹色焦黑不出，不出成险状者有之；然衣服过多，被褥过厚，使其肺胃火热之气不能充分外泄，内外郁蒸，元气败坏，亦足以酿成汗泄、惊搐、吵烦、气促、昏睡及麻后虚羸不食等危窘状态。大人在调护患儿的时候，亦当注意衣被寒温适宜。

饮食方面：必须按时给食，食量多寡划一；食后多饮开水，以流畅肠胃；下午六时以后，勿给以食物；所食以软质物为好。至于宜食、忌食等问题，参阅麻疹宜忌条。

用具方面：所经病麻患儿饮食的碗匙，沐浴的巾帕，不可再给未病的婴孩去用。若误与之，定要传染。患儿的卧室亦应隔绝，未病的婴孩不使进去，以免吸收病气而受传染。患儿的用具按时洗涤洁净。患儿室中亦宜检扫清洁，烧一炷卫生香（檀香亦可）以避秽浊，但不可多焚。盖患儿鼻中呼出的是火气，若外面吸入又是火气，以火济火，殊堪闷绝。

（4）总结麻疹宜忌：李聪甫认为，麻毒发源于胃，而胃为水谷出纳机关，一旦有紧急，当戒严饮食，不能妄进。在麻疹未出、初出之际，寒凉当禁，如瓜、果、生、冷等类。若误食之，寒遏火毒于胃，以致疹不得透。服药亦不可先投苦寒，以抑迫其邪于里。须待邪已出肺，疹已透齐，而现热燥症状，方可兼用山栀、黄芩等于辛凉剂中，自无过失。燥烈药品，如干姜、细辛、桂枝、苍术等味，始终禁勿乱投；食物中椒、姜、葱、蒜皆在禁列，恐益邪火而焚肺胃；鸡、豚、鱼、面俱能遏邪滋热，祸变横生。至于酸味敛邪、甘味滞毒、咸性下行，过用亦能拒疹透发，延咳生喘，致虚肺胃，皆当切忌。最宜进以软质的食料，如稀粥、牛乳、藕粉、百合粉等，少食多餐，始易消化（要有一定的限制）。干饭不可沾唇，恐呆滞脾胃的消化，阻挠肺胃的邪火。须俟麻疹出透，约待六个星期，咳已嗽平，粪色已正，方可少食煮烂白饭，小试撇尽肥油的猪肉汤以养胃津。哺乳婴孩未可尝试，必如此方免害咎也。饮食一道岂可忽诸？风寒亦当痛禁。疹子未出、将出之交，误触风寒，汗孔闭塞，皮肤干焦，疹子不得外透，或一现即收，以及疹后感冒风寒，直入肺胃，俱足变生险逆症状。

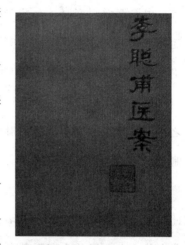

《李聪甫医案》（湖南科学技术出版社 1979 年出版）

李聪甫还总结了许多麻疹禁用药物，其中首要禁用的四味药是升麻、桔梗、甘草、人中黄。李氏说："麻疹禁药虽多，而人知之而不敢用。唯此四味则随笔挥来，以为升麻托疹，桔梗宣肺，甘草、人中黄俱能解毒，放胆用之，每致麻出忽没，疹变紫黑，喘促烦乱而无救者。医者反复思之，莫得其解，且曰：升麻葛根汤，古人用以发麻者，何用之证倏变逆耶？曷知升麻葛根汤，古人专为托痘所立之方。夫麻属阳邪，郁蒸肺胃，性喜发越。方中白芍之敛、甘草之滞皆足以闭麻出路；再得升麻以阳济阳，如火添薪，邪热顿炽，喘逆立至。不特此也，在麻疹初出及正盛时，桔梗舟楫之剂，引诸药上至高之分，亦当知所禁也"（《麻疹专论·麻疹禁用升麻桔梗甘草人中黄论》）。李氏曾见一孩患麻，身热鼻干，咳嗽气促，一医于清解中杂用桔梗，甫进二匙，顷刻喘急。其命去之，加瓜蒌仁、枇杷叶于内，喘促遂平。"足见桔梗能载引浊邪壅肺，非但升麻当慎也。甘草味甘，甘者缓也，麻毒郁于肺胃，宜用宣发，邪热透尽，自无遗患，最忌味甘性缓之药，阻遏其邪，不得外越。医者以甘草为九土之精，能解百毒，麻疹亦毒，正可用以解之。更有用人中黄以解麻毒者。殊知甘草浸于溷厕中，取以为药，其气臭秽。麻疹欲出时宜焚一炷香，使芳馥之气由鼻中以达于肺，引出其邪。昔人指麻有神，劝病家洁室焚香，既是此义。若投甘草之缓，反致阻邪难出，更投以人中黄之秽，未有不毒反内逼而增剧变者。余尝亲见麻疹出极顺，服甘草、人中黄，其疹忽收，喘急而死。呜呼，诚可慨也！深望同道者知此四味于麻症中所当切戒矣"（《麻疹专论·麻疹禁用升麻桔梗甘草人中黄论》）。

另外，李聪甫认为麻疹正出之际慎用黄连和石膏。黄连大苦大寒，直泻心胃之火；石膏味辛大寒，极清肺胃之热，二者皆阴行降令者。麻属阳邪，固宜阴以制之。然毒火内蕴肺胃之时，郁蒸其血，法当辛轻疏托，由胃而肺而血液，化为疹子出于皮肤，邪自解矣。方麻疹出时，症见身热息粗、鼻干唇红，纯是热象。此时辛凉宣展未可松放。昧者只知其热，遂忘其疹，黄连、石膏肆用无忌。如疹化十分之七，经此大寒阻截，麻后或喘、或泻，延绵难愈；如疹化十分之三，经此大寒阻截，毒火不得发越，反攻肺胃，即见危亡。不但黄连、石膏二味，即鲜石斛、麦冬、生地、玉竹，一切甘滋之品，在麻疹未透齐以前，皆宜慎用，恐阻邪毒开泻之路。李氏先辈石椿山先生，尝谓：麻疹未出之先，甘寒亦能杀人，至哉斯言！况大寒极降，如黄连、石膏者乎？"（《麻疹专论·麻疹正出慎用黄连石膏论》）

李聪甫又认为，麻疹出盛时，壮热口渴，似乎有非石膏不可者，宜煅熟用之。熟石膏禀清肃之气，极清肺热，却无大寒迫毒不出之弊，至稳至当。故察疹已出齐，肺胃火淫，谵渴躁扰，舌苔黄黑，情势万急，则白虎解毒汤之石膏、黄连又不宜惜而不用。李氏说："麻没后数日，若显此状，肺胃阴液竭涸，急应大剂甘凉滋济，误投石膏、黄连，死在反掌间矣。麻症宜用石膏者颇多，宜用黄连者极少，何也？石膏辛凉，尚含发散之义；黄连极苦极降，违反麻之本性，余不轻用此药。然遇麻出正盛时，偶兼呕吐、吐蛔等状者，则以酒炒黄连三几分佐之，每获特效。总之，医师临诊识症议药，不可先有成见，横拒胸中也"（《麻疹专论·麻疹正出慎用黄连石膏论》)。

(5)提倡疹后乳哺：李聪甫认为，麻疹发于胃，出于肺，郁蒸血液，散布皮肤。其发作时，通体内外如火焚灼。迨疹已出透，胃干，肺燥，血液耗，皮肤焦，津血不足以荣养。婴孩脏腑嫩脆，肌肉薄弱，若不济以濡养，俾早恢复常态，则其肺胃日枯，肌肉日瘦，便成疳疾虚羸。至于应如何维系濡养，李氏说："濡养维何？饭耶、鱼耶、豚耶、鸡耶？皆非也。婴孩脾胃消化之机能未充，饮食有节，方少受病。麻症后胃阴既伤，干饭硬菜尤不宜于入口，以致呆化胃机，制造积病，宜啜稀粥以养之。鱼、豚、鸡具属荤腻食品，大人脾胃弱者食之，尚虞吐泻腹胀之疾，何况婴孩病后耶？不特此类，即甜酸太咸之味，皆当禁戒，免其阻滞肺胃机能，而缠绵疾苦也。然则何以濡养？曰：'乳哺为婴孩唯一之滋养素'。李士材曰：'乳乃血化，生于脾胃，摄于冲、任。未孕，则下为月汛；既孕，则留为养胎；产后变赤为白，上为乳汁'。此造化玄微之妙，却病延年之品，且味甘性平，适合婴孩娇嫩之脾胃，故褓襁中得以资生者也。婴孩未满三岁，虽经断乳，在麻症以后，津血损涸，肺胃枯燥，得乳者而复原快，不得乳者恢复则难；体气较虚者，立见疳羸不起。欲谋恢复常态之速者，乳汁哺养极关重要，未可忽视也"（《麻疹专论·婴孩未满三岁麻后乳哺极关重要》）。

2. 形神学说为指导、脾胃学说为枢纽的整体论

李老认为人体生命活动依赖于形神的对立和统一，形神失调则疾病丛生，治法上要使"脏腑以调，经络以通，营卫以和，气血以流"，促使机体内外整体活动调节平衡。在形神合一思想指导下，李老指出要重视人与自然的息息相关性，四季更替、寒暑交叠、地理环境、天时运气，无不影响着人的形神变化，因此四季养生、地域养生的要点各不相同。形神合一在病因学说和诊断、治疗学说中都占有指导性的地位，反映了中医理论的整体观。而形神合一所形成的整体机能活动是以脾胃元气的升降为枢纽的。同为后天之本的脾胃，主体在胃，胃气旺盛与否，决定脾气的盛衰、宗气的强弱和营卫运行的畅阻。脾胃与其他四脏整体生理活动都相关。在数十年临床实践中李老总结出调理脾胃、协和脏腑、疏通经络、流畅气血、保存津液等治疗大法。

3. 益脾胃、调气血、保津液的治疗大法

李老认为气血津液奉养人身，全赖脾胃生化，因此益脾胃可以调气血，调气血可以保津液，三者兼顾，可以祛病固本。临床上李老对虚损久病的经验是"治病不愈，寻到脾胃而愈者颇多"，寻到脾胃，还须通达燮理升降之法。如治疗一男劳倦过度，喘促怔忡，面色无华，胸膈痞胀，噫气不止，肤痒麻痹，纳食不香，多方医治无效。李老采用从益脾胃入手，明辨清浊、阴阳之势的思路，认为是劳倦伤脾，脾阳不足，水气凌心，用辛开苦降法，引浊阴之气下达，甘温之品提絜脾胃，升清降浊，先用西党参、旋覆花、朱茯苓、佛手柑、炙甘草、姜半夏、广陈皮、煅赭石、西砂仁、枇杷叶、漂白术、姜竹茹、九节菖蒲七剂分化湿浊，再益气健脾，用西党参、炒枣仁、朱茯神、紫丹参、姜半夏、当归身、酒白芍、广陈皮、柏子仁、炙远志、麦冬、炙甘草20剂，即康复。

历史上对脾胃病的治疗李东垣重在升脾阳，叶天士擅长养胃阴，李聪甫则以"脾宜升则健，胃宜降则和"为立法依据。益脾阳以东垣补中益气汤为基础随证加减，养胃阴以叶天士养胃方为基础加减，重在辨证，不囿于成方。他指出脾胃久病，必及他脏，他脏受病，必累脾胃，新病乍起，防伤脾胃，久病绵延，先益脾胃，明辨升降爱你过，可调脾胃，温润缓图，以护脾胃。在益脾胃养气血时，李老提到"宜益气养血，不宜散气破血；宜理脾和胃以生血摄血，不宜戕脾伐胃以滞血止血"，在用药上多用通经活血类，如丹参、香附、益母草等，少用红花、三棱、莪术。止血多用白茅根、蒲黄炭，少用田三七、急性子。

李老认为"善理脾胃，当保津液，此在热病中尤为重要，保一分津液即存一分生机之说不谬。但是，保津液，须识燥湿之异，宣化之机"。保津液而宣化湿热方能顾护脾胃，有胃气则生，无胃气则死，这是生命的根本。

刘炳凡

生平简介

刘炳凡（1910—2000），湖南汨罗人，著名中医学家。湖南省名老中医，湖南省中医药研究院学术顾问、研究员、硕士生导师，全国名老中医学术继承导师。曾任中共湖南省第五届代表大会代表，湖南省第四、第五届人大代表，湖南省科委专家顾问委员会委员，湖南省科研系列高级评委会委员。

刘氏幼习文史，1926年拜长沙名老中医柳缙庭为师，专攻内科、妇科、儿科。20世纪50～60年代从事晚期血吸虫病的研究，深入疫区，积累了"晚期血吸虫病腹水辨证论治"的经验。70年代从事中医药治疗肿瘤的研究，总结出中医药对肿瘤辨证论治的规律。80年代初开始担任湖南省中医药研究院硕士研究生班班主任，伤寒、内经专业导师，并主持"抗衰延寿"课题的研究。根据马王堆出土文物竹简《养生方》精旨结合实践经验，研究出抗衰老新药"古汉养生精"。

刘老坚持理论与实践结合，提出"中医治病，首先治人"。主张通过调整机体的功能状态以提高免疫力，发挥自然疗能作用。临床注重脾胃和肾，尤重顾护脾胃，认为"只有资助后天，才能培养先天"。临证处方时时考虑脾胃是否胜药，胃气一败，百病难治。对疑难杂症注意健脾助化、益气养阴，配合活血化瘀、通络散结。总结出"归经汤""三藤汤""三参首乌汤""艾附汤"等临床效方。

医著简介

主要著作有参与编写《脾胃论注释》《金元四大医家学术思想之研究》，主编

《湖南省老中医医案选》1~3辑，主编高等中医函授教材《中医儿科学》，编著《脾胃学真诠》等。主要论文有《行气活血治则基本理论研究》（全国首届中医学术会议论文摘要选编，1979年）、《论治疗肿瘤宜察个体差异、因人以施治的经验》（《当代名医临证精华·肿瘤专辑》）等50多篇。

学术思想与临床经验

刘炳凡在脾胃学说方面研究成果卓越，代表作是与李聪甫合著的《脾胃论注释》，融汇个人临床心得的著作《脾胃论真诠》。对肿瘤病的论治也提出了具有中医特色的理论。

1. 重视脾胃的盛衰

刘氏治病重视脾胃的盛衰，因为脾胃居人体之中，主饮食水谷之运纳，是供给人体生命活动所需能量的内燃机，是维护生命活动的重要条件。刘老认为中医所说的脾胃是一个高度概括的功能概念，出了消化系统外，还涉及许多全身性功能范畴，如调节、代谢、免疫等，脾胃不仅是热能动力的源泉，而且是提高疗效，增强抗病能力和促进机体康复的重要因素。脾胃是一切活动的原动力，增强脾胃之气，有预防疾病、提高免疫力的作用。脾胃各有阴阳，东垣所言，重在健运脾阳，多用温燥升提。刘老认为饮食进入机体，必须经过胃的消磨腐熟，脾的吸收运化，才能发挥营养脏腑、百骸、五官、九窍的作用，而脾宜升则健，胃宜降则和，在调整脾胃用药时，刘老强调凡是脾胃湿胜者，宜温燥之药以去其湿，脾胃干涸者，宜清润之品以润其燥。

2. 辨清脾胃病内伤外感

刘老在实践中重视李东垣内外伤辨惑理论，运用在脾胃学说中，同样注意辨清内伤、外感。李东垣发明甘温除热法，创立治内伤发热的补中益气汤，但实际上临床常遇到外感中有内伤，如《伤寒论》中炙甘草汤所主之伤寒解后心动悸，内伤中有外感，如小建中汤所主之伤寒二三日心中悸而烦者。因此辨证既要分清矛盾主次，又要在处方用药上加以综合。

3. 知机审情、多向调节

刘老认为李东垣的脾胃学说特点是知机审情，多向调节。如补中益气汤包含药物 8 味，当归补血汤 2 味，而清暑益气汤有药 15 味，清燥汤药物 18 味，刘老认为这并不是用药驳杂，而是治疗分不同层次，不同药组。在论治疑难病时，刘老常根据双向性病理反应的性质、部位、层次及趋势的差异，配伍具有双向调节作用的复方，病性多交叉，用药就多调节。例如，滋阴与助阳同用，益气与活血并施，或是温补与清泄结合，升清与降浊并行，以纠正双向性病理反应，使得失衡的机体恢复动态平衡。刘老曾治一慢性舌炎患者，口鼻火热，渴饮温水，进食困难，下肢如踏冷雪，辨证后认为是肾虚火浮，治法应补肾益气，引火归元，方用生地、熟地、淮山药、枣皮、丹皮、茯苓、泽泻、菟丝子、牛膝、附片、炙甘草、芡实、金樱，采用大量甘温滋润、柔剂养阳之品，使"温之则浮焰自熄，养之则虚火自除"。

4. 师古不泥、药随病变

刘老注重继承发展前人的学术思想，但古方今病应药随病变。在调脾胃、助运化的学术思想基础上，刘老根据人的体质及疾病的主要特征，辩证地结合益气活血、养阴温阳法。即古人所言"小病治气血，大病治阴阳"之意。他常用化瘀通络的虫类药，如水蛭、地龙、蜈蚣、全蝎、僵蚕、壁虎、鼠妇等；喜用藤类药如常青藤、鸡矢藤、鸡血藤、夜交藤、银花藤、钩藤等。他注重通畅经络血脉，因为经络血脉为用药的载体，载体通畅则事半功倍。即使是寻常药品，刘老也很注意剂量、炮制、气味和合等，如水蛭气味腥臭容易反胃，用时佐以少量肉桂，既芳香制秽，又性温可中和水蛭咸寒。

5. 治疗肿瘤的四个关系

刘老研究了历代中医对肿瘤类疾病的治疗理论，提出肿瘤类疾病应注意四个关系：整体与局部的关系，机体素质与免疫的关系，共性与个性的关系，精神因素和自然疗能的关系。

按照中医整体观，治病既要注意形质，又要注意精神，形神兼顾，同时要避免"头痛医头，脚痛医脚"的局部观点。刘老曾治一脑部蝶鞍瘤患者，头痛、恶心、呕吐，烦躁便秘。认为是肝风上冒，肝邪犯胃，治宜平肝降胃，熄风通络。用丹参、首乌、生地、白芍、女贞子、墨旱莲、生赭石、珍珠母、广皮、竹茹、天葵子、蜈蚣、蛇蜕、紫草、牛膝、黄连等，体现上病下治，整体辨证的特点。

对肿瘤类慢性疾病，刘老认为保护脾胃的健运是第一要义，只有资助后天，才能培补先天，脾胃旺盛，全身自然调节，从而增强机体免疫能力。治疗肿瘤类疾病也要注意共性与个性，同样的疾病，治法中也有差异。曾治腹主动脉瘤患者，有脾肾阳虚、瘀血阻络证者，用温中助化、活血通络法，主以附子理中汤加减；有阴虚阳亢、冲气上逆、瘀血阻络者，用镇冲潜阳、活血通络法，用丹参、首乌、生地、白芍、赭石、龙齿、珍珠母、瓦楞子、海藻、水蛭、肉桂、地鳖等。

治疗肿瘤病刘老注意心理、社会因素的影响，主张加强精神医学和社会学的研究，对患者在药物治疗的同时注意精神上大加鼓励，保持情绪乐观。

6.治脾胃二十八法

刘老重视脾胃学说，总结了脾胃病治疗二十八法，包括调和营卫法、和胃疏肝法、和胃利胆法、养胃宁心法、养胃开结法、清宣温化法、益气宣窍法、调中疏导法、养脾宁肺法、甘温除热法、健脾升清法、健脾温肾法、健脾利湿法、健脾平肝法、健脾化痰法、健脾利水法、健脾解表法、健脾益气法、益气通络法、温阳通痹法、温肾健脾法、健脾补督法、健脾温肾变法、温中回阳法、补气统血法、补气升阳法、益气养阴法，益气托毒法，广泛治疗面神经麻痹、睑废、寒沙眼、颅咽管瘤、眩晕症、糖尿病、关格证、食道癌、雷诺氏病、卒中后遗症、结石病等。

夏度衡

生平与论著

夏度衡（1912—1992），湖南安化县人，著名中医学家。湖南省名中医，湖南省中医药研究院学术顾问、研究员、硕士生导师，全国名老中医学术继承导师。

夏氏 1932 年考入湖南国医专科学校，毕业后师从著名中医学家郑守谦三年，得蒙真传。此后独立行医，足迹遍及长沙、沅陵、耒阳、郴州、宜章、汝城一带。由于刻苦钻研，立足临床，疗效突出，深得患者好评。新中国成立后定居长沙，先后任长沙市立中医院门诊部主任，湖南省立中医院门诊部主任，内科主任，湖南省血吸虫病防治研究委员会委员，省血吸虫病防治办公室研究科副科长，湖南中医学院第一附属医院内科主任，内科教研室主任等。曾任湖南省人大代表，湖南省科协委员，湖南省卫生技术干部技术职称评定委员会委员，全国中医内科学会顾问委员会委员，湖南省中医学会副会长，湖南省医药局技术顾问。

夏老在医疗实践中博采众长，坚持结合临床实践研究中医理论，在"动静理论""肝胃理论"等方面积累了丰富的经验。

主要论文有《忌把湿证当虚治》《治风证宜辨动静》《溃疡病与肝胃百合汤》《原发性三叉神经痛的中医治疗》等，另外著有临证经验集《辨非室医稿》一书。

学术思想

1. 治病重调慎补

在长期的临床实践中，夏老认识到体虚与虚证应加以区分。体虚者易外感六淫，伤于七情，但来诊时未必是虚证。体虚之人多虚实夹杂之证，补药多能助邪、留邪，补之不当，反伤正气。因此治病应当慎补，切不可单凭患者体虚自诉，或迎合病家之好而随意滥施补药，延误病机，赖补药以生存，实为大忌。

夏老赞同张子和"有助于五脏者，均可谓之补，不必限于人参黄芪诸药"的说法，临证细心辨治，当汗则汗，当下则下，即使体虚久病，标急邪实之际，当攻则攻。如用荆防败毒散治疗表证误补导致神疲气短、纳呆呕吐案，桂枝去芍药家麻黄附子细辛汤治疗水肿案等。

2. 从动静中求阴阳平衡

这是夏老治疗疾病的又一大特点，他认为阴阳平衡是一种动态平衡，动态为动，平衡为静，动是绝对的，静是相对的，阳是主要的，阴是次要的，人体机能是主动的，物质是被动的。按照《内经》"阳密乃固"，"阴平阳秘，精神乃治"等说法，阳之太过与不及，即脏腑机能过亢与虚衰，是人体阴阳失调的主要病理，病证则是内脏机能失调的反映。在此基础上，夏老特别注重人体的阳气，注重辨别脏腑机能的正常与否，注重脏腑辨证的运用。凡机能过亢，均以折之，机能不足者，均以补之。补是针对脏腑偏颇而言，从脏腑之性，随脏腑所好即为补，如六腑以通为补等。夏老善于调整脏腑机能来调整阴阳，处方遣药以灵动见长，运用桂枝汤、苓桂术甘汤、芍药甘草汤、小柴胡汤、逍遥散等尤为活泼，运用动静理论治疗内风证更是独具心得。自拟四味芍药汤（白芍、生牡蛎、丹参、甘草）治疗头风（原发性三叉神经痛）等病证效果显著。

3. 调理脾胃，同疏肝木

通过调整脏腑机能来使人体阴阳平衡，是夏老治病一大特色，脾胃为脏腑气机升降出入的枢纽，但是脾胃离不开肝的疏泄作用，肝脾胃在生理作用上密切相关，一旦发病，又多相互影响。肝失疏泄，则横逆犯胃，脾胃受损，运化失司，则肝失滋养而疏泄失常。"后天脾胃难离肝"是夏老常常提到的见解，理脾胃不忘疏肝木，是夏老治病又一特色。他说《脾胃论》中用药不离柴胡、升麻、羌活、防风之类，是通过升发少阳肝胆春生之气来升脾阳、降胃浊，是东垣肝脾同治思想的经验之见。夏老治脾胃常佐以治肝，治肝胆常辅以治脾，相得益彰，他自拟"肝胃百合汤"，治疗胃脘痛等病证，效果显著。肝胃百合汤药仅七味，却综合了百合汤、丹参饮、小柴胡汤、金铃子散、颠倒木金散等方之意，选用柴胡、黄芩、百合、丹参、乌药、川楝、郁金，疏肝、清胃、活血。此方注意到了温补伤胃，滋腻碍脾，因此重用百合、丹参清轻平补之品，益气调中，生血养胃阴，诸药相合，不燥不腻，标本兼顾。

4. 遣方用药，细辨三宜

夏老在治病时常说徐灵胎《病同人异论》不可不读，因时、因地、因人制宜，非但不能忘，而且要细辨。如他运用中成药治感冒，冬春常选参苏丸、九味羌活丸、宣通理肺丸，长夏选用藿香正气水，秋季用银翘解毒丸、桑菊感冒片等，均因时制宜。在诊病时注重询问患者的居住地、气候环境等，如治一矿工受寒感冒，咳嗽半年不解，详询后得知患者长期井下作业，认为寒湿渐积于内，表寒与里寒并作，随用五积散解表散寒，温中除湿，半月而愈。

谭日强

生平简介与医著简介

谭日强（1913—1995），湖南湘乡人。湖南省名中医，湖南省中医药研究院学术顾问、研究员、硕士生导师，全国名老中医学术继承导师。8 岁开始读书，17 岁从师学习中医，遍读中医古籍，如《药性赋》《汤头歌诀》《濒湖脉诀》《医学三字经》《本草备要》《医方集解》《伤寒论》《金匮要略》等书。继之随师临证实习，并参看《时方妙用》《医学实在易》《医学从众录》等书。因其师崇拜陈修园，故所选的参考书，多为陈修园编著。三年学徒期满后，曾在乡兼任小学教师，并利用课余时间，阅读中医书籍，为乡邻戚友义务应诊。

1934 年谭日强考入湖南国医专科学校。该校名医荟萃，如中医耆宿吴汉仙、孙鼎宜、郑守谦、刘益生、罗振湘、王松如、易南坡、刘裁吾等，均在该校执教，为谭氏的深造提供了极好学习机会。经过三年的勤奋学习，他以优异的成绩而留校工作。

1929 年 3 月，国民党中央卫生委员会通过了"废止旧医以扫除医事卫生之障碍案"，不准中医办学校、设医院。1937 年 2 月，值国民党在南京召开第五届三中全会之际，湖南中医界乃推派吴汉仙、谭日强为代表，进京请愿，迫使国民党达成了两项决议：一是政府对于中医应列入教育学制系统；二是政府应实行中西医待遇平等。抗日战争爆发后，长沙常被敌机轰炸，谭氏被迫离开长沙，辗转于湘西、湘南等地，对治疗各种急性传染病，取得了较好疗效，深受群众欢迎。1941年，受聘于湖南省地方干部训练团中医组，担任传染病教学，教材，积稿盈尺，颇得同道好评。

1945 年 8 月，抗日战争胜利结束，谭氏返回长沙，在湖南省卫生处任职，并先后当选为长沙市中医师公会理事、湖南省中医师公会理事。其时，善后救总署湖南分署拨给卫生系统一批救济物资，由省卫生处掌握分配。各西医院校均获得大量救济物资，然湖南国医院与湖南国医专科学校，却得不到救济。省中医师公会鉴于省卫生处轻视歧视中医之顽固立场，乃推郑守谦、易南坡、谭日强等，组织发动省会中医从业人员一千多人，1947 年 3 月 17 日向省政府请愿，并到省卫生处和善救总署湖南分署游行示威。省卫生处处长龙伯坚迫于形势，结果勉强拨得救济物资 20 吨，用以恢复国医院，并将院址移建于长沙市北区保节堂街张公祠（张公祠，据长沙县志记载，即汉长沙太守张仲景的祠堂）。谭氏为此事艰苦奋斗，而自感欣慰。

新中国成立后，谭氏于 1950 年参加了由省卫生厅举办的中医进修班学习，该班教的全是西医基础课，却对后来参加中西医会诊帮助很大。1952 年湖南国医院由长沙市人民政府接管，改为长沙市立中医院，谭氏负责病房和院外会诊，并制定了一整套中医院的规章制度。次年湖南省中医进修学校成立，谭氏兼任中药和方剂教学。1954 年市立中医院改为湖南省立中医院，仍继续留院工作。时值长沙地区乙脑流行，在从事乙脑防治工作中，取得了很好的疗效，后在《中医杂志》1957 年第八期发表了题为《中医对流行性乙型脑炎的认识和治疗》的论文。1956年谭日强被评为省、市先进工作者，并加入了中国共产党，被提升为省立中医院副院长。次年湖南省中医药研究所成立，与省立中医院、省中医进修学校三位一体，统一领导，谭氏均任副职，分管医疗工作。先后撰写了《伤寒六经证治纲要》及有关疟疾、高血压、胃与十二指肠溃疡等病症的论文，经省卫生厅采用印发全省各地作为中医业务学习资料，并编撰了《常见病辨证分型论治》。1958 年再次被评为省、市先进工作者。

1960 年，湖南中医学院正式成立，谭氏被任命为副院长，负责教学工作，并带领有关教学人员到江西、浙江、上海、南京、武汉等地进行考察，制订了教学具体实施方案。在担任日常教务行政工作之余，还定看特约门诊，总结了急性黄疸型肝炎从阳明胃治，慢性黄疸型肝炎从太阴脾治，无黄疸型肝炎从厥阴肝治，肝硬化由于肝细胞变性，纤维组织增生，应从疏肝软坚、活血通络为治的规律。并研制了治疗慢性肝炎、早期肝硬化的疏肝理脾丸，对169例慢性肝炎临床观察，总有效率为91.8％。1962年撰写了《传染性肝炎的辨证治疗》一书，由湖南科学技术出版社出版。尔后又撰写了《金匮要略浅释》，于1981年9月由人民卫生出版社出版。

谭氏经治的冠心病患者较多，认为冠心病的致病因素，与"过食肥甘""思虑过度"有关。由于脾失健运，聚湿生痰，痰湿凝滞，阻碍气机，影响血流不畅，终致心脉瘀阻，心肌失养而成本病。并研制了冠心通络丸，并对其中记录资料较完整的40例进行了总结，总有效率为88.5％。其总结报告刊于《湖南医药杂志》1977年第四期。1975年在巡回讲学中编写的《临床常见痰证的治疗》讲稿，刊于《湖南医药杂志》1976年第五期。

20世纪80年代谭氏负责湖南中医学院科研工作，并自选了中西结合治疗再生障碍性贫血的研究课题。认为本病属于祖国医学的"虚劳""亡血"范畴，与脾、肝、肾的虚损密切相关，按心脾两虚，心肝两虚进行分型治疗。心脾两虚型，主用归脾汤加驴胶、花生红皮；兼肾阳虚者加补骨脂、鹿角胶之类。心肝两虚型，主用一甲复脉汤加桑葚、女贞、旱莲、炒枣仁；兼肾阴虚者加胎盘粉、龟板胶之类。经29例再障的治疗观察，其中治愈11例，缓解7例，进步4例，无效7例，有效率为76.7％，其观察报告，刊在《中医杂志》1982年第九期发表。

湖南中医学院自1979年招收研究生以来，谭日强担任硕士生导师，培养了数十名研究生。1973年为了感谢党的关怀，自愿将组织上补发"文革"初期扣发的工资1100多元全部缴作党费。1978年先生受聘为中国人民解放军一六三医院中医顾问，湖南省医药局顾问，同时兼任《湖南医药杂志》副主编。先后当选为中华全国中医学会第一、第二届理事会理事，中医学会湖南分会副会长、顾问组副组长，湖南省第五、第六届人大常委会委员。1979年8月晋升为湖南中医学院教授。

80年代以来，谭老先后任湖南省第五届人大常委、中华全国中医学会理事、全国中医学会湖南分会副会长等职。他一生从事中医事业 50 余年，中医学术造诣深厚，擅长内科、妇科和儿科。对冠心病、血液病、流行性乙脑及痰证等研究颇多，在湖湘中医界德高望重，成就卓越。

学术思想与临床经验

1. 注重中医经典学习，遵古不泥

谭老 17 岁开始习医，研读中医经典颇有心得，认为经典类书籍初读枯燥无味，但临证日久，经典奥旨融会贯通，治疗常可得心应手，因此对中医基础理论典籍必须认真钻研，研究经典理论切不可单纯堆砌古人的注释，应结合个人心得，剖析古人的原意，有所发挥。谭老所著《金匮要略浅述》一书，对金匮条文逐条勘验，解析字句，对条文做了提要、释义、方解，并加按语，每个方剂都结合临床经验进行评论，提出补正意见，重点在于阐发经典，以启后学。

对古人的训导，谭老主张遵古但不泥古，如将《伤寒论》"寒热"症状结合人体生温和放温机制列为六种类型：表寒里无热证型，是放温功能减退，生温功能正常，用麻黄汤；表热里无热证型，是放温功能亢进，生温功能正常，用桂枝汤；表寒里热证，是放温功能减退，生温功能亢进，用大青龙汤；表热里热证，是放温功能、生温功能均亢进，用白虎汤；表寒里寒证，生温、放温皆减退，用麻黄附子细辛汤；表热里寒证，放温亢进，生温减退，用桂枝加附子汤。

2. 治疗因地制宜，注意气候

谭老注意疾病的地区性差异，学习外地经验也要结合本地条件。如 1956 年湖南乙脑流行，但使用石家庄治乙脑的推广经验，疗效不显著。谭老根据湖南气候暑湿渐盛的特点，认为患者临床以湿热证为主，少有燥热现象，力主重用清热化湿，最终取得较好效果。谭老在诊病时常注意天时气候，知变应变。如湖南春夏之交，阴雨连绵，素体阳虚、气虚者，最易为湿浊所困，阳气不能升发，则怠惰嗜卧，头昏体重，四肢酸胀，纳谷不香，消化不良，检查又难以有阳性发现，谭老用东垣升阳益胃汤，升阳除湿，常有佳效。

3. 因人制宜，注意体形

谭老非常注意患者的体形，认为从体形可以判断患者的体质，如高血压患者，体形肥胖者以痰热内蕴、风阳上扰者多见，自拟钩菊温胆汤加减；体形清瘦者以肝肾亏虚、肝阳上亢多见，自拟滋肾柔肝汤。治疗方法上注重"肥人多痰，瘦人多火"，又结合八纲辨证、脏腑辨证综合权衡。又如冠心病，好发于肥胖人，即为肥人多痰湿，患者多食膏粱厚味，肥甘之物，脾气阻滞，渐生痰湿。且脑力工作者多冠心病，思虑伤脾，脾虚生痰。谭老将冠心病病机概括为"痰凝－气滞－血瘀－阻络"，重点是痰瘀夹杂之证，化痰除瘀同治，自拟"冠心通络丸"（丹参、杏仁、旋覆花、蒲黄、五灵脂、琥珀、茜草、法夏、茯苓、陈皮、瓜蒌实、薤白头），深受患者欢迎。

4. 注重辨证，以主症为核心

谭老认为每个中医证型都有1～2个典型的症状，认清主症是辨证论治是否成功的关键。主症描述必须特点明确、界限分明，如月经不调的辨证，谭老抓住经期、经量、经色、经质四个指标，分成十个分型，血热妄行与气虚不摄型均见月经提前，量多，但前者色深质稠，后者色淡质薄；肝郁化热和阴虚内热均见月经提前量少，但前者行而不畅夹杂血块，后者色红而质清。又如感冒一般分风寒、风热、夹暑、夹湿等型，谭老却以主症来分型，头身痛为主用羌活胜湿汤或川芎茶调散，偏热用九味羌活汤，咳嗽为主用麻杏参苏饮或金沸草散，胃肠症状明显用藿香正气散或六和汤，三阳合病用柴葛解肌汤，素体阴虚用七味葱白汤。

5. 中西互参，西为中用

谭老学习过西医基本知识，认为西医也可为中医所用，但必须立足中医的理法方药，辨证论治。如肝硬化腹水，结合西医知识，水在腹腔，为肝失疏泄，脾不运化，络脉瘀阻，水湿内蕴，应疏肝理脾，行气活血，祛瘀通络。自拟疏肝理脾丸（当归、柴胡、白芍、枳实、青皮、鳖甲、茅根、茜草、地龙、内金、五灵脂，加猪肝粉制丸），自制投产以来生产数5万千克，受益者不计其数。又如西医认为再生障碍性贫血发病机制在于骨髓不能生血。有人因中医生血机制在肾，因而主张使用补肾的方法，但临床效果并不好。谭老认为再生障碍性贫血的特点是贫血与出血同时出现，应用中医心主血、脾统血、肝藏血等理论指导，分心脾两虚和心肝两虚两个证型，分别用归脾汤、一甲复脉汤等加减治疗，缓解率较高。

欧阳錡

生平简介

欧阳錡（1923—1997），字子玉，湖南衡南县人。湖南省中医药研究院研究员，全国著名中医内科专家和中医辨证理论方法研究专家。

新中国成立初期，欧老由湖南行署选为出席全国第一届中医会议的代表，受到党的中医政策鼓舞，热爱中医，执业勤勉。1953 年起，先后担任衡南县中医院院长，衡阳地区中医进修班专职教师，湖南省中医药研究所文献研究室主任、临床研究室副主任、代所长，曾被推选为湖南省第四届政协委员、湖南省第六届人大常委、中华全国中医学会常务理事及中医基础理论研究会副主任委员、湖南省中医学会副会长、湖南省医学辨证法学会委员、湖南省科技专家顾问委员会委员等。

欧老在学术上建立了"三纲鼎足，互为纲目"的辨证体系，提出了临床病证结合的思想，总结了辨别疑难杂症的三大关键。"求衡论""常变论"是他多年经验的总结，曾将"求衡是中医临床思维的核心"和"气的理论探讨"等专题思想带到泰国、日本等地进行学术交流，受到国内外专家的高度评价。

多年来欧老出版的专著有《内科辨证学》《伤寒金匮浅释》《中医内科证治概要》《证治概要》《杂病原旨》等，承担卫生部重点科研项目"中医病名诊断规范化研究"，主持完成了"湖南省中成药开发远景规划研究"项目。

学术思想

1. 三纲鼎足，互为纲目的辨证体系

欧老重视辨证的准确性，中医辨证理论方法研究为其研究方向。20世纪50年代，欧阳锜先后出版了辨证研究专著《内科辨证学》《中医内科证治概要》等书，对历代医家内科辨证理论与方法进行了系统的总结。在临床实践中，欧老发现，凡病情单纯、证候典型者，运用古代医家各种辨证方法多较容易，而病情复杂、隐蔽，或牵涉多方面，或病情变化处于转折关头的证候，则多不典型，传统方法辨证较难处理，而辨证不清，势必舍本逐末，治疗失误。欧老反复研究《矛盾论》等哲学方法论著作，逐渐认识到历代名医对复杂疑难病症，善于明辨主次。一旦抓住主要病变，集中解决主要问题，则其他枝节问题随之而解。因此辨证要分清主症和次症。辨证的三大关键是：病势的轻重缓急，发病的前因后果，证象的真假异同。从思维方法学角度提出主症、次症和辨证三大关键的论点，为欧老三纲鼎足、互为纲目辨证体系提供了理论核心。

欧老认为古人的辨证方法适用于不同疾病，六经辨证、三焦辨证、卫气营血辨证侧重辨五气为病，脏腑经络辨证法适合脏腑主病，血水痰食辨证法侧重于辨邪留发病。这就是疾病表现的三大类型，即三纲鼎足。掌握了这三大类型和各种证候的相互关系，就能提纲挈领，纲举目张。欧老根据临床常见疾病，将疾病分为三个类型，二十一个纲领证，这些研究成果即"三纲鼎足互为纲目的辨证体系"，发表于20世纪80年代的专著《证治概要》中。后来欧老承担了国家卫生部重点项目"中医病名诊断规范化研究"，对中医病、证、症三者的概念及相互关系进行了系统研究。

20世纪末，欧老进一步明确了三纲二十一证的纲目关系，认为各证不是平行的两个层次的关系，而是互为纲目的关系，他出版的《中医临证思维》一书，提出"三纲鼎足、互为纲目的结构模式"，使中医辨证体系进一步发展和完善。在多年病证研究的基础上，他将三类疾病常见的101个证候的概念，证方组合的内在结

构，与其他类似证候的鉴别，辨证标准与要点，证病结合用药等，进行了整理，在70诞辰之际出版了《证病结合用药式》，对促进中医学术与临床的发展做出了重要贡献。

欧老的辨证体系使中医辨证更有科学性、系统性，掌握起来更加容易。如五气为病大纲下，分为五证：风证、热证、湿证、燥证、寒证。脏腑主病大纲下，分为十证：肝证、心证、脾证、肺证、肾证、胆证、小肠证、胃证、大肠证、膀胱证。邪留发病大纲下，分为六证：痰证、饮证、水气证、瘀血证、食积证、虫积证。三纲与所属各证，相互影响，相互依存。疾病的症状虽然错综复杂，但彼此间有密切的关系，都不外是三纲二十一证的交错。

2. 求衡论

欧老从《黄帝内经》阴平阳秘、亢害承制理论领悟到，人体保持动态平衡的重要性。内经求衡理论以阴阳、五行学说为基础，阴阳学说突出保持动态平衡的重要性，五行学说指出了人体内外环境和人体内部的复杂变化关系，揭示了人体多方面、多层次的不平衡现象。欧老认识到由于动态平衡，动是绝对的，静是相对的，在动的过程中出现某种变化，这种变化存在着量变到质变的积累。事物运动变化是永恒的，人体是永恒变化中的平衡。在正常情况下，人体有自我调节、恢复平衡的本能。疾病就是平衡关系的破坏，表现为阴阳偏盛，脏腑组织失调。在临证中欧老善于运用求衡论来诊治疾病，掌握了患者的各种病情资料后，从疾病的性质、病位来研究不平衡的所在，从而采用寒、热、抑、举、补、折等治法，根据药物的气味选择组方。

临床上若病情单纯，证候典型，平衡失调现象明显，则可以用正面、直接的平衡协调办法。若病情复杂，症状不典型，失衡不明显，现象与本质不一定一致，则要采用间接的、反面的平衡协调的方法，即"逆者正治，从者反治"思想的体现。对病情复杂的疑难杂症，更需要细心辨证，去伪存真，找到真正的不平衡所在。欧老将求衡的方法分为四种：正面求衡、直接求衡、反面求衡、间接求衡。正面求衡法适用于寒热、虚实比较典型的症候，如伤寒病恶寒发热，寒是真寒，热是真热，外寒温散，内寒温补，外热苦寒清热，内热甘寒养阴，基本治则都是以寒治热，以热治寒。直接求衡法，适用于上下、表里部位典型的病症，可采取上病治上，下病治下，上虚补上，下虚补下等方法。反面求衡法适用于寒热、虚实有假象的病症，如阳盛格阴，阴盛格阳，表象和本质不一致，只能反面求衡，抓住真正本质。间接求衡法见于症见于此、病发于彼的证候，如中气不足，溲便为之变的病症，就是病在中焦，症见下焦，必须间接求衡，抓住中气不足的关键，调理中气为主。间接求衡是建立在脏腑相关理论基础上的。

临床上欧老还根据失调的比例多少来重新协调平衡。如寒热夹杂应按寒多热少或热多寒少证来区分，虚实夹杂应分因虚致实或因实致虚证，不平衡的比例决定了立法、用药的不同。两证并见，后证依存于前证的，治疗不必兼顾，如肝旺乘脾，疏肝自然脾运；病在两处，相互影响，但不依存的，才需兼顾，如肝脾同病，既要疏肝，又要补脾。

3. 常变论

人体病变是阴阳消长、正邪斗争的结果，但证候的确立是疾病处于相对静止阶段观察诊断的结果，而且临床非典型证候更常见。辨证既要掌握常规，又要知常达变，不墨守成规。变化有量变和质变，辨证就要掌握量变定量和本质转换的关键点。欧老在知常达变诊断疾病时，提出要注意两点：主症在证候中的地位和分量，主症的变化揭示证候质量变换的关系。这样才能准确摸清疾病的动态变化，找到矛盾的关键。

4. 病证结合的临床思维方法

欧老认为病证结合是中医临症思维和理论思维的重要方法，但历代医家只是不自觉地运用这种思维，没有上升到方法论的高度。欧老五十余年来研究病证结合的源流，使该研究思路在实践中得以不断完善。病证结合研究首先必须明确病、症、证的区别与联系，其次要揭示每一种或每一类病证之间的相互关系及组合规律。每种疾病都有基本症状，证候是某些症状的组合，体现疾病的阶段性。疾病是病变全过程的概括，证候是疾病某个阶段的本质表现，病分多种病证，体现为主症的组合变化，辨证要从主症入手，通过主症变化摸清各证的传变关系，揭示疾病的本质规律。

　　病证结合思维方法的运用中要注意：首先摸清某种疾病特殊本质决定下的几种证候，排除不是必然联系的证候；其次分析证与证之间的联系与界线；总结各证的主症特点、组合规律；通过"证方对应"的实践来检验有效性；从辨证用药的"量效关系"来发现有效药物，提高疗效；最后还可探讨各证与疾病检查指标的相关性。

　　病证结合的诊疗方法对有效控制危重疾病，减少误治，开发新药，提高疗效具有重要的作用。临床上欧老治疗高血压病时，采用病证结合研究方法，搜集大量病案资料进行分析，确定了病位在肝，日久及肾的病机特点，划分出肝气郁结、肝火上炎、肝阳上亢、肝风上扰、肝肾阴虚等证型，认为后三种证型占 70％以上。因此平肝熄风，养阴柔肝为治疗的基本原则。

往事如碑

神农遍尝百草葬炎陵

神农其人

神农，一说及炎帝，又称神农氏，是我国上古时代杰出的部落首领，农耕文化的创始人。据史籍记载：炎帝神农氏"生于厉乡，所谓列山氏也""长于姜水，因以为姓，火德王，故曰炎帝""崩葬长沙茶乡之尾，是曰茶陵"。即今湖南省株洲市炎陵县鹿原陂。他始作耒耜，教民耕种；遍尝百草，发明医药；日中为市，首倡交易；治麻为布，制作衣裳；弦木为弧，剡木为矢；作陶为器，冶制斤斧；削桐为琴，练丝为弦；建屋造房，台榭而居。炎帝为缔造中华古国最早的文明，为发展社会生产力，为中华民族的繁荣昌盛做出了不可磨灭的贡献。几千年来，炎帝神农氏与黄帝轩辕氏一道被尊为中华民族的始祖，受到普天下炎黄子孙的世代钦敬。

1. 遍尝百草，宣药疗疾

远古时期，百姓以采食野生瓜果，生吃动物蚌蛤为生，腥臊

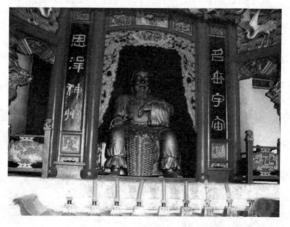

神农像

恶臭伤腹胃，经常有人受毒害得病死亡，寿命很短。炎帝神农氏为了"宣药疗疾"，救夭伤人命，以使百姓益寿延年，他跋山涉水，行遍三湘大地，尝遍百草，了解百草平毒寒温之药性。为找寻治病解毒良药，他几乎嚼尝过所有植物，"一日遇七十毒"。神农在尝百草的过程中，识别了百草，发现了具有攻毒祛病、养生保健作用的中药。由此令民有所"就"，不复为"疾病"，故先民封他为"药神"。炎帝神农氏终因误尝断肠草而死，葬于长沙茶乡之尾。

2. 药典巨著，恩泽万代

经过长期尝百草发明了药草疗疾，炎帝神农悟出了草木味苦的凉、辣的热、甜的补、酸的开胃。他教民食用不同的草药治不同的病，先民因病死亡的也少多了。为"宣药疗疾"还刻了"味尝草木作方书"。这便是人类医学科学的发端，神农亲验本草药性，是中药的重要起源。这一过程经历了漫长的历史时期、无数次的反复实践，积累下来许多药物知识，被篆刻记载下来。随着岁月的推移，积累的药物知识越来越丰富，并不断得到后人的验证，逐步以书籍的形式固定下来，这就是《神农本草经》。《神农本草经》成为中国最早的中草药学经典之作，后世本草著作莫不以此为宗，对中医药的发展一直产生着积极的影响，并逐步发展丰富，形成了如今世界闻名的中医药宝库。

3. 旷世经典，仍为今用

《神农本草经》阐述了药物的三品分类及其性能意义，药物的君臣佐使及在方剂配伍中的地位和作用，药物的阴阳配合、七情合和、四气（寒、热、温、凉）五味（辛、甘、酸、苦、咸）、有毒无毒、药物的采造、药物的煎煮法、药物与病证的关系等，至今仍是临床用药的法规准则。书中记载的365味中药，每味都按药名、异名、性味、主治病证、生长环境等分别阐述，大多数为临床常用药物，朴实有验，至今仍在习用。千百年来，它作为药典性著作，指导着海内外炎黄子孙应用药物治疗疾病，保健强身。

炎帝陵

1. 炎帝陵地理位置

炎帝神农氏"生于烈山"而"长于姜水",葬于"长沙茶乡之尾"即现在湖南省株洲市炎陵县的炎帝陵。晋代皇甫谧所著的《帝王世纪》记载:炎帝神农氏"在位一百二十年而崩,葬长沙"。宋代罗泌所著的《路史》记载:炎帝神农氏"崩葬长沙茶乡之尾,是曰茶陵,所谓天子墓者"。王象之编著的南宋地理总志《舆地纪胜》记载更为具体:"炎帝墓在茶陵县南一百里康乐乡白鹿原。"在王象之写这部地理总志时,炎帝陵尚在茶陵县内。

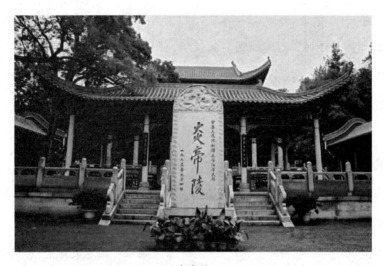

炎帝陵

茶陵县是在汉高祖五年,即公元前 202 年,因茶乡之鹿原陂有炎帝之陵,而以陵名县。茶陵,是因炎帝神农氏在这里种茶及安葬在这里而得名的。在王象之编写这部地理总志不久,即宋宁宗嘉定四年(1211 年),朝廷将茶陵县的康乐、霞阳、常平 3 个乡分出来,建立酃县,自此,炎帝陵就在酃县了。宋元丰三年(1080 年)书成,宋元丰八年(1085 年)颁布的北宋官修地理总志《元丰九域志》关于随州、凤翔府、潞州、衡州的"古迹"条目的记载是这样的:

(1)随州:季梁庙,按:春秋随之贤臣也,使随侯修政,楚不敢伐。神农庙,在厉乡村,《郡国志》云:厉山,神农所出。厉山庙,炎帝所起也。断蛇丘,随侯见蛇伤,以药傅之,蛇后衔珠以报,即此地。溠水,《左传》:楚人除道梁溠,营军临随涢。汉光武宅。春陵古城。隋文帝庙。涢水。

—— 《附录:新定九域志(古迹·卷一)》

（2）凤翔府：邰城，《续汉志》：弃封于邰，徐广曰今斄乡是也；又云郿之斄亭。宝鸡，本秦之陈仓。《三秦记》曰：秦武公都雍，陈仓城是也。西虢，周虢叔所封，是曰西虢。岐山。杜阳山，《诗谱》曰：周原者，岐山阳地，属杜阳，地形险阻而原田肥美。太白山。陈仓山。古骆谷道。郿坞，董卓筑。汧水。磻溪，即太公垂钓之所。上公明星祠，黄帝孙舜妻育冢祠，见《汉书志》。仓颉庙。吕望祠。三良冢。

——《附录：新定九域志（古迹·卷三》

（3）潞州：长子城，丹朱所筑。黎侯亭，在黎侯岭上。黎侯城，《书》：西伯勘黎。是也。古褫亭，《汉书·志》云：铜鞮有上褫亭，下褫聚。长平关，即秦白起坑降卒处。壶关。羊肠阪，见《汉书·志》。抱书山，出道书《福地记》。三峻山，有庙。浊漳水，出长子西，见《水经》。潞水，冀州之浸，见《水经》。古余吾城，汉县也。神农庙，有神农井，神农得嘉谷之所，见《地形志》。唐明皇旧宅。潞子庙，春秋时潞子婴儿也。豫让庙。关龙逢庙。冯亭墓，有庙，即韩上党太守冯亭也，见《史记》。冯奉世庙。

——《附录：新定九域志（古迹·卷四》

（4）衡州：岣嵝山。酃湖。古酃县城。云阳山。后汉蔡伦宅。炎帝庙及陵。罗含墓。杜甫墓。

——《附录：新定九域志（古迹·卷六》

上述的史籍记载中，只有衡州条目里有炎帝陵的记载。这说明：宋以前史籍所记载的炎帝陵，只此一处。酃县炎帝陵葬的是哪一位炎帝呢？皇甫谧在他的《帝王世纪》中说得十分明白："《易》称庖牺氏没，神农氏作，是为炎帝。炎帝神农氏，姜姓也。……长于姜水。……位在南方。……又曰本起烈山，或称烈山氏。……自陈营都于鲁曲阜。……在位一百二十年而崩，葬长沙。纳奔水氏女，曰听夭，生帝临魁，次帝承，次帝明，次帝直，次帝厘，次帝哀，次帝榆罔。凡八世，合五百三十年。"在这里，皇甫谧是讲得明明白白的：葬在长沙（今炎陵县）炎帝陵的是第一代炎帝。之后《补史记·三皇本纪》《路史》等诸史籍均持此说，未见史籍中有其他说法，亦未见有史籍对此提出异议。

2. 炎帝陵殿建置沿革

炎帝陵位于湖南省株洲市炎陵县鹿原陂。这里洣水环流，山峦叠翠，古树参天，景色秀丽。因此，自古以来，这里的老百姓称鹿原陂为"炎陵山"，又叫"天子坟""皇山"。有关炎帝神农氏崩葬鹿原陂的历史，《酃县志》记载，西汉已有陵。西汉末年，绿林赤眉军兴，邑人担心陵墓被盗，遂将陵墓夷为平地。唐代，佛教传入，陵前建有佛寺，名曰"唐兴寺"，至五代荒落。以至晋代皇甫谧作《帝王世纪》和唐代司马贞作《史记补三皇本纪》，都只知炎帝葬长沙，而不知其确切位置。所以西汉之后宋代以前，鹿原陂炎帝陵既无陵庙，更无修葺活动。

宋王朝建立后，宋太祖赵匡胤奉炎帝为感生帝，遂遣使遍访天下古陵，于乾德五年（967 年）在茶陵县南 50 千米之康乐乡（今塘田乡）鹿原陂觅得炎帝陵墓，"爰即立庙陵前，肖像而祀"。同时，诏禁樵采，置守陵五户，专司管理陵庙职事。据罗泌《路史》记载，宋代时，炎帝陵附近尚存古墓二百余坟，均为炎帝神农氏后妃亲宗子属之墓葬。可见当时的炎陵山已经成为炎帝"神灵栖托之幽宫"。令人遗憾的是，这些古墓，除炎帝神农氏之墓现在还保留完好之外，其余二百余坟已荡然无存了。

炎帝陵自宋太祖乾德五年建庙之后，迄今已有千余年历史，随着历代王朝的兴衰更替，炎帝庙也历尽沧桑，屡建屡毁，屡毁屡建。

宋太宗太平兴国年间（976—983 年），朝廷将事官虑炎帝陵地僻路险，舟车不便，奏请将炎帝庙迁至茶陵县城南，宋太宗诏许，即移鹿原陂炎帝庙于茶陵县城南 2.5 千米处。此后凡 200 余年，朝廷官府祭祀炎帝神农氏的活动，均在茶陵县城南炎帝祠庙进行，鹿原陂炎帝庙几近湮没。宋孝宗淳熙十三年（1186 年），衡州守臣刘清之鉴于炎帝陵不建炎帝庙，反而保留唐代的佛寺，于是奏请朝廷，移庙陵侧，废陵前唐兴寺而重建炎帝庙。孝宗诏许。从此，炎帝庙又在鹿原陂恢复了本来面貌。淳熙十四年（1187 年），天下大旱，宋孝宗诏衡州府修葺炎帝陵庙，祈雨禳灾。

宋宁宗嘉定四年（1211 年），析茶陵县之康乐、霞阳、常平三乡置酃县。此后，炎帝陵所在地鹿原陂即属酃县境地，隶衡州府管辖。至淳祐八年（1248 年），湖南安抚使奏请朝廷为炎帝陵禁樵牧，设守陵户事，再次奏请修葺炎帝陵庙。宋理宗诏许，即对炎帝祠庙进行了一次大的修葺。

宋代以后，蒙古族入主中原，建立元朝。在元代近百年间，朝廷只有祭祀炎帝陵的活动，而未有诏修炎帝陵庙的记载。

到了明代，有关炎帝陵庙的修葺，史书记载颇详。较大规模的修葺有三次：第一次是洪武三年（1370年），明太祖朱元璋即位后，诏命遍修历代帝王陵寝，"发者掩之，蔽者葺之"，由此炎帝陵庙也得到了一次全面修葺。翌年修葺竣工，旋遣国史院编修雷燧来炎帝陵告即位致祭。第二次是嘉靖三年（1524年），由酃县知县易宗周主持。这次重修是在原庙旧址上拓宽兴建。新庙的建筑格局为：主殿名"圣容殿"，殿内塑炎帝神农氏祀像，殿外建一高阁，宽敞如殿。阁下为陛道，中为丹墀，纵横数丈。东西庑各三间，前列三门，四周建有垣墙。墙内有大道绕阁，沿墙行可以直达殿后陵寝。整个殿宇陵寝连成一体，基本上改变了旧庙原貌。第三次是万历四十八年（1620年）。此次修葺距前已有百余年历史，炎帝陵庙久经风雨剥蚀，日渐颓坏。酃县县令目睹庙宇日非，恻然伤感，于是派人于路旁募款，发起整修。新庙规模因循旧庙，但庙貌大为改观。东阁学士吴道南撰有《重修炎帝陵庙碑》，记载了这次修葺盛举。

清代对炎帝陵庙的修葺，据《酃县志》和《炎陵志》记载，比较重大的有4次。

清世祖顺治四年（1647年），南明将领盖遇时部进驻炎陵，屯兵庙侧，蹂躏无忌。士兵拆陵殿木板搭盖营房，肆意砍伐陵殿周围树木，炎帝陵庙惨遭破坏。之后，官民士绅及时进行了补葺，但由于战乱频仍，资金缺乏，修葺未能完善。"乱后井虚无古木，春来俎豆有神鸦"，形象地反映了炎帝陵庙当时劫后余生的景象。康熙三十五年（1696年），清圣祖玄烨遣太仆寺少卿王绅前来炎帝陵告灾致祭。王见陵庙栋宇损坏严重，入告于朝，奏请修葺，康熙准奏。由酃县知县龚佳蔚督工，整修一新，但是未能恢复前代旧貌。

雍正十一年（1733年），知县张浚奉文动用国帑，按清王朝公布颁行的古帝王陵殿统一格式重建，陵庙也统称陵殿而正其名。这次修建奠定了炎帝陵殿的基本形制，形成了"前三门——行礼亭——正殿——陵寝"的四进格局。前三门平列，中为午门，左右戟门，门内有丹墀。左右两廊叠树历代告祭文碑，墀上有台，中为御道，两旁三陛，上为行礼亭。亭上有小丹墀，丹墀上为正殿，中为御道，左右三陛，祭官升降由之。亭左右各有门，行礼后，礼官引祭官焚祝帛于陵，出左门，入右门。自正殿至午门各九陛，总长约70米，阔约17米，殿高11米。四周垣墙高约3米，一律以白灰粉刷涂上红色。垣墙右有一总门出进。整座陵殿皆仿皇宫建筑，不但陵殿面貌焕然一新，而且建筑布局也较以前气势恢宏，体现了我国古代建筑的传统特色。

清乾隆至嘉庆年间，炎帝陵殿未做大的修葺。乾隆二年（1737年），诏置守陵户4名，发给食银14两，加强了对炎帝陵殿的管理。尔后酃县知县周仕魁、林愈蕃、麦连等相继进行过局部维修，建筑结构未做改变，基本上保持了雍正年间的原貌。

清道光七年（1827年），知县沈道宽深感上任五年，邑内连年丰收，政成物阜，民气和畅，遂谋重修炎帝陵殿之举。这次重修，除对陵殿进行修葺外，还修复了前代所建的飞香亭、味草亭等附属建筑，并在陵南龙爪石上新建咏丰台一座，在陵寝四周修筑了炎陵墓道。沈道宽亲笔题写了"飞香旧迹""味草遗踪""咏丰台""炎帝神农氏之墓道"等碑名，泐碑亭内，装饰一新。道光八年（1828年），由沈道宽主持、王开琢编纂的《炎陵志》刻本刊行，记述了这次重修炎帝陵的事迹。

清朝最大的一次修复是在道光十七年（1837年），由知县俞昌会主持、当地士绅百姓募资捐款所进行的一次重建。重建工程自是年孟夏开始，年底竣工，费时8个月有余，炎帝陵殿和附属建筑全部修复一新，重建后的炎帝陵殿建制布局与雍正年间重建的基本相同，只是规模有所扩大。具体情况如下：

（1）正殿：原宽四丈二尺，深三丈八尺，顶高三丈三尺。重建后宽五丈四尺，深四丈四尺，顶高三丈九尺。

（2）行礼亭：原宽三丈六尺七寸，深一丈六尺，重建后宽五丈四尺，深一丈八尺。

（3）午门戟门：原共宽六丈五尺，重建后宽七丈二尺五寸。午门原高一丈九尺；重建后高二丈二尺。左右戟门原高一丈五尺，重建后高一丈七尺四寸。

（4）寝门：原宽八尺二寸，高七尺二寸，重建后宽一丈，高九尺。

（5）围墙：原长十六丈三尺，高五尺五寸，重建后长十七丈八尺，高六尺。

（6）左右夹道：各宽七尺，并于左右小门处各新建一亭，连接殿栏，以蔽风雨。

（7）左右朝房：各三间，原宽三丈一尺，深九尺四寸，高一丈八尺，重建后深一丈四尺八寸，高一丈九尺。

（8）左右碑亭，原建甚为狭小，重建后改与朝房并列。御道两旁台阶改砌条石，中间三陛，白石镌龙，并沿阶添设石栏。所有建筑物均改覆琉璃瓦。

重修后的炎帝陵殿，高大宽敞，金碧辉煌，庄严肃穆，蔚为壮观。各附属建筑，依山傍水，错落有致，与主殿相辉映，形成了一个统一的整体，也为炎陵山增添了无限秀色。与此同时，知县俞昌会延揽儒学之士，在道光八年《炎陵志》的基础上，调整卷目，重加类编，删除重复，增补新目，编纂了《（重修道光）炎陵志》，以记其事。

此后，咸丰、同治、光绪、宣统各朝，均未见史书有修葺的记载，但同治十二年版《酃县志》所载炎帝陵殿形制图，又与道光年间所建之陵殿有异，其间很有可能做过修葺而未入志。

民国年间，炎帝陵殿的修葺活动，据有关文字记载有4次：第一次是民国四年（1915年），酃县知事瞿燮捐资百元，连同炎帝陵修葺费14元，交人筹措修复，土木将兴，旋因湘军屯驻陵侧，以致无法施工而作罢。第二次是民国十二年（1923年），因连年兵祸，陵庙倾圮在即，酃县政府再次呈文请修，湖南省政府拨款500元，令县长欧阳枚鸠工修葺。第三次是1936年，酃县县长夏礼鉴于"炎陵殿宇年久失修，多已损坏"，于是年初组建了修复炎陵筹备委员会，元月31日春祭时，详细考察了炎陵殿宇的情况，以制订修复计划。后来不知何故，修复计划未能实施。第四次是1940年，国民党第九战区司令长官兼湖南省政府主席薛岳主持的一次大修。当时抗日战争处于相持阶段。日军1938年犯湘，1939年秋，湖南省军民展开长沙会战，阻住日军攻势。1940年日军侵犯西南地区，一时湖南省无战事。为防患于未然，薛岳拟将省政府迁酃县炎陵山。是年春，拨专款于炎陵山修建湖南省政府机关办公用房和员工宿舍，修筑了茶陵至酃县炎陵山的简易公路。同时对炎陵殿宇进行了全面修葺。工程竣工后，薛岳派湖南省政府秘书长李扬敬代为致祭，祭文碑今存炎帝陵碑坊。

在道光十七年（1837年）建起来的炎帝陵殿，由于在1954年除夕，祭祀炎帝陵时，不慎失火，致使炎帝陵殿的正殿和行礼亭被焚毁。经中华人民共和国文化部和湖南省人民政府批准，株洲市人民政府于1986年开始，按照清道光十七年的炎帝陵的基本形式和风格进行修复，于1988年竣工。修复后的炎帝陵殿分四进，一进午门，二进行礼亭，三进主殿，四进墓碑亭，之后是陵墓。1993年9月4日，前国家主席江泽民为炎帝陵题写了"炎帝陵"陵款。

炎帝陵祭祀活动

炎帝陵的祭祀活动，历代王朝都很重视。据宋罗泌《路史》记载，炎帝陵自唐代开始有奉祀，至五代而辍。宋太祖赵匡胤于乾德五年（967年）建庙以后，"三岁一举，率以为常"，形成定例。元明两代，虽未有明确规定，但祭祀活动不曾间断。进入清代后，炎帝陵祭祀更加频繁隆重，极一时之盛。民间祭祀更是千百年来香火不断，经久不衰。

元代御祭，至治元年（1321年），元英宗曾派学士阿沙石花诣陵致祭一次。

明代御祭，御祭活动有史可查的祭祀次数就有15次。其中告即位13次，告其他两次。在告即位致祭的13次之中，其中，天启七年（1627年）桂端王就位衡州，亲往炎帝陵告即藩位的祭祀。正德初年，桂端王曾奉武宗朱厚照之命赴炎帝陵告即位致祭，永乐初年，明成祖朱棣遣翰林院纠编修杨溥告靖难致祭；天顺初年，明英宗朱祁镇复位后，遣尚宝司卿凌信告复辟致祭。以上历次致祭，均立碑炎陵庙内。因祭文碑现已毁坏散失，但祭文均存《炎陵志》内。

清代御祭，据现存《炎陵志》中有碑文可查的38次。其中告即位、亲政致祭9次，告靖边军功致祭7次，告万寿致祭12次，告复储致祭1次，告后宫晋徽致祭 4 次（含 3 次兼告），告先人后事礼成致祭 7 次，告其他 2 次。

　　清代御祭规模较大、礼仪隆盛的有：康熙二十一年（1682 年）的告平滇大捷、康熙三十六年（1697 年）的告漠北靖边大捷和乾隆二十年（1755 年）的告平定准噶尔叛乱。康熙三十五年（1696 年），清圣祖玄烨钦遣太仆寺少卿王绅赍香帛诣陵告灾致祭。主祭官王绅为炎帝陵书写了"炎帝神农氏之墓"墓碑，立碑陵前。乾隆五十年（1785 年），清高宗弘钦派礼部左侍郎庄存与到炎帝陵告祭，衡州知府张廷泰、酃县知县詹斌等奉命陪祭，立碑陵前，以示昭鉴。光绪元年（1875 年）德宗载湉钦遣荆州左翼副都统穆克德布告即位致祭。

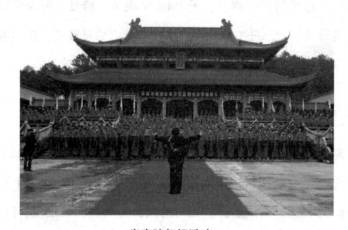

炎帝陵祭祀活动一

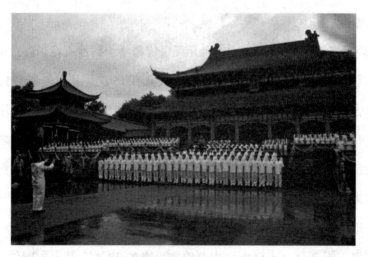

炎帝陵祭祀活动二

中华人民共和国成立后，特别改革开放以来，随着祖国的日益强盛，炎帝陵祭祀再度成为海内外炎黄子孙共同向往的盛典。仅1986年陵殿修复以来，各级政府，企事业单位，民间社团，港、澳、台同胞，世界华人华侨等举办的大型祭祀就达80多次。

1993年8月15日，湖南省人民政府首次隆重举行了公祭炎帝陵典礼。湖南省人民政府省长陈邦柱和全国归国华侨联合会主席庄炎林担任主祭。

1994年10月13日，湖南省省长陈邦柱率湖南省各界人士在炎帝陵举行了隆重的公祭仪式。

1997年10月8日，湖南省各界人士及海内外同胞在炎帝陵举行了隆重的公祭炎帝陵仪式。湖南省政协主席刘正主持公祭典礼，主祭人杨正午恭读祭文。

1999年10月16日，湖南省各界人士公祭炎帝陵典礼在炎帝陵隆重举行。湖南省政协主席刘夫生主持公祭典礼，湖南省省长储波主祭并恭读祭文。

2000年5月27日，原湖南省省长、省政协主席、炎帝陵基金会会长刘正率炎帝陵基金会第一届全体会理事祭祀炎帝陵。

2002年10月14日，湖南省各界壬午重阳公祭炎帝陵典礼在炎帝陵隆重举行。中共湖南省委副书记、常务副省长周伯华主持公祭典礼，湖南省省长张云川主祭并恭读祭文。

2004年10月22日，湖南省各界甲申重阳公祭炎帝陵典礼在炎帝陵隆重举行。中国侨联主席林兆枢主持公祭典礼，湖南省省长周伯华主祭并恭读祭文。

2006年10月30日，来自美国、澳大利亚、新加坡、加拿大、意大利等60多个国家和地区的华人华侨代表，商务界代表，港澳台同胞和社会知名人士、著名企业家；国内省市社会各界代表、媒体记者隆重举行了"世界华人华侨炎帝陵祭祖大典"。

2006年6月，"炎帝陵祭典"顺利入选第一批国家非物质文化遗产名录。

2007年9月12日，湖南省政协副主席、炎帝陵基金会会长石玉珍率炎帝陵基金会第二届全体会理事祭祀炎帝陵。

2007年11月8日，由湖南省人民政府主办、株洲市人民政府承办的丁亥年炎帝陵祭祖大典在炎陵县鹿原陂隆重举行。来自省内外的各界嘉宾 5 000 余人会聚于此,共祭中华民族始祖炎帝神农氏。全国政协副主席张思卿出席祭祖大典并向炎帝神农氏敬献花篮,湖南省委副书记、湖南省省长周强主祭,湖南省领导李微微、颜永盛、郭开朗、李贻衡、万建华,国家食品药品监督管理局原副局长任德权出席祭典仪式。

2008 年 10 月 17 日,由株洲市政府主办的戊子年公祭炎帝陵典礼在炎帝陵祭祀广场举行。

2009 年 10 月 26 日,由株洲市政府主办的己丑年重阳公祭炎帝陵典礼在炎帝陵祭祀广场举行。

浮邱子洗药道水种苦荬

清同治年间《石门县志·方技》记载："浮邱子，黄帝时人。种苦荬于浮邱岗，洗药道水，道澧之名始此。"《直隶澧州志》也载有："浮邱子，相传黄帝时人，种苦荬于浮邱岗，洗药道水。"

浮邱子，又称浮丘公，《辞源》中收录"浮丘公"一条，解释为"传说中黄帝时仙人"；《辞海》记载浮丘公为"与始造律历有道家采阴补阳之术的容成子为同时代人"。据考，浮邱岗即今蒙泉太浮山，道水正由其北麓经过。苦荬亦即一种清热解暑、利尿明目的草药。另外也说明石门种植中药之历史久远，源自上古时代。其后，据《石门县志》记载："唐代，高士戴某，摒弃巡府官职，隐于太青山'巡府洞'（后人取名），自以洞畔仙菲为食，并采仙菲为山民除病，至今遗迹犹存，……明末，著名草医陈宗道系添平土司遥望隘土酋，……酷爱医药，常年亲自上山采集野生药材，同时，开园种药，广施于乡里，'民间誉为济世神医'。……清末，每年农民采取草药总量在 5 000 千克以上，民间草医、兽医及从事专业采药的农民近 1 000 人。……民国期间，（中草药）每年销往津市、常德约 5 吨。新中国成立 60 多年来，药材采集空前发展，能从事药材采挖（含家种药材采挖）和粗加工者 1.2 万人，年采集量（不含矿物药材）300 吨左右，最高采集量（1978 年）超过 1 000 吨。"

在史料记载中，除了黄帝时代的浮邱子外，还有浮邱子为西周人、西汉人、南北朝人等说法，但均与湖南有一定渊源。如西汉刘向《列仙传》记载："王子乔好吹笙，道人浮丘公接以上嵩山。"这里的浮丘公即度化周灵王太子王子乔的仙人。

清代许海秋著《浮邱子》，为其立传，洋洋40万字，记载了浮邱子修道成仙、得道飞升之事。唐代澧州籍著名诗人李群玉曾作诗《升仙操》以记仙人的崇高品德操行，启迪教化后人。其诗曰：

嬴女去秦宫，琼笙飞碧空。凤台闭烟雾，鸾吹飘天风。

复闻周太子，又遇浮邱公。丛簧发天弄，轻举紫霞中。

浊世不久驻，清都路何穷。一去霄汉上，世人那得逢。

这首诗咏赞四位德行高崇的人，嬴女（弄玉）、萧史、周太子（穆王）、浮邱子，他们均得道飞升，令凡人羡慕。

按民间传说，浮邱子在太浮山南麓石洞中白天采药炼丹，夜晚修行悟道，日复一日不知其年。炼丹得道后，经常到道水中游处沐浴。一日一老者挑一担干鱼过道水，浮邱子即用红色仙丹涂在鱼尾，干鱼立即鲜活，并全部跳入道水河中。从此，每年四月成群结队的红尾鱼，自道口游至余市桥以此报恩浮邱子。

传说浮邱子在山中修成正道之日，忽然真武子来到太浮山，抱剑对浮邱子说："此山属我所有！"浮邱子答道："此处是我炼丹修行之地，如果你要此山，我即画一光圈，你能用剑挑起，我便相让。"说罢画成光圈。真武子持剑作法，亦将光圈挑起，浮邱子欣然将山相让，飞升而去。临行时作《原道歌》曰：

虎伏龙亦藏，龙藏先伏虎。但毕河车公，不用提防拒。

诸子学飞仙，狂迷不得住。左右得君臣，四物相念护。

乾坤法象成，自有真人顾。

浮邱子在谦卑虚己、清静无为、虔诚顺从中感悟到了大道，他认为人们的处世态度应该是容人谦退、虚静处下、守柔不争。浮邱子《原道歌》和老子的《道德经》一脉相通，是道家倡导的圆融的哲学意蕴，知退的处世之方，谦虚待人的人生观的真谛所在。

由于浮邱子高尚的德操，获得后人极高尊崇。后人将浮邱子修行炼丹之洞称为仙人洞，山为太浮山，山下的河，称为道河。历代名家著书纪事均有记载，宋代王象之《舆地纪胜》云："山在澧州澧阳郡南 90 里，浮邱子修道于此。"《湖南通志》的《澧州志》《安福县志》在纪闻篇中均载曰："昔有浮邱子者，得道于水阳一山，曰太浮山；浴舟于山阴之水中，曰道水，其名至今已五千余年矣。"湖南常德临澧县的太浮山原名彰龙山，正是因为相传汉代浮邱子在此修行得道而改名太浮山。太浮山面积 4 300 公顷，海拔 604 米，以其 24 景江南闻名。

另外，《汉书·儒林传》记载有西汉初人"浮丘伯"，为齐人，吕太后时在长安以《诗》授学，弟子有申公、楚元王等。这是第三位浮丘子，属于历史人物，没有什么神仙色彩。

第四位浮邱子与湖南益阳有关，在益阳桃江县城西南 12 千米有浮邱山，传说为南北朝时潘子良在此炼丹修仙，他自号浮邱子，浮邱山便因此而得名。《益阳县志》载："治西南一百二十里，峭壁悬岩，下有深潭，石桥横其上，宋代（南北朝刘宋）的潘子良炼丹于此，故名子良岩。其上有桃花井，每于桃花盛开之时，井水溢出，名胜谓桃花水出焉。潘子良乘桃花水涨的时候，泛舟而下，乃至资江之滨，在桃花江与资江汇合口弄舟放歌。故将潘子良弄舟出入之所名曰弄溪镇。"

浮邱寺最初建于两晋南北朝的刘宋时期，谓之浮邱观，清乾隆时更名浮邱寺（《桃江县志》）。按中国历史上修建寺庙的传统要求，寺庙要后有主山，两边有附山，现存的浮邱古寺后有主峰，两边有 48 附峰环绕，形成万佛朝宗的布局。因此，浮邱山早有"小南岳"之称。最初道观建立后，明清朝廷在此设立了道征司，管辖湘中一带 3 000 名道士（《桃江县志》）。浮邱道教因祖师菩萨而兴旺，所以浮邱寺初建就有祖师殿。现存浮邱寺建筑群系清乾隆三十五年至四十年（1770—1775年）所建。整体建筑为砖木结构，耗白银 700 余两，历时 6 年建成。浮邱山山顶有一处佛道同居的浮邱古寺，古楹联云："翠耸层峦仙风宛在，丹流飞阁佛日增辉"。浮邱山上还有飞来石屋，传说为一层形陨石，古人在其石壁刻有四幅壁画。

苏耽橘井泉香传佳话

在中医学界，"橘井泉香"的典故与"杏林春暖""悬壶济世"一样，脍炙人口。它出自于《列仙传》之《苏耽传》，后被清代陈梦雷《古今图书集成·医术名流列传》收录，而流传甚广。记载的就是西汉汉文帝年间，湖南郴州出了一位神奇的苏耽，其母吞萍成孕，生下他后，鹤覆鹿乳，年少遇异人授神仙术，事母以至孝，后跨鹤成仙，以庭中"井水一升，橘叶一枚"活人无数。

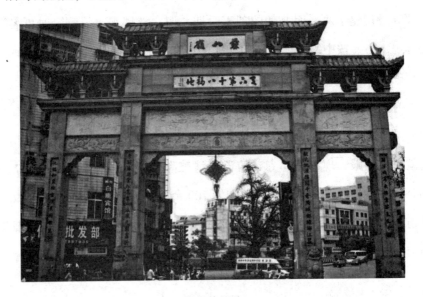

郴州苏仙岭

神奇的苏仙

西汉文帝年间，郴州东门外一位潘氏姑娘在河边洗衣时遇奇怀孕，生下苏耽，即后来的苏仙。苏耽出生后鹤覆鹿乳，长大后孝敬母亲，得异人授仙术，通医道，识百药，聪颖勤奋，为民治病，造福乡里，13 岁时跨鹤升仙。晋葛洪的《神仙传》、清蒲松龄的《聊斋志异》都曾记载苏仙的传说，韩愈、刘禹锡、秦少游、苏东坡、米芾等文人都与苏仙有不解之缘。

1. 吞萍成孕

西汉惠帝四年（前 191 年）的一天，郴州城东鸭子塘村一个姓潘的姑娘，到村旁的郴江岸边浣洗衣裳。正洗着，潘姑娘猛地抬头看见一朵与众不同的五彩浮萍顺水飘近，闪现异彩光芒，煞是好看，潘姑娘既喜欢又好奇，用手去捞，不想手竟被浮莲根蔓紧紧缠住，总也甩脱不开。情急之下，潘姑娘用嘴去咬，不料这浮萍竟顺势滑进了潘姑娘嘴里进入腹中。过了一段时间，潘姑娘发现自己莫名其妙地怀孕了。

2. 鹤覆鹿乳

转眼到了惠帝五年，潘姑娘有了十个月的身孕。俗话说，十月怀胎，一朝分娩。这年七月十五日，潘姑娘生下了一个男孩。潘姑娘未婚孕育，大家议论纷纷，闲言碎语很多。为避众人口舌，潘姑娘的母亲只得将婴儿丢弃在村后牛脾山下桃花洞中。临走时，潘母指天卜誓道："该成人，七日之后活生生；不成人，七日之内早归阴。"到第七日，思孩心切的潘姑娘急忙赶到桃花洞探视，竟看到一幅奇异的景象：一只美丽的白鹤正张开雪白的羽翅为婴儿御寒，一头健壮的白母鹿正用奶头给孩子喂奶。潘姑娘始而惊，继而喜，连忙将这苦命的孩子紧紧搂在怀里抱回家去。

3. 取名苏耽

中国传统习俗是孩子从父姓，潘姑娘的小孩既然没有父亲，也就没有姓名。小孩长大入学，没有姓名不方便，教书先生因此要为他取个名字。先生叫他走出塾馆，通报他第一眼看到的景象。小孩刚走出门，就看见有一个人用禾草串鱼悬

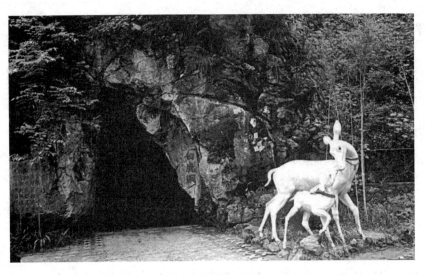

苏仙岭白鹿洞

挂在树枝上，自己却枕着树根呼呼大睡。小孩于是将所见情景禀报先生，先生说："禾草串鱼，是个'蘇'字；枕树而卧，是个'耽'字。你就姓苏名耽，叫苏耽吧。"自此，小孩就称苏耽。

4. 初遇异人

牛脾山钟天地之正气，山灵水秀，风景佳好，山中多有神仙异人出没。一天，苏耽入山砍柴，忽然遇到一位老仙翁。老仙翁十分喜爱苏耽的聪慧孝顺，传授了仙术给苏耽。这仙术能隐其身，变化莫测。苏耽学会后试了一下，砍刀不磨自利，柴担举重若轻。从那以后，围绕着苏耽就发生了许多奇情怪事。如苏耽与同伴放牛，别人的牛桀骜不驯，唯苏耽的牛老实听话，似通人意。傍晚，苏耽想回家，那牛不用驱赶就自返归途。又比如，山中白鹿本来胆小，见人就逃，但苏耽却能靠近白鹿，骑上鹿背。白鹿驮着苏耽飞奔于峰峦沟壑，安稳如驰平地。更怪的是，每逢骑鹿驰驱，在苏耽的眼里，胯下的白鹿竟化作了一条神龙。

5. 远遁取食

苏耽非常孝顺母亲，有一次正在吃饭，苏母无意间说想吃便县（今郴州永兴）的特产鲊鱼（油鲊鱼）。苏耽一听，放下碗筷就出了门，眨眼工夫，苏耽就提了一对鲊鱼回来。苏母问："郴县也有鲊鱼吗？"苏耽答："我是从便县买来的。"苏母觉得很奇怪。又一次，苏母患病不思饮食，苏耽问娘想吃什么，苏母说："我想吃的只怕是想得到却吃不到。"原来苏母想吃湘潭名产臭豆腐乳。怪不得说想得到却吃不到了；湘潭离郴州近350千米，常人往返需两个月时间。母亲有病需要照应，如何能尽快取回臭豆腐乳呢？苏耽在门外沉思间，忽然遇到曾向他传授仙术的老仙爷，告诉他白鹿洞通湘潭，只要日出前入洞，日落前就可从湘潭打个来回，出洞而归。第二天，苏耽按照老仙翁的指点，果真买到了湘潭臭豆腐乳，并在当天傍晚赶回了郴州。苏母高兴之余，却不相信苏耽真的到了湘潭。

两个月后，苏耽的舅舅来看望苏母，说起曾在湘潭看见过外甥的事。苏母这才相信苏耽真的到过湘潭，于是更加惊异。自此，苏母认定苏耽不是凡人。

6. 七颗仙桃

苏母久病不愈，苏耽忧心如焚，暗中祈祷菩萨，愿意自己代母受病，只望母亲早日康复。苏耽的孝心感动了神灵，梦见仙人授意说："牛脾山顶古树鲜桃，吸日月之精华，已成仙果，摘食之，可治愈母病。"又告诫道："只是仙物不可妄求。一而三、再而四，七颗足矣，切忌多贪。"第二天，苏耽果然在牛脾山顶找到了仙桃；只是因一时高兴，忘记了神人的告诫，尽兴采摘了满满一筐。苏耽背着满筐仙桃飞奔下山。跑到山腰，脚绊石头摔了一跤，满筐仙桃遍地乱滚。苏耽急忙爬起捡拾，左寻右找也就拾到七颗。苏母吃了苏耽带回的七颗仙桃，病体顿时痊愈。

后来，那些散落山腰的仙桃全部化作了石头。《郴州志》载："仙岭（苏仙岭）有桃石，剖之纹核如生，世传仙桃。马岭山亦多虺蛇杀人，服之可解。"如今，仍常有人在苏仙岭山腰拾到桃石，研粉冲服，百病可愈。

7. 受诏得宝

苏耽十二三岁时，已是一名品术皆优的少年郎中。有一天，他到牛脾山采药，忽然听到有人叫他的名字，苏耽直身一看，原来是传授仙术给他的老仙翁。老仙翁传诏道："尔今仙道已成，勿再依恋尘世。吾今奉命传诏，三天之后就是你升天之时。"苏耽拜谢说："非我依恋尘世，只是我若升仙离去，母亲无人终养。"老仙翁递过一件石匣，说："有此石匣，但可无忧。只是天机不可泄露，此匣万万开启不得，切记。"老仙翁传诏已毕，飘然而去，苏耽也收拾药篓怀揣石匣返回家中。

8. 群鹤迎仙

汉文帝三年五月十五日，是苏耽成仙升天的日子。苏耽一早起来就劈柴火，扫庭院，又将水缸挑满。这是最后一次侍奉母亲，他想竭力多做些事。挑水时，他看见了倒映井底的南天门，且隐隐听见袅袅仙乐声，知道行期已近，于是整衣掸尘等候仙侣。忽然紫气西来，氤氲缥缈中，十只仙鹤迤逦降落在苏家庭院。苏耽急忙入宅含泪向母亲辞别："耽已成道，受命将升，仙仗临门，不得终养。"苏母虽然舍不得与儿离别，但知道天命难违，不可强留，于是哽咽唏嘘说："儿走后，娘何以为生？"苏耽将老仙翁授给的石匣捧送到母亲手中，说："有需必得，慎勿发也。"又说，"明年郡有疫，可取庭前井水橘叶救之。"

苏耽辞母出门，忽闻仙乐齐奏，又有异香弥漫，苏耽骑上仙鹤，旌幢和群鹤簇拥着他逶迤腾空而起。

9. 橘井泉香

苏耽升仙的第二年，郴州果然暴发瘟疫，来势迅猛，八方蔓延，不分男女老少，均受染发病，病死无数。一时间，天昏地暗，日月无光。乡亲们在此劫难中，自然想到苏耽，可苏耽已经成仙升天而去，于是转而来求苏母。苏母便按照儿子的嘱咐，凡来求医者，每人赐给院内井水一升，橘叶一片。说也真灵，患者服后，无不迅速痊愈。消息传开，前来向苏母求医讨橘叶、井水的很多，可橘树上的叶子和井中泉水并不见少。原来，苏耽成仙，仙气飘溢，橘树招收了仙风，有了灵性，每摘一叶，树就会自长一叶。泉水吸收了仙气，也有了灵性，人们每舀一升，井水就自涌一升。由于有足够的橘叶、井水，瘟疫终于得以平息。自此，"橘井泉香"这一典故就流传下来，并传遍全国及日本与东南亚等地。

唐代诗人杜甫、王昌龄、元结、沈彬等，对此均有题咏。唐开元十九年（731年），郴州人在井旁建祠。北宋真宗赐名"集灵观""橘井观"。

10. 苏仙望母

苏耽无父而生，自幼由母亲一手抚养长大，他把母亲的养育之恩铭记心上。又因未及报答，少年即成仙道，以致永诀慈母。所以苏仙虽身在天界，思母之心却与日俱增，常常溜出天庭，来到苏仙岭上，朝西南方向翘首眺望，期盼看到母亲的身影。岭上的松林也深受苏仙孝心感染，每当苏仙望母，它们也一同倾身西南方向，陪伴苏仙寻觅母亲天长日久，积而成势，苏仙岭的松林无论老树新枝，总是倾向西南。世人感慨苏仙孝感草木，感叹岭上松林善解人意，就将这片松林称为"望母松"。

11. 掷经成桥

苏耽成仙离家时，为了母亲衣食有着落，把老仙翁赠送的小石匣留给了母亲，石匣上写着"心有求，叩叩首"几个字。石匣只要叩一下，就会出现苏母所需的衣食穿用；苏母凭着这个石匣子，温饱度日，竟活到百岁才无疾而终。

苏母逝世那天，人们望见苏仙岭上有白马出没，并隐隐听到哭声从岭上传来。人们把所见所闻禀报到郡署。郡太守张邈率下属一行亲赴岭上求见苏仙。仙凡异壤，不可直面，苏仙半隐于松叶枝丛中，接待张太守，感谢他吊孝母亲。言语间，郡守张邈偶然窥见苏仙丰姿神采，光熠照人。苏仙顾及故乡诸事，知道郴江因无河桥，过往行人全凭小船摆渡，十分不便，于是有意为乡亲解难。于是苏耽对太守说："山谷幽远，日暮难归，愿许苏耽成桥水上。"说完将手中一卷仙经掷向郴江，离郡署最近的河面上立即出现了一座石拱桥。郴人为纪念苏仙的恩德，就称这座桥为"苏仙桥"。

12. 仙泪化泉

中国古代，无论是官府贵人，还是庶民百姓，凡父母新丧，孝子都要在父母坟旁起造墓庐，枉身其内，守墓三年，以报父母养育之恩，以尽后代孝道之情。苏母谢世，葬橘井观之左。时苏耽已成仙升天多年，虽仙凡有别，但苏耽原本极具孝心，故仍然遵依凡例守墓尽孝。

每天苏仙在天庭值日之余，即坐一白色仙马驰抵苏仙岭，遥对橘井观旁的慈母墓跪拜行礼，凝视守望。每每想起母亲未成婚即吞萍怀胎，忍辱又负重，抚儿成人，儿成仙离去，孤母然身，长寿虽百岁，咫尺难报恩，苏仙就止不住悲泪长流。整整三年，苏仙每日来山岭守望母墓，每来必哀痛哭泣。《太平广记》载："仙哭母处有桂竹两枝，无风自扫，其地恒净。"苏仙哭母的泪水在丹桂翠竹之下，汪成一泓清泉。这泪泉蕴含着苏耽思母的绵绵深情，人饮可祛病延年，故称"不老泉"。苏仙守墓三年恪尽孝心。"三年之后，无复哭声"。而"不老泉"却不竭不涸，清冽长流。

灵验的故事

1. 仙助刘瞻拜宰相

唐代咸通年间官至宰相的刘瞻，是郴州市乌石矶人，史称刘瞻"奇伟能文，才思敏捷"。少年时与兄刘僭同窗苦读。一日，学馆放假，兄弟相携同游苏仙岭，于岭上遇一少年道人，与刘氏兄弟行礼寒暄后，少年道人说："汝昆季（兄弟）清姿丹表，非凡骨也。倘能相师，吾当成汝"。刘僭赋性僻静，羡慕神仙，今逢真人指点，欣然从之。刘瞻恃才立志，羡慕宦达，对真人劝导不屑一顾，傲然笑道："丈夫得君行道，期不负所生，邑效乔松辈熊经鸟，无益人世哉。"又挽留欲要从道修炼的兄长说："神仙遐远难求，庙廊咫尺易致，不如求仕。"无奈刘僭修道之心已决，兄弟于是分手。

这少年道人就是苏仙。苏仙见刘瞻虽然眼慕宦达，心中却怀着有益人世之志，倒也难能可贵，且与神仙拯苦救难有异曲同工之善，于是有意扶助刘瞻仕途腾达。

却说刘瞻过去是兄弟共读，互相砥砺。如今兄长一旦离去，不免形影相吊，且又挂念刘僭求道前途未卜，不免心神恍惚，一时无心向学。苏仙暗中探知刘瞻学业日渐荒疏。拟用激将法激发刘瞻志气。一夜刘瞻上床就寝，将睡未睡时，忽见兄长刘僭立于床前，傲视刘瞻说；"鄙将遗于山野，尔将劳于尘俗，尔终劣于鄙耶，后四十年当验矣。"言毕拂袖而去。刘瞻幡然醒悟，自此发愤，夜以继日"究心坟典（古代经典）"，学业日见长进。

大中元年（847年），刘瞻赶赴乡试。应试间，恍惚有一少年书童捧砚侍立身侧，每有疑难，只需探笔蘸墨，则疑难冰释，文思如涌。此试即举进士。后应博学宏辞科试，亦见少年书童暗中相助，又中上选。刘瞻不知，少年书童实乃苏仙所化也。

从此，刘瞻仕途一路亨通，官历太常博士、翰林学士、中书舍人、户部侍郎、中书侍郎等职，咸通十一年（870年）官拜"中书侍郎同中书门下平章事"（唐代官职，宰相）。后来刘瞻为保护无辜，向皇帝进谏力争而获罪。又因奸佞排挤，被皇帝贬出京城，辗转为荆南节度使、廉州刺史乃至灌州（今越南荣市）司户参军。朝中奸臣甚至假传诏旨，意欲逐杀刘瞻。刘瞻以"有益人世"为旨，为人耿正，为官清廉，既得世人称道，更得天助神佑，方才逢凶化吉，遇难呈祥，奸佞无以得手。不久，唐僖宗登基，刘瞻复拜"中书侍郎同平章事"，重登相位。

2. 偶结仙缘补州官

宋代元祐初年，官场冗赘，人浮于事，即使是进士举子，如果官场无有背景或不用钱财打通关节，都无缘跻身官场施展抱负。进士林愈就是这样一个落魄书生。这天，闷闷不乐的林愈登游泰山，返回途经齐州章丘，夜宿旅店，偶见旅舍墙壁上有一题词。仔细看那题词却是："苏仙真人诣东岳回过此"，诗曰："东南间望景清虚，万里云程半日余。因过章丘留此语，归郴重庇旧乡闾"。奇诧的内容，怪异的字体，吸引着林愈反复吟诵，吟诵间忽觉胸臆顿舒，豁然开朗，愁闷为之一扫。林愈并忽发奇想，认定有朝一日，自己能亲到郴州拜谒苏仙。胡乱想了一阵，回头再看眼前，自己一介书生，穷愁潦倒，仕途渺茫，前程难卜，何能远赴千里之遥的郴地呢？叹息之余，不免暗笑自己痴。

然而世上事就有那么巧。过了不久，林愈得以补缺，且奉诏出任郴州知军（宋代官职，郴州最高地方长官）。林愈到得郴地，才知郴州正是苏仙的故地。想到自己一睹苏仙字迹，即补缺来守郴州，冥冥间似觉甚得苏仙扶助。任职期间，林愈铭记苏仙"归庇乡闾"的旨意，殷勤政事，成为郴州历史上颇有政绩的州官。

3. 苏仙巧计救寿佛

佛教自汉代从印度传入，一直发展盛行至隋唐。到了李唐王朝，皇帝自称是老聃的后代，而老聃是道教的开山鼻祖，故道教也很得势。一时佛道两教并驾齐驱。到唐武宗时，由于佛教寺院广占土地，滥收僧侣，使得李唐王朝的课税收入锐减，国库空虚，皇上恼怒，遂下令断禁佛教，拆毁庙宇遣僧还俗。一时佛教几尽毁灭。

却说郴州地面当时有个出自周姓的"无量寿佛"，极有功德，且孝顺母亲。有一次，寿佛返乡探母，母子阔别多年，又见寿佛形容枯槁，母亲就炖了一只鸡给寿佛补养。佛家本应戒荤腥吃斋素，寿佛为了不致拂逆母亲爱子之心意，竟吃掉大半只鸡。辞别母亲离家后，寿佛来到江边，掏出肠肚将鸡肉汤汁漂洗干净，才保持住佛家之身。

武宗灭佛来势凶猛。佛道二教虽不相容，但苏仙念及寿佛本无恶迹，又怀孝道，因此立意拯救寿佛于危难。这天，苏仙赶到寿佛居住的湘山，对他说："大劫将至，大师当易衣冠。"寿佛惶恐问："若之何？"苏仙略作沉思，想出一条妙计。就为寿佛脱下袈裟披紫露，除去僧帽戴青纱，将寿佛脸颊地角肉变成胡须，挪头顶肉化成发髻……经苏仙法术腾挪，眨眼间，本足释家相貌的无量寿佛变作道家方土模样。唐武宗灭禁佛教，释家僧人"未有漏网者"，由于苏仙的救助，"惟寿佛得以幸免"。

4. 苏仙浇橘治疫疾

清代雍正时，郴州有个孝子名叫邓存忠。其母患疫疾，邓存忠"徒跣走粤求医，不以星夜为瘁"，遍延名医为母诊治。然而母疫如痼疾沉疴，毫无松动。听说从患者排泄的大便味道，可辨别药物的对误和效果。于是每当母亲服用药石汤剂后，邓存忠都要舔尝母亲粪便甜苦以判断母病情状。为使母亲早得痊愈，邓存忠遍祷郴之九仙。每祷一仙，不管山高路远，不避寒冬炎暑，总是一步一跪拜，三步九叩首。邓存忠的孝道虔诚感动了苏仙。当时，苏宅的汉代枯树因历经两千年风霜雨雪和人攀畜啮，已成根腐茎枯的朽木，再无橘叶以治瘟疫。为治邓母疫疾，苏仙浇洒仙露于朽橘根茎。一夜之间，只见千年橘树青绿充盈，枝头橘叶蓬勃生发，郴州一时轰动。邓存忠采得橘枝叶，舀取井中水，给母亲服用，一服大见效，连服三次就痊愈了。

5. 苏仙降甘霖济苍生

郴州历史上旱涝频繁。每逢天旱，人们求雨苏仙，苏仙每求必应，普降甘霖缓解旱情以济苍生。史籍对此多有记载，其中尤以清初知州谢仲元所记最为详尽。现将谢仲元全篇照录，编者加标点断句，以便阅读。

附：苏仙岭祷雨记（谢仲元）

巍然于郴者皆岭，而城东苏仙岭为独有名。苏仙之名著于汉，橘井愈疫，天下莫不闻。知岭盖其生长地，都人于此香火奉之。唐饰祠宇，宋赐封号，仙之显灵由来久矣。予摄篆（当官）郴州。乾隆戊子（三十三年），春雨失时，泉痼土乾，终三月种不能播。舆情皇皇惧稼事之始基将废，主伯顿足而吁，或环庭投状以诉。予为遍祷诸神，每祷无不应，而未获滂沱。爰（于是）诹吉（择吉日）致斋，乘夜陟岭，祷告仙坛。维时二三僚佐亦先后不谋而集。礼成。俄闻林叶渐沥有声，骤雨随风而降。黑云四布，出山犹未大明。嗣是（接下来）诘朝（旱晨）分乡洒润，不浃辰（古代以干支记日，自子至亥一周十二日为浃辰）大沛甘霖，则初夏之四日也。亩浍（垄沟）流膏，锄耰并作。昔之焦卷黄落忽睹葱倩盈畴。农夫动色，岁幸有秋。仙之庇乃桑梓，辅翼官司（协助政府），施其仆救，不啻挹注（将水从别处引来）从之。为灵昭昭固若是欤。夫阴阳之气蒸郁成雨。神则气之良，能仙。又人之凝其精气等。于神之莫测而祷者以心之诚相感召焉。是仙与神之为人致雨，本一气之鼓荡于其间。理殆（仅）切实而非诞。故祷雨之礼，肇（创建）自先王，其验并彰于史册。而我朝之雩祀以逮水旱，祈报载之。

6. 梦见仙鹿生贵子

明代崇祯后期，郴人喻玉铉一夜梦见苏仙骑鹿进入家宅。第二日，其妻即分娩生下一男孩。喻玉铉梦仙得子，为孩子取名鹿寿，号国人。国人"生而倜傥负大志，慨然以斯道自任"，毕生"以复古国书为志"，因明末战乱，他隐居三十余年，潜心钻研理学，著书三十五种，如《伏羲乐律与六书真传》《神禹治水本源》《周易河洛定议与筮占》《帝王历数真传》等，成为一代理学名家。大学士魏真庵称"其道德学问大异寻常"。翰林院侍读、学士崔玉阶说"春山（国人）先生复古图书之功，功在万世，为当代第一人。"

橘井文化

苏耽升仙后，曾在郴州东北牛脾山哀哭其母逝世，后牛脾山改名为白马岭、马岭山、苏仙岭，唐代杜光庭的《洞天福地岳渎名山记》将其列为道教72福地之一。汉唐以来，人们在苏仙岭和城东兴建苏仙观、乳仙宫、橘井观、来鹤楼、苏仙桥等以纪念苏耽。《徐霞客游记》称郴州为九仙二佛之地，其中又以苏仙为九仙之首。随着道教文化影响力的不断扩大及历代皇朝对苏仙观的多次敕封、修葺。苏耽橘井的文化精神发扬传承，行遍华夏。

　　唐、宋、元、明、清各代名人学士，以苏仙、橘井、苏仙岭为题创作的诗文达数百篇之多。就橘井来说，如唐代杜甫《奉送二十三舅录事之摄郴州》"郴州颇凉冷，橘井尚凄清"，《入衡州》"橘井旧地宅，仙山引舟航"；元结《橘井》"灵橘无根井有泉，世间如梦又千年"；南宋湘籍诗僧释显万《苏仙客》有"丹井愈沉疴，橘叶通仙灵"；元代完颜东皋诗《苏山》有"橘井有泉通玉液，桃源无路问金丹"；清代杨恩寿游橘井观诗云："一井香泉碧，千年秋橘黄，神仙多孝子，药石起膏肓"，等等。

　　葛洪《神仙传》92 则故事，29 则提及道士仙人为人治病，当中只有苏耽"橘井泉香"与董奉"杏林春暖"为中医药文化所重视。这 2 则故事的共同点在于，医疗行为的背后饱含无私奉献、恩泽天下的人道主义关怀，所谓一叶治天下疾疫，数载积万杏成林。它们体现了中医药学的仁爱精神，因而为人称颂，代代流传，成为传统医药史上宣扬人文道德观的著名典故以及中医文化宣传的范本。明代王世贞诗赞道："橘井汲后绿，杏林种时红。此萱复何忧？年年领春风"。人们用"橘井泉香"赞誉医术高超，药材精良，医德文化，普济众生，习医者亦书之以明志。医家也以"橘井"为著作命名，彰显论著之精真，如明代王章祖《橘井元珠》和叶伯清的《橘井真源医方》，民国顾培玺编撰的《橘井流香录》。20 世纪 80 年代还有以苏仙除灭瘟雕魔王救治人间瘟疫为主题创作的湘昆剧目《苏仙岭传奇》。当今，世界各地华人所开中药店堂，不少以"橘井""橘杏"命名。橘井在日本、越南、柬埔寨等亚洲国家等名传遐迩。柬埔寨甚至因早期华裔迁徙的缘故，有市镇命名为"橘井"者。这些都是 2 000 年来橘井文化流传移植延伸的结果。

　　在中国历史的浩瀚长河中，橘井只是一个小插曲，但它所折射出来的医学文化气质，却值得人们思索回味。中医文化内涵丰富深刻，外延宽泛广阔，对它的传承与弘扬是中医重要的使命。

马王堆汉墓医书明渊源

马王堆汉墓位于湖南省长沙市东郊东屯渡乡（今芙蓉区马王堆街道）境内，临浏阳河。该墓地曾被讹传为五代十国时楚王马殷的墓地，故称马王堆；又曾被附会为长沙王刘发埋葬其母程、唐二姬的"双女"。湖南省博物馆与中国科学院考古研究所1972年发掘了一号墓，1973至1974年初，发掘了二号、三号墓。1973年出版了《长沙马王堆一号汉墓》。据《史记》和《汉书》记载，长沙丞相利苍于汉惠帝二年（前193年）卒。二号墓发现"长沙丞相""轪侯之印"和"利苍"3颗印章，表明该墓的墓主即第一代轪侯利苍本人。一号墓发现50岁左右的女性尸体，墓内又出"妾辛追"骨质印章，墓主应是利苍的妻子。三号墓墓主遗骸属30多岁的男性，可能是利苍儿子的墓葬。三号墓出土的一件木牍，有"十二年十二月乙巳朔戊辰"等字样，标志着该墓的下葬年代为汉文帝十二年（前168年）。一号墓在构建时分别打破二号墓和三号墓的封土，则其年代应再晚些。其出土文物现已全部移入湖南省博物馆，博物馆内辟有马王堆汉墓陈列馆，分为墓葬出土文物陈列和墓坑遗址陈列两大部分。

马王堆汉墓的发掘，为研究西汉初期手工业和科学技术的发展，以及当时的历史、文化和社会生活等方面，提供了极为重要的实物资料。一号汉墓出土的女尸，时逾2 200年，形体完整，全身润泽，部分关节可以活动，软结缔组织尚有弹性，几乎与新鲜尸体相似。她既不同于木乃伊，又不同于尸蜡和泥炭鞣尸，是一具特殊类型的尸体，堪称防腐学上的奇迹，震惊世界。从三号墓中出土的帛书《五十二病方》，经考证，比《黄帝内经》（成书于春秋战国时代）可能还要早，书中记载了 52 种疾病，还提到了 100 多种疾病的名称，共载方 280 多个，所用药物计 240 多个。这是我国现在所能看到的最早的方剂。《五十二病方》的发现，补充了《黄帝内经》以前的医学内容，是一份非常珍贵的医学遗产。

马王堆三座汉墓共出土珍贵文物 3 000 多件，绝大多数保存完好。其中各种漆器 500 多件，制作精致，纹饰华丽，光泽如新。最珍贵的是一号墓的大量丝织品，保护完好。品种众多，有绢、绮、罗、纱、锦等。有一件素纱禅衣，轻若烟雾，薄如蝉翼，该衣长 1.28 米，且有长袖，重量仅 49 克，织造技巧之高超，真是巧夺天工。出土的帛画，为我国现存最早的描写当时现实生活的大型作品。还有彩俑、乐器、兵器、印章、帛书等珍品。

一号汉墓的彩绘漆棺，色泽如新，棺面漆绘的流云漫卷，形态诡谲的动物和神怪，体态生动，活灵活现，具有很高的艺术水平。三号墓出土的大批帛书，是不可多得的历史文献资料。帛书的内容涉及古代哲学、历史和科学技术许多方面。经整理，共有 28 种书籍，12 万多字。另外还有几册图籍，大部分都是失传的。二号汉墓出土的地形图，其绘制技术及其所标示的位置与现代地图大体近似，先后在美国、日本、波兰等国展出，评价极高，誉为"惊人的发现"。

根据漆器款识、封泥、印章等推断，一号墓为利苍之妻，二号墓为利苍本人，三号墓则是利苍之子，三座墓葬的时间相距 20 多年。一号墓由墓顶至椁室深达 20 米。椁室构筑在墓坑底部，由三椁（外椁、中椁、内椁）、三棺（外棺、中棺、内棺），以及垫木所组成。木棺四周及其上部填塞木炭，厚 30~40 厘米，重 5 000 多千克。木炭外面又用白膏泥填塞封固，厚度达 60~130 厘米。棺内出土了一具保存 2 200 多年的完整女尸（利苍的妻子辛追），尸体长 154 厘米，外形完整，全身润泽柔软，部分毛发尚存，部分关节可以弯动，许多软组织比较丰满，柔润而有弹性。古尸内脏器官保持了完整的外形，相对位置基本正常。这是世界上已发现的保存时间最长的一具湿尸。

破解千年不朽的神话

一号墓的女尸（辛追夫人）出土后，为了进一步了解其生理状况，人们经过仔细的研究，决定对古尸进行解剖。由于尸体保存得非常完好，各地前来的专家、学者得以在解剖学、组织学、微生物学、寄生虫学、病理学、化学、生物化学、生物物理学、临床医学及中医中药学等诸多方面进行深入的协作和研究。通过肉眼观察及病理组织、电镜观察、X 射线、寄生虫学研究、毒物分析等，对女尸的死亡年龄、血型、疾病、死因等诸方面作了鉴定结论。

解剖显示，辛追生前患有多种疾病，如冠心病、多发性胆石症、日本血吸虫病、第四五腰椎间盘脱出或变形、右臂骨折等，50 岁左右死亡。尸体光滑的皮肤说明，她并没有忍受长久疾病的折磨，而属于猝死。这引起了人们的怀疑，她会不会是自杀的？医学家在颅骨里发现了汞的残留，难道她真的死于处心积虑的谋杀？可是科学家认为，这些微量的汞还不至于导致人的死亡。西汉贵族流行服用所谓"仙丹"，"仙丹"其实都是用天然矿物炼制而成，含有微量的汞，对身体有害无益。

那么，她究竟是怎么死的呢？

人们在女尸的胃肠中发现了 138 粒半还没有消化的甜瓜瓜子。也就是说，在死亡前不到一天的时间里，她曾经吃了大量的甜瓜，她一定是个喜好甜食的贪嘴的女人。贪嘴能致人死命吗？

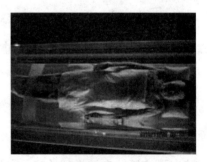

马王堆汉墓一号墓
墓主辛追夫人

人们想到，在墓中还发现了不少动物的骨骼，有兽类、禽类和鱼类，它们大部分都是女主人的食物，辛追一定是个十分讲究吃喝的人。

医生再次仔细检查了辛追的生理状况，发现她患有胆结石，一块石头就堵在十二指肠口，食用太多甜瓜会引起胆绞痛。而辛追同时还患有严重的冠心病，70%的冠状动脉堵塞。最后推断，辛追死于胆绞痛诱发的冠心病。

能如此清晰地了解并查明 2 200 年前人类的死因，在考古史上也是绝无仅有的事情，这得益于尸体良好的保存状态。解剖结果说明，尸体只出现了早期腐败的症状，也就是说，当尸体暂时地被细菌侵蚀后，便成功地阻止了大自然的进攻，时间就此停止了。

为什么历经 2 200 年的时光，辛追依然能保持尸身不朽？这又成为困扰考古学家的一道难题……

一般来说，古墓中的尸体留至今天，只有两种结果：一是腐烂。因为随葬品中大量的有机物质必然在有空气和水分、细菌的环境里很快腐烂，棺木也会腐朽，最后尸体也难免烂掉，只剩下骸骨，甚至成一抔碎末。二是形成干尸。这是由极为特殊的气候条件造成的。在特别干燥，或没有空气的地方，细菌微生物难以生存，尸体迅速脱水，成了皮包骨的"干尸"，如古代埃及，人们曾经成功地保存了法老的尸体，做成了不朽的木乃伊。然而，木乃伊只是一具干枯的外壳。在马王堆之前，人们还没有发现过保存如此完好的湿尸。直到今天，人们还在不懈地探求马王堆女尸的不朽之谜，但没有一种解释能让人完全信服。据考证，可能有以下 5 方面原因：

其一，尸体的防腐处理好。经化学鉴定它的棺液沉淀物中含有大量的硫化汞、乙醇和乙酸等物，证明女尸是经过汞处理和浸泡处理的，其中硫化汞在尸体防腐固定上的作用是很明显的。

其二，墓室深。从墓室的条件看，整个墓室建筑在地下 16 米以下的地方。上面还有底径 50~60 米，高 20 多米的大封土堆，既不透水也不透气，更不透光。这就基本隔绝了地表的物理的和化学的影响。

其三，封闭严。墓室的周壁均用黏性强、可塑性大、密封性好的白膏泥筑成。泥层厚 1 米左右。在白膏泥的内面还衬有厚为半米的木炭层，共 5 000 多千克。墓室筑成后，墓坑再用五花土夯实。这样，整个墓室就与地面的大气完全隔绝了，并能保持 18℃左右的相对恒温，不但隔断了光的照射，还防止了地下水流入墓室。

其四，隔绝了空气。由于密封好，墓室中已接近了真空，具备了缺氧的条件，厌氧菌开始繁殖。在椁室中存放的丝麻织物、漆器、木俑、乐器、竹简等有机物，特别是陪葬的大量食物、植物种子、中草药材等，产生了可燃的沼气。从而加大了墓室内的压强。沼气能杀菌，高压也能使细菌无法生存。

其五，棺椁中存有神奇的棺液，起到了防腐和保存尸体的作用。据查，椁内的液体约深40厘米。但，它们都不是人造的防腐液。那么，这些棺液是哪里来的呢？经科学分析研究，椁内的液体是由白膏泥、木炭、木料中的少量水分，水蒸气凝聚而成的。内棺中的液体则由女尸身体内的液体化成的"尸解水"等形成的。正因为有这种自然形成的棺液才防止了尸体腐败，并使得尸体的软组织保持了弹性，肤色如初，栩栩如生。

随葬器物

保存较好的一号墓和三号墓，随葬品都置于棺房周围的4个边箱之中，主要有满盛衣物、食品和药材等物的竹笥、漆器、木俑、乐器、竹木器和陶器，以及"遣策"竹简，均达1 000余件。两墓的锦饰内棺上都覆盖彩绘帛画。三号墓还随葬有帛书和兵器。

1. "遣策"竹简

"遣策"竹简详细记载了一号和三号两墓随葬品的情况，是目前发现的同类竹简中最完整的两批。一号墓出土312枚，三号墓出土410枚，内容均为逐件记录随葬物品的名称、数量和各种物品的分类小计。一号墓"遣策"竹简所列器物清单的大概顺序是：用漆木制九鼎、七鼎和三鼎、二鼎盛放的各种羹，用竹笥盛放的肉食品（包括禽、蛋和鱼类），用陶器盛放的酱和酒，用布囊盛放的粮食，以及漆木器具、梳妆用品、丝织衣物、乐器、扇、席和土质、木质的器物，但没有提到尸体的衣衾和相当数量的木俑。简文所载与墓内所出实物虽有一定的出入，但两相符合者仍然较多，因而根据简文便可确定某些器物的名称。三号墓所出"遣策"竹简，除大部分内容与一号墓相同外，还记载有车骑、乐舞、童仆等侍从，包括所持仪仗、兵器和乐器等物，这些都能同出土的木俑及棺房两壁的帛画大体对照起来。

2. 彩绘帛画

一号墓和三号墓内棺上的彩绘帛画，保存完整，色彩鲜艳，是不可多得的艺术珍品。两幅帛画的构图基本一致，全长2米许，均作T字形，下垂的四角有穗，顶端系带以供张举，应是当时葬仪中必备的旌幡。画面上段绘日、月、升龙和蛇身神人等图形，象征着天上境界；下段绘蛟龙穿璧图案，以及墓主出行、宴飨等场面。整个主题思想是"引魂升天"。有人认为，"遣策"简文中的"非衣一长丈二尺"，即指这种帛画。两墓帛画的主要差别在于墓主形象，一号墓为女性，三号墓为男性。三号墓棺房悬挂的帛画，西壁保存较好，长2.12米，宽0.94米，绘车马仪仗图像，画面尚存一百多人像、几百匹马和数十辆车；东壁的帛画残破严重，所绘似为墓主生活场面。

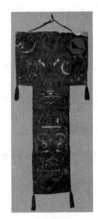

马王堆汉墓
出土的帛画

3. 纺织品和衣物

马王堆汉墓出土的各种丝织品和衣物，年代早，数量大，品种多，保存好，极大地丰富了中国古代纺织技术的史料。一号墓边箱出土的织物，大部分放在几个竹笥之中，除15件相当完整的单、夹锦袍，裙、袜、手套、香囊和巾、袱外，还有46卷单幅的绢、纱、绮、罗、锦和绣品，都以荻茎为骨干卷扎整齐，以象征成

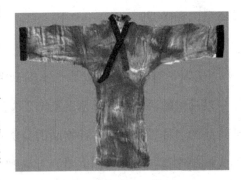

马王堆汉墓出土的素纱禅衣

匹的缯帛。三号墓出土的丝织品和衣物，大部分已残破不成形，品种与一号墓大致相同，但锦的花色较多。最能反映汉代纺织技术发展状况的是素纱和绒圈锦。薄如蝉翼的素纱禅衣，重不到49克，是当时缫纺技术发展程度的标志。用作衣物缘饰的绒圈锦，纹样具立体效果，需要双经轴机构的复杂提花机制织，其发现证明绒类织物是中国最早发明创造的，从而否定了过去误认为唐代以后才有或从国外传入的说法。而印花敷彩纱的发现，表明当时在印染工艺方面达到了很高的水

平。保存较好的麻布，发现于一号墓的尸体包裹之中，系用苎麻或大麻织成，仍具相当的韧性。

4. 帛书和医简

马王堆汉墓发现了大批帛书和两卷医简，均出自三号墓东边箱的长方形漆盒中。帛书大部分写在宽 48 厘米的整幅帛上，折叠成长方形；少部分书写在宽 24 厘米的半幅帛上，用木条将其卷起。出土时都已严重破损，经整理，共有 28 件。其中除《周易》和《老子》两书有今本传世外，绝大多数是古佚书，此外还有两幅古地图。这是中国考古学上古代典籍资料的一次重大发现。医书简两卷 200 支，一卷内容与《黄帝内经》相似，讲的是养生之道，另一卷则为房中术。

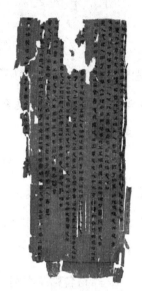

马王堆汉墓
出土的帛书

5. 乐器

马王堆汉墓的乐器，一号墓出土有二十五弦瑟，是目前发现的唯一完整的西汉初期瑟，还出土二十二管竽和一套竽律。三号墓除出土瑟、竽外，又有七弦琴和六孔箫。这些都是首次发现的西汉实物。12 支一套的竽律管，分别标明汉初的律名，为探讨中国早期律制增添了物证。

6. 漆器和木俑

马王堆汉墓出土的漆器共约 500 件，计一号墓 184 件，三号墓 316 件。这是各地发现汉代漆器中数量最多、保存最好的一批。器类主要有鼎、匕、盒、壶、钫、卮、耳杯、盘、奁、案、几和屏风等。漆耳杯占漆器总数的一半以上。漆器大部分是木胎，只有少数奁和卮是夹胎。装饰花

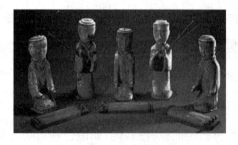

马王堆墓出土的部分乐俑

纹多为漆绘的红、黑和灰绿等色。纹样则以几何纹为主，龙凤纹和草纹为辅。一

些漆器书有"侯家""君幸酒""君幸食"字样，还有注明器物容量的。不少漆器有"成市□"戳记，说明是由成都官府作坊制造的。

湖湘中医之源

马王堆汉墓出土古医籍是目前我国最早的医书，是中医药学发展之滥觞，也是湖湘中医之渊源。"问渠那得清如许，为有源头活水来"，逐本求源，自马王堆医学始，探索湖湘中医药发展之源头，理清湖湘中医药发展之脉络。

本草之源

马王堆古医书中，如《五十二病方》《养生方》《杂疗方》等篇中都散在有许多本草学内容，记载有不同类别的药物的性味、功效、炮制、剂型、用法和剂量等，说明了先秦时期本草学的发展概况及取得的成就达到了一定的水平，为后世湖湘中药学的发展奠定了坚实基础。

1. 药物名称及类别

据考证，《五十二病方》中共收载药物254种，可分14个类别，这些药物在当时已广泛使用。其中矿物类药22种，如雄黄、水银等；草类药53种，有甘草、乌喙（乌头）等；谷类药17种，有赤答（赤小豆）、秫米等；菜类药11种，有干姜、薤等；木类药37种，有桂、辛夷等；果类药6种，杏核中仁（杏仁）、大枣等；待考植物药3种，有逸华、采根等；人部类药10种，有小童溺、乳汁等；禽类药9种，有雄鸡、鸡血等；兽类药27种，有羊肉、鹿角（鹿茸）等；鱼类药3种，有鲋鱼（鲫鱼）等；虫类药17种，有牡蛎、全虫蜕（蛇蜕）等；器物、物品类药24种，有女子布、酒等；泛称类药9种，有百草末、五谷等；待考药名10种，有量簧等。《神农本草经》中和本书相同的药物有98个，《黄帝内经》中和本书相同的药物有8个（铁落、凡发、五答、鸡矢、兰草、猪青、秫米、雄黄）。有些药物还记载有别名，如治"白处方"的"取灌青，其一名灌曾"；治"牝痔方"的"青蒿者，荆名曰【菣】，骆阮一名白苦。"

2. 药物性味及功效

"毒堇□□□堇叶异小，赤，茎，叶从（纵）者，□叶、实味苦"，"青蒿者，荆名曰萩。苖者，荆名曰卢茹，其叶可烹而酸，其茎有刺"，这是对药物性味的最早期认识。

止血用炭类，如"止血出者，燔发以安（按）其痏"；治癃用石韦，"三温煮石韦若酒而饮之"；治瘙痒以雄黄、水银外敷，以桃叶煎汤外洗，治疽病以白蔹、黄芪、芍药、姜、桂、椒、茱、甘草温阳补气托毒，敛阴和营；消毒用硝石，如"稍（硝）石直（置）温汤中，以洒痏"，说明当时对一些药物的功效已认识、掌握得比较正确，而且至今仍有实用价值，值得进一步探讨。

3. 药物炮制及剂型

（1）炮制：书中对药物的炮制方法及其炮制的意义等，均有详细描述，包括亨（烹）、煮、疾炊、灸、燔、冶（研）、渍、淬、酒沃、切等。

（2）剂型：药物的剂型有汤剂、丸剂、饼剂、散剂、膏剂、熨剂和浸出药剂等。

1）汤剂：纵观《五十二病方》全文，不难发现汤剂是使用十分广泛的剂型之一。"煮"则是《五十二病方》中使用频率相当高的制剂方法，有44次之多。煮法不但所用的辅料相当丰富，有水、醋、酒、药物汁液等，而且制作方法也很有特色，如三汲煮、煮胶等。由此可见，《五十二病方》中的煎剂除了水煎剂外，还有酒煎剂、醋煎剂等。"冶乌喙四颗，菱芰一升半，以男童溺一斗半并□，煮熟，□米一升入中，挠，以傅之"，"癃，取景天长尺，大围束一，分以围三，以醇酒半斗，三煮之，熟，浚取其汁，啜之"。具体内容包括：

煮、煎和炊法：《五十二病方》中汤剂的制作方法，除了"煮"之外还有"煎"。后者既可以等同于现代的煎法，又可以等同于"熬"或"灸"。两层不同含义的"煎"，其主要区别在于是否添加液体辅料。前者如"伤者，以续断根一把，独□长枝者二挺，黄芩二挺，甘草□□□挺，秋乌喙二□，□□□□者二瓯，即前煎□熟，以布捉取，出其汁，以陈媪□□□傅之"；后者如"取雷矢三颗，冶，以猪煎膏和之。"猪煎膏，即煎热的熟猪油。

"炊"，有时候可与煮法等同视之，有时却又和"燀""熬"颇为相像。如："煮水二斗，郁一升，术一升，□一升，凡三物，郁术皆冶，入汤中即炊汤，汤温适，可入足……汤寒炊之，热即止火"，出现的"煮""炊"并未显示出明显的区别，显然这里的"炊"也是一种制作煎剂的方法。

又"黑菽三升，以美醯三□煮，疾炊，沸，沸下，後炊，三沸止，浚取汁"，其中的炊，有学者认为和现代的焯制法相似，只是没有明确提出去除种皮。另外有一点特别值得关注的，"病蛊者，以乌雄鸡一，蛇一，并置瓦赤蠤中，即盖以□，东向灶炊之，令鸡、蛇尽焦，即出而冶之……三指三撮药入一杯酒若粥中而饮之，日一饮。"此处明确表示要"炊之令焦"，那其中应该也没有加液体辅料，这与煎法的另一种含义颇为类同。

具体要求："煮"在《五十二病方》中已涉及具体的操作方法，如疾沸、勿令疾沸、十沸、熟煮徐疾等各具特色的煮法。疾沸的意思是大沸，滚开，也就是用猛火将其煮开。熟煮徐疾指的是大火较长时间的煮，火势时缓时急。另外值得关注的是书中出现了5次三汲煮，马王堆帛书整理小组注为："煎煮三次"。这与中药汤剂煎煮中要求的"三煎法"相契合，而且三次煎煮已经能够比较充分利用药物。这说明当时汤剂的应用不仅十分广泛，而且制备也日趋成熟。

浓缩法："乾瘙：煮溺二斗，令二升，豕膏一升，冶藜芦二升，同傅这。"其中的溺不是制作煎剂的辅料而是对象。令二斗变二升是属于加热浓缩的工艺，为现代药物制剂工艺中常用的方法。

2）丸剂和饼剂：如痔者方中的"冶（研）麢芜本、防风、乌喙、桂皆等，渍以醇酒而垸（丸）之，大如黑菽（豆）而吞之"，"以茯苓，撮取大者一枚，擂，擂之以春，脂弁之，以为大丸，操"，"犬噬人伤者：取蚯蚓矢二升，以井上甕断土輿等，并熬之，而以美醯□□□□之，稍丸，在熨其伤，犬毛尽，傅伤而已。"，"冶芥实，□醇酒后渍而饼之，瓦鬶炭……渍□ 之如□，即冶，入三指撮半杯温酒……者百，冶"。

丸，原作"垸"，为先秦时代的重量单位。《说文通训定声》："垸，假为丸。"所谓丸剂，系将药物研末后加入赋形剂，制成小丸圆球状者。在先秦医籍中已多采用。《本经》："药有宜丸者。"

《五十二病方》中未涉及具体的丸剂制备方法。书中的丸剂给药方法既有内服，也有外用，吞服的丸剂特别强调其"大如黑菽"，说明已经注意到内服丸剂的制剂规格。外用丸剂则为"大丸""稍丸"（粗制为丸），规格要求比内服丸要低。丸剂的赋形剂为脂、酒、醯、酒和醋，这些至今仍是制备丸剂的常用赋形剂。丸剂在当时并非常用剂型，其出现频率较低。

饼是用面制成扁圆形的食品。《释名·释饮食》："饼，并也。溲面使合并也。"此处的"饼"为动词。"而饼之"，即制成平而圆形的饼状。这种剂型后世所见甚少，《五十二病方》中仅此一处，而且并非直接药用，而是为了"熘炭"。

3）散剂——"冶"："冶"在《五十二病方》中的出现频率高达 75 次，冠所有制药方法之首。毫无疑问，"冶"在当时的药物处理中有着十分重要的地位。冶，《说文解字》："销也。"本文是熔炼金属，引申为研末。

书中药物冶（研末处理）后，有直接给药（内服或外用），这一种即属于散剂范畴。如"狂犬伤人，冶礜与橐莫（吾），醯（醋）半（杯），饮之"中将礜和橐莫二药共同研末后直接用醯送服；治蚖方中的"燔狸皮，冶（研）灰，入酒中，饮之"；亦有的仅仅是对药物的初步炮制处理，如"取封埴土冶之，□□二，盐一，合挠而蒸，以遍熨之直肯孪筋所。……熨寒□□尃蒸"。现代中药制剂中"冶"法仍是制作丸剂、片剂、胶囊剂等许多剂型的重要准备工艺之一。

4）膏剂：如治加（痂）方中的"冶（研）雄黄，以彘膏□脩（潃），少肴以醯，令其寒温适，以傅之。傅之毋濯"，"治病毋时，二、三月十五日到十七日取鸟卵，……□而乾，不可以涂身，少取药，足以涂施者，以美醯□之于瓦鬵中，渍之□可和，稍如恒。煮胶，即置其于模火上，令药已成而发之"，"以醇酒入□，煮胶"，"阑（烂）者，爵（嚼）藜米，足（捉）取汁而煎，令类胶，即冶浓，和敷"，"以水一斗煮葵种一斗，浚取其汁，以其汁煮胶一挺半，为汁一参"。

"煮胶""煎令类胶"也就是"煮成胶状"，类似于现代煎膏剂的一种，即将药材加水煎煮，去渣浓缩后加入糖、蜂蜜等制成的稠厚状半流体剂型。不同的是，此处并没有加入糖或蜜等赋形剂却能够煮成胶状，这也许和药物的种类有关。我们可以发现鸟卵和藜米粉碎后都是性质比较稠厚或者说含有较多浆液的药物，这也许正是不加糖和蜂蜜同样能煮成胶状的原因。

5）熨剂："取商陆渍醯中，以熨其肿处"，"蒸冻土，以熨之"，"冶之，熬盐令焦黄，取一斗，裹以布，淬醇酒中，入即出，蔽以苇，以熨头"。这三处原文所列应该都是属于熨剂的一种。

6）浸出药剂："取茹芦本商之，以酒渍之，后日一夜，而以涂之，已"，"夕勿食，旦取蜂卵一，渍美醯一杯，以饮之"，"痂：以小婴儿溺渍羧羊矢，卒其时，以傅之"。所谓浸出药剂，指采用适宜的浸出溶剂和方法浸提药材中有效成分，直接制得或再经一定的制备工艺而制得的一类药剂，可供内服或外用。

上述几处原文中所指，应都属浸出药剂的范畴，所用的浸出溶剂有酒、美醯、小婴儿溺，制得后有直接给药的，亦有渍后再进行其他处理的。给药方法有饮之，也有涂之，傅之。简单地分析不难看出，《五十二病方》中的浸出药剂已经比较成熟。虽然，"浸出药剂"为后世地概念范畴，但也能很好地概括这一类制剂的大致内涵。

4. 药物用法

药物用法有内服和外用两种，而且对用药禁忌和服药时间、次数都有详细说明。

（1）内服药：内服用药所占比例不大，有食、饮、吞、㩉等服法。《五十二病方》中禽兽类药物的内服多称为食；汤汁的内服和汤汁的冲服药粉的多称饮；丸剂的内服多称吞、㩉。

（2）外用药：《五十二病方》中的外治用药比较多，提到的外用药有傅（外敷）、熏、浴、洒（润泽清洁疮面）、沃或浘（均为冲洗之意）、涂或封（外涂）、安（药置于局部后加压按）、印（薄贴）、熨、灸等各种方法。傅、涂、封、安等法，都是把药物外敷于局部；熏、浴法是针对体表或局部；洒、沃或浘等法，均为用于清洗疮口。

（3）用药禁忌：当时已经认识到，环境、房事及有些食物等影响药物疗效。如"□烂者方"有"居室塞窗闭户，毋出私内中，毋见星月一月，百日已"禁忌；治"诸伤方"中提出"治病时，毋食鱼、彘肉、马肉、龟、虫、荤、麻○洙采（菜），毋近内（指房事）"；其他还有"夕毋饮""毋见风"，服药时"毋食鱼"

等禁忌。

（4）用药时间及次数：治"白处"方中提出"旦服药，先毋食□二三日"和"先食饮之"的饭前空服。有些药饭前饭后均可服，如治癃方中的"饮先食后食恣"，这些都说明当时已认识到药物疗效与用药时间有关。用药次数也有明确记载，如"治诸伤方"中有"日壹饮"，婴儿病闲（痫）方中提出"三日一浴"，治睢（疽）病方提出"日四饮，一欲溃溃，即止"。

5. 药物剂量

当时的药物剂量用斗、升、寸、尺、杯、挺、束、扜（小束）、把、颗、三指最（撮）、三指大最（撮）、三指最（撮）到节等来计量或估量，用"大如答""大如黑菽（豆）""大如李"表示剂型的大小，没有提到汉代通用的斤、两、钱、分、铢、刀圭、方寸匕等剂量单位，体现了早期医药学的计量状况。

方剂之源

《五十二病方》被认为是最古老的医方书，书中载方 283 首，其中有 43 首是 2 味药上组成的复方。另外，《养生方》载方 79 首，《杂疗方》载方 21 首，其中亦有复方 30 多首，只是可惜还没有方名。纵观其内容，基本记叙了处方的中医治法、用药、组方原则、制剂及其临床运用等内容，反映了这一时期方剂萌芽和初步形成，促进了后世湖湘中医方剂学的进一步发展完善。

1. 分类

对于方剂的分类，《五十二病方》采用疾病分类的方法，将所载 283 首方分列于 52 种病之下。每一种病所列方剂数量不等，如"诸伤"载方 17 首，"诸痉"载方 7 首，而"婴儿索痉"则载方 1 首。这种以病类方的分类法，因其方便临床医生乃至病家按病索方的特点，而为后世所沿用。如晋《备急肘后方》、唐《千金方》《外台秘要》、宋《和剂局方》、明《普济方》等。

2. 治法

早期的方剂是在大量的医疗实践中不断积累而成的，主要是经验。因此在这一时期，构成方剂学理论的要素已有呈现，但还很粗糙、很不完善。虽然还没有明确提出中医治疗"八法"，不过八法的主要内容已经隐约可见。

《五十二病方》载有汗、温、清、消、补五法。如汗法治痉，一方用炒盐温熨，使"汗出"；另一方用薤、醇酒煎服，"温衣"使"汗出"。温法治疽用姜、桂、椒，以方测证，当属寒性阴疽；用温法。清法，治"血疽始发，儵儵以热"用戴糁（黄芪）、黄芩、白蔹清热解毒。消法，用蒲席炭止血化瘀"令伤者毋痛，毋血出"；用蒺藜、白蒿破血解毒疗蝎螫伤；用冬葵子利尿治癃；蜗牛、薤白行气利尿；芎防乌桂消痔丸；狗胆消癥；藜乌矾茹芜治疥。补法，用青粱米补脾胃、养肾气；用鹿肉、野猪肉补益脏腑；胶米补虚。此外，还有两法合用，如治伤痉，汗温兼用；如冬葵子白胶、冬葵子枣蜜治癃，消补同施；如黑菽牡蛎毒堇治癃病，清消同用；如蔹芪芍桂姜椒萸七物治疽方，温消联用等。

3. 配伍

在这一时期，不再是单味药治病，已开始出现复方。《五十二病方》有复方43首，《养生方》有复方28首，《杂疗方》有复方8首，并且有比较固定的组方和随证加减的观念。如《五十二病方》中治疗疽病的两方，一方由白蔹、黄芪、芍药、桂、姜、椒、茱萸、酒8味药物组成，另一方是在前方基础上加甘草组成，可见其处方基本固定，反映出较高的组方配伍水平。并且还指出，针对不同的疽病症状，须调整处方中某味药物的用量，"骨疽倍白蔹，肉疽倍黄芪，肾疽倍芍药"，这可以说是反映中医早期辨证论治思想的有力例证。

4. 剂型

马王堆医方书所载方剂的制剂繁多，据不完全统计，有汤、酒、醋、丸、末、膏、油膏、饼、胶、药浆、洗、丹、酒浆、药糊、肉脯、药布、阴道栓剂等17种之多。

《五十二病方》载剂型有汤（如伏龙肝汤等）、酒（如治伤痉薤酒剂、枸杞酒等）、醋（如醯酒黍稷）、丸（如治诸伤方等）、末（散，如金伤毋痛方等）、炭末（如羊屎方等）、膏（如白处膏等）、油膏剂（如芩草油等）、饼（如荠实方）、胶（如兽皮胶）、药浆（如治牝痔药浆）、洗剂（如消石洗剂等）、丹剂（水银、丹砂置烟囱上）。其中尤以汤、酒剂为最多。

《养生方》载剂型有末（散，如藜兰橙脂散等）、酒（甜药酒、乌喙药酒等）、酒浆（如天门冬酒浆）、醋剂（杨思醋剂）、丸（如雀卵丸等）、膏（阴肿膏等）、药糊（如去毛）、肉脯（如鸡汁肉脯等）、洗剂（如男阴方）。以酒、散剂居多。

《杂疗方》载剂型有药丸（如壮阴）、药布（如外阴刺激3方）、药醋（如壮阳）、塞阴道（壮阴3方）、药酒（如壮阳酒）。

5. 临床应用

《五十二病方》《养生方》《杂疗方》所载方剂临床应用广泛，涉及内、外、妇、儿、眼、伤科的疾病，此外还有食疗方、养生方等。其中以外科、内科治病方及养生方为主。

《五十二病方》治疗范围达52种疾病，其中3个病名缺篇目，其余绝大多数是外科疾病，包括各种外伤、动物咬伤、痈疽、溃烂、肿瘤、皮肤病及痔病等；其次为内科疾病，包括癫痫、痉病、疟疾、饮食病、疝病、癃病、淋病及寄生虫病等。再次为儿科疾病，包括婴儿索痉、小儿癫痫、瘈疭。另有眼科病1种（癌）。《养生方》应用范围主要是防治衰老、增进体力、滋阴壮阳、房中补益、黑发方、健步方，治全身偏枯、阴痿、阴部肿胀等。《杂疗方》所载方主要是益气补益、壮阳壮阴、益内利中，以及治蛕虫及蛇、蜂所伤。

经络之源

马王堆出土的古医书中，《足臂十一脉灸经》和《阴阳十一脉灸经》是已知最早的经脉学专著，最早的灸疗学著作。书中已具有一定数目的经脉、排列次序，循行方向和规律、循行路径、主病病候、脉病治疗，故可以认定是经络学说形成的雏形。两部《灸经》的成书年代均早于《黄帝内经》，其内容与《灵枢·经脉篇》有许多相似之处，在编写体例上也近乎一致。但《足臂十一脉灸经》记述较简单，《阴阳十一脉灸经》稍微详尽，《灵枢·经脉篇》已具有经脉系统理论。因此，有的学者将这三部古医书看作是经脉学说在早期形成过程中，由简到繁，由少到多，由不完备到成为完整的经络学说理论体系的三个不同发展阶段。

1. 经脉的名称、数目和排列次序

《足臂十一脉灸经》和《阴阳十一脉灸经》还没有出现"经脉"名称，但已用"脉"字命名。其中，《足臂十一脉灸经》中写作"温"字，"温"是"脉"的古字，也是迄今为止第一次见于古医学文献中。

《足臂十一脉灸经》和《阴阳十一脉灸经》，各有 11 条经脉，《足臂十一脉灸经》有"足""臂"两个篇目。"足"部包括下肢 6 条经脉：足泰阳温、足少阳温、足阳明温、足少阳温、足泰阴温、足厥阴温；"臂"部包括上肢 5 条经脉：臂泰阴温、臂少阴温、臂泰阳温、臂少阳温、臂阳明温，没有臂厥阴脉的记载。《阴阳十一脉灸经》有：巨阳脉、少阳脉、阳明脉、肩脉、耳脉、齿脉、大阴脉、厥阴脉、少阴脉、臂巨阴脉、臂少阴脉，没有手厥阴脉。也还没有把每一条经脉与身体的一种内脏器官联系在一起。这都说明《足臂十一脉灸经》和《阴阳十一脉灸经》成书时间比《黄帝内经》为早。

各经脉的排列次序如上所述，《足臂十一脉灸经》是根据先"足"脉，后"臂"脉的原则；《阴阳十一脉灸经》是根据先"阳"脉，后"阴"脉的原则。

2. 经脉的循行规律与路径

在经脉循行方面，《足臂十一脉灸经》中的 11 条经脉，都是从四肢末端到胸腹或头面部，全部属于向心性的。其中，臂阴脉由手向胸胁，臂阳脉由手向头部，足阳脉由踝向头部，足阴脉由足向股腹。《阴阳十一脉灸经》中，有 9 条经脉仍由四肢走向躯体中心，而"肩脉"与"足少阴脉"则与之相反，由头或腹部走向四肢末端。从总体上看，《足臂十一脉灸经》《阴阳十一脉灸经》所记载的十一条经脉在循行分布上有如下几个共同特点：①经脉的起点多在腕踝部附近。②经脉循行路线的描述非常简单，有的脉甚至为只有起点与终点的两点连一线的最简单形式。③描述经脉循行时，使用频率最高也是最让今人难以理解的术语是"出"字。④经脉循行方向自下而上，各脉之间不相接续，而且与内脏不相联系。

这些特征反映了当时经脉的概念很原始、很简单，还没有形成上下纵横、联络成网的经络系统，但是《足臂十一脉灸经》《阴阳十一脉灸经》的这些记载与《灵枢·经脉》篇中十二经脉的理论有密切的渊源关系，为我们了解在《黄帝内经》成书以前的经络形态提供了非常宝贵的资料。

3. 经脉的主病病候

《足臂十一脉灸经》的病候描述简单而原始，载有 78 病。其中手太阳脉、手阳明脉、手少阴脉 3 脉，每脉仅主 1 病，最多者如足少阳脉主 16 病，足太阳脉主 15 病。诸脉病候还没有分类，也无理论和治则上的阐述，仅足厥阴脉后面有一些关于病候预后的记述，较为特殊。《阴阳十一脉灸经》有不少新的病候增加，共计 147 病。并开始将各脉的病候按照致病原因的不同，区分为"是动病"与"所产（生）病"两大类。

4. 脉病治疗

《足臂十一脉灸经》和《阴阳十一脉灸经》中提到的治疗方法，全是灸法，只说灸某脉，没有穴位名称，更没有针法。这是因为在古代，针与灸并不是同时出现的。灸，是用烧着的材料放在经络上的一些部位烤灼治病，而针刺则是用尖锐的器械在经络上的这些部位扎刺。灸法早于针法出现，针法需要有磨制得特别尖锐的器具，如石头、骨、竹、金属制成的针，才能进行。其中尤其是金属针，需要生产力发展到一定的水平，才能制成。因此，可以推测《足臂十一脉灸经》的出现，是在针器尚未十分普遍应用之前写成的。

内科学之源

内科病的诊治，在《五十二病方》中所占比重虽然不大，但也从侧面反映了先秦时期的内科学水平。

1. 淋证

癃病，在此指淋证，是以小便不利为主症的疾病。《五十二病方》对癃病的论述，内容十分丰富。

（1）淋证症状："癃，痛于胕及衷，痛甚，弱（溺）□痛益甚，□□□□。""癃，弱（溺）不利，胕盈……"淋证主要表现为小便不利、膀胱及尿道痛、小便时疼痛加剧等症状。

（2）治疗方法：对于淋证的治疗，除了药物疗法之外，还运用灸法、外熨法、外涂法、外熏法及束指法等进行治疗，可见当时治疗淋证的手段多种多样。这些治疗，处方合理，且大多为现今临床所沿用。

1）药物："【治】之，黑叔（菽）三升，以美醯三□煮，疾炊，（沸），止火，（沸）下，复炊。参（三）（沸），止。浚取【汁】。牡厉【蛎】一，毒堇冶三，凡

【二】物□□。取三指最（撮）到节一，醮寒温适，入中□饮。饮先食【后】食次（恣）。壹饮病俞（愈），日壹【饮】，三日，病已。病已，类石如泔从前出。毋禁，毋时。冶厉（蛎）；毒堇不暴（曝）。以夏日至到□□毒堇，阴干，取叶、实并冶，裹以韦臧（藏），用，取之。岁【更】取○毒堇。毒堇□□□堇叶异小，赤茎，叶从（纵）缲者，□叶、实味苦，前日至可六、七日（秀），□□□□泽旁。●令。"予黑菽、牡蛎、毒堇治疗，并详细记载了"毒堇"的采集时间、加工及储藏方法、药用部位、原植物形态（茎叶大小、颜色、叶脉）、味道、结实的时间、生长环境等。

2）灸法："久（灸）左足中指。"即左足中趾，属足阳明经。但从《黄帝内经》到后来的针灸文献均未见有以此治癃的记载，值得探讨。

3）外熨法："□□□□□□干葱□盐隋（脽）炙尻。"炙，将药物炒热对局部进行热熨的方法；尻，即尾骶骨。在臀部周围进行热熨或按摩，这是一种刺激体表部位治疗内脏疾病的远隔疗法。还有如"癃，燔陈刍若陈薪，令病者北（背）火炙之，两人为靡（磨）其尻，癃已。"

4）外涂法："赣戎盐若美盐，盈隋（脽），有（又）以涂（涂）隋（脽）□下及其上，而暴（曝）若□。"以及" 华，以封隋（脽）及少【腹】□。"

5）外熏法："癃，坎方尺有半，深至肘，即烧陈橐其中，令其灰不盈半尺，薄洒之以美酒，□茜（皂）荚一、枣十四、薮之朱（茱）臾（萸）、椒，合而一区，燔之坎中，以隧下。已，沃。"即先挖一土坑尺半见方，一肘深，烧陈禾草灰半尺深，再浇上少许酒，烧皂荚、大枣、煎茱萸、椒等于坑内，然后患者站于坑中，使药烟熏之。

6）束指法："以衣中衽（纴）缲〈缋〉约左手大指一，三日□。"

（3）分型论治：《五十二病方》将淋证分为血淋、石淋、膏淋、女子淋，可以说是最早的淋证分型，而血淋、石淋、膏淋等病名，至今仍为临床所常用。所用药物如石韦、冬葵子等，是后世治淋组方的主要药物，尤其是血淋、石淋、膏淋、女子淋的分证治疗，可以说是对淋证进行辨证施治的雏形。

1）血淋："血癃，煮荆，三温之而饮之。"荆，疑为牡荆，《名医别录》言荆叶主治血淋。

2）石淋："石癃，三温煮石韦，若酒而饮之"。

3）膏淋："膏癃，澡石大若李（核），已食饮之。不已，复之"。膏淋，小便中有如脂膏，沉淀如膏状。

4）女子淋："女子癃，取三岁陈霍（藿），炁（蒸）而取其汁，□而饮之。""女子癃，煮隐夫木，饮之。居一日，（廇）阳□，羹之。"女子淋，相当于女子尿道感染、膀胱炎、急性肾盂肾炎等，予陈年豆荚、隐夫木（当为药名，未详）进行治疗。

2. 痉病

《五十二病方》分别讨论了痉病的病因、病机、症状及治疗方法。

（1）病因病机："伤痉：痉者，伤，风入伤……"伤痉，即今破伤风一类的病证，其病因为"诸伤"之后，风邪从伤口而入。另外还谈到"数□注，下膏勿绝，以欧（驱）寒气……"说明寒气亦为伤痉病的病因之一。

（2）症状："伤痉：……身信（伸）而不能诎（屈）"。"伤而颈（痉）者……节（即）其病甚弗能饮者，强启其口，为灌之。"描述了痉病的两个主要症状为：抽搐，"身信（伸）而不能诎（屈）"和口噤"节（即）其病甚弗能饮"。

（3）治疗：对于痉病的治疗有内治法与外治法，局部治疗与全身治疗等多种方法。

1）内治法："伤而颈（痉）者，以水财（裁）煮李实，疾沸而抒，浚取其汁，寒和，以饮病者，饮以□□故。"即用水财煮适量的李子，煮药至沸时将药汁取出，滤取药汁，等候汤药凉至温度适合时，以饮病者。又如"伤胫（痉）者，择薤一把，以敦（淳）酒半斗者（煮）（沸），【饮】之。"

2）外治法："治之，（熬）盐令黄，取一斗，裹以布，卒（淬）醇酒中，入即出，蔽以市（韨），以熨头。热则举，适下。为□裹更【熨，熨】寒，更（熬）盐以熨，熨勿绝。一熨寒汗出，汗出多，能诎（屈）信（伸），止。熨时及已熨四日内，□□衣，毋见风，过四日自适。熨先食后食次（恣）。毋禁，毋时。●令。"具体操作是炒盐令黄，用布裹之，淬以醇酒，在裹盐的布外蒙上一层皮制蔽膝，熨头部，反复更炒熨之。直到身体出汗、能屈伸为止。无论饭前饭后都可任意进行，没有禁忌。

（4）调护：在炒盐熨法中，指出"熨时及已熨四日内，□□衣，毋见风，过四日自适。熨先食后食次（恣）。毋禁，毋时。●令。"在醇酒煮韭法中，指出"【饮】之，即温衣陕（夹）坐四旁，汗出到足，乃□。"这些调护方法，对于提高痉病的疗效是有辅助作用的。

外科学之源

外科病在《五十二病方》中所占的比重最大，论述最为详细，说明先秦时期先进的外科学医疗技术水平。

1. 痔瘘疾病

对于痔瘘疾病，早在甲骨文中就有痔的记载，而在西周时期的《山海经》中有提到痔和瘘的命名，但这些都只是零星地散在于当时的非医药书籍之中。也就是说在《五十二病方》成书以前尚未发现有医药专书对痔瘘的病名、证型、分类、治法、药物配制等较系统的记载，直到《五十二病方》出现才填补了这个空白。

（1）痔瘘含义的认识：

1）痔是肛门部包块状疾病：《足臂十一脉灸经》将痔写作"寺"，《阴阳十一脉灸经》写作"痔"，《五十二病方》写作"時"或者"痔"。寺、時都与"痔"同义，而"寺"字古代含义指的是移行、变迁，这一世代和那一世代的交界点为"寺"。人之肛门是体内与外界的出入口，是移行、变迁的部位，故该处病交即"寺"字上加病旁而为"痔"。《篇海类编》云："痔从广，寺着眼，痔有'峙'之意，即高突之状也"。《说文》谓痔"后病也。"《增韵》谓痔"隐疮也。"这说明古人当时已认识到"痔"是后阴肛门移行、变迁之处发生的包块状疾病的总称。

2）瘘是肛门旁生管与直肠相通的疾病：《五十二病方》载"牝痔有数窍，蛲白徒道出者"。又曰："痔，痔者其直旁有小空（孔），空（孔）兑兑然出"。《足臂十一脉灸经》将瘘写作"癏""瘘"，概指孔窍内生管而栾（弯曲）出水不止之疾。古人根据其特点描述为："有脓血污水淋漓而下，如破顶之屋，雨水时漏之状，故瘘有漏之意，与窍相通。"

3）痔的发生与筋脉血液有关：《五十二病方》有脉者（痔）和血痔的记载，这两种痔虽未描述病因和症状，但就其命名来看，已认识到痔的发生与筋脉、血液有关。《五十二病方》以后的《黄帝内经》云："因而饱食，筋脉横解，肠澼为痔。"后世医家在此基础上都推衍为经脉瘀滞、出血、脱出等。《东医宝鉴》一言以蔽之："痔乃筋脉病"。

4）痔是相互对应的疾病：《五十二病方》中记载有牝痔、牡痔、血痔、脉痔。"牝""牡"二字即雌、雄之意。一雌一雄，一血一脉相互对应，代表了两个对立的方面。这是最早对痔的分类，为以后五痔学说及更多的分类方法奠定了基础。如《诸病源候论》记载的五痔中就有牝痔、牡痔、血痔和脉痔。《外科大成》载有内痔，外痔。《马氏痔瘘科七十二种》中以互相对应而命名的就有肛内痔、肛外痔、阴内痔、阴外痔、血热痔、血寒痔、通气痔、通血痔、通经痔、通络痔、通脏痔、通腑痔，亦仍有雌雄痔的记载。至今尚有内痔、外痔、子痔、母痔这种对应前分法。

（2）肛肠病种的分类：《五十二病方》中痔瘘疾病记载涉及了现今如下肛肠疾病：

1）内痔："【牝】痔之入窍中寸，状如牛几三□□□，后而溃出血，不后上乡（向）……"此乃描写内痔生在肛门内 3.3 厘米左右，大便秘结，便后内痔脱出肛外，破溃出血，不能回复，类似便后脱出嵌顿的内痔。

2）外痔："牡痔居窍旁，大者加枣，小者如枣窍（核）。"这是对外痔的描写。又如"其中有兔髌，若有坚血如扬末而出者"。其描述很类似现今的血栓外痔。

3）直肠息肉和肛乳头瘤："有赢肉出，或如鼠乳状，末大本小，有空（孔）其中。"本段形象地将息肉、肛乳头瘤或者顶大蒂小而长的内痔比喻成阿牛、螺蛳肉一样脱出肛外，有的像鼠乳，有的嵌顿同时并发肛瘘。

4）肛裂："牡痔之居窍廉，大如枣窍（核），时养（痒）时痛者……"此段描写的症状与现在的肛裂所致的哨兵痔、裂口溃疡而分泌物增加引起肛门瘙痒、便后括约肌痉挛呈周期性疼痛的症状颇为一致。

5）肛门直肠瘘："牝痔之有数窍，蛲白徒道出者"，是指肛周有很多瘘管的外口，且有蛲虫出入；又如"痔，痔者其直（脏）旁有小空（孔），空（孔）兑兑然出"，"牝痔有空（孔）而栾"，这些记载不但描述了肛门直肠瘘的典型症状，而且指出了肛道多是弯曲的。

6）肛周脓肿："其直脏痛，寻（煿）然类辛状。"此与肛周脓肿蕴脓欲成之时，局部发生的红肿、灼热、反跳性顿痛颇为一致。

7）脱肛："人洲出不可入者"，乃指直肠脱垂或直肠黏膜脱出不能回复肛内的一类疾病。

8）肛门瘙痒症："胸痒"所谈之痒即肠道寄生虫——蛲虫在肛门部产卵，分泌毒素导致的肛门瘙痒，抓破染毒而疼痛。"出有白虫"，说明当时人们对寸白虫（线虫）细小形态的观察是非常细致入微的。

（3）治疗：《五十二病方》对痔瘘疾病的治法记载是极其丰富的，其中脉者（痔）1方，牡痔4方，牝痔8方，胸养（痒）1方，共计14方。这些治法都是根据痔瘘病的不同证型，在辨证的基础上而设的方与法，证型和方法有机结合，综合应用。从中初步可以归纳为11种治法。

1）内服法：内服法治疗痔瘘病在《五十二病方》记载虽然不多，但其有两处足以说明，如脉痔治法"取野兽肉食者五物之毛等，燔治，和挠□，诲（每）旦（先）食，取三（指大撮）三，饮酒一杯和，食之。"古人以动物毛烧焦，即利用角质蛋白的碳化物，取其类似血余炭功效，意在止血，和温酒服用，以酒之辛散温通、活血行滞达到治痔目的。又如牝痔用"蘼芜本、防风、乌喙、桂皆等，渍醇酒而垸（丸）之，大如黑菽而吞之"。这是古代用散剂和丸剂内服的治痔方法。

2）手术割治法："巢塞直脏者，杀狗，取其脬，以穿籤，入直脏中，炊（吹）之，引出，徐以刀劙去其巢。冶黄黔（芩）而娄（屡）傅之。"本段之"巢"是指多孔之瘘管，在做这种手术时，古人用狗之膀胱，穿以小竹管插入肛中，然后吹气使狗膀胱胀大，引痔瘘外出，以刀慢慢割除病灶，再敷上经过火煅的黄芩末，使其对伤口既可解毒又可止血。另外在"牡痔"第二方有"割以刀"，第四方有"先剥劙之"的记载，都是说的用手术切割治疗痔瘘的方法。

3）枯痔疗法：牡痔第四方"弗能割，取龟脑与地胆虫相半，和，以傅（敷）

之。"此段明确谈到不能割除的病灶，用龟头与地胆虫各等份调合敷之，其地胆虫可见《神农本草经》，外用有腐蚀作用；《名医别录》谓能"蚀疮中恶肉"。可见这是古人用的一种使痔体腐蚀、干枯、脱落的坏死剂。

4）结扎疗法："牡痔"第三方"絜（捆束，结扎之意）以小绳，剖以刀。"即用线结扎痔病变实体，然后再切除残端。这种结扎切除法在痔瘘治疗方面运用至今。

5）手指摘除法："末大本小，有空（孔）其中。灸之，疾久（灸）热，把其本小者而蹙绝之。"蹙绝即戾绝、扭断的意思。很显然，这是对顶大蒂小的息肉或内痔，以灸法烧灼后，既能止血，又可在瞬间用手指摘除病灶，结束治疗。现在对一些儿童息肉，仍采取这种治疗方法。

6）熏浴法："取弱（溺）五斗，以煮青蒿大把二，鮒（鲫）鱼如手者七，冶桂六寸，干●（姜）二果（颗），十沸，抒置瓮中，狸（埋）席下，为窍，以熏痔，药寒而休。日三熏。"就是把煮沸的药液置器皿中，盖上有孔之席，蒸气以孔中透出，直熏患处。还有"以羽熏篡"，也是利用煎沸药液乘热蒸腾。这些治痔方法，仍是我们现在常用的熏洗坐浴治法。

7）烟熏法：是将药物焚烧于器皿或土坑中，取其缭绕之烟直熏患处，如牝痔治法之一"敬女子布，燔，置器中，以熏痔"；另一熏法则是在地上挖一个50厘米深、33厘米长、10厘米宽的坑，烧炭于坑中，撒上骆阮一药，周围用布遮盖，取烟熏肛门，并不时用手启开肛门，使烟能充分透入肛门。胸瘅熏法大致相同，即挖一坑，先烧火于坑中，使坑壁干燥，再将柳蕈和艾两药烧于坑内，取陶盆一个，在底上打一个直径3.3厘米大的小孔，将盆盖在坑上，用土密闭四周，让患者肛门对准盆孔，使烟从孔中冒出直熏患处。

8）砭石热敷法："燔小隋（椭）石，淬醯（醋）中，以熨。不已（愈），有（又）复之，如此数。"古人用椭圆形的小石头烧烫淬醋后，以温熨肛门患处，如此反复数次，直至痊愈，类似现今热敷法所取得的效果一样。

9）药物敷贴法：治牡痔多孔者，将黑色的雌羊肉炖煮，取其汤汁浸泡黍米三斗，待吹干后，用淘米水煮熟，取一半与铜屑、豆酱渣洴一起杵烂，敷在痔疮上，厚如韭菜叶，用厚布覆盖包裹，药凉即行更换，两日就能治愈。这是当时用药物直接敷于患处的治痔方法。

10）药膳疗法：如"痔者，以酱灌黄雌鸡，令自死，以管裹，涂上土，炮之。涂干，食鸡"。古人当时已认识到，用酱强迫灌喂黄母鸡，待死后用茅草裹鸡，涂上泥土烧烤，食其鸡肉可以疗痔，这可谓最早的治痔药膳疗法。

11）物理疗法：牝痔第七方"人洲出不可入者，以膏（脂膏）膏（涂）出者，而到（倒）县（悬）其人。以寒水戋（溅）其心腹，入矣"。此法是治疗直肠脱垂或内痔脱出嵌顿的一种复位方法。先将脂膏涂在脱出的肿物上作为滑润剂，再嘱患者取肛门向上，头部向下的倒置位，充分利用地心的吸引力，然后用寒凉的水浇溅胸、腹部，以冷刺激促进肛门括约肌的收缩，患者不自觉地做提肛运动，使脱出肿物进入肛内，三个步骤紧密结合，治法设计甚是巧妙，对脱肛和痔脱出的回复堪称一绝。

另外，《五十二病方》中还记载有"先道（导）以滑夏铤，令血出"是对痔管进行探查和搔爬术的治疗。"用小角角之"，是以吸出脓液和血栓死血的扒罐疗法。不难看出，《五十二病方》对痔瘘疾病的治疗，不论是外治或内治，还是手术或姑息治疗，其记载都是比较全面的。

2. 疸病

《五十二病方》关于疸病的症状论述，并不十分突出。疸分为骨疸、肾疸、肉疸、嗌疸、烂疸、血疸、气疸等，但对疸病的治疗，书中却颇具特色。

（1）内服法："雎（疸），以白蔹、黄耆、芍药、甘草四物者（煮），□、姜、蜀焦（椒）、树（茱）臾（萸），四物而当一物，其一骨□□□三□□以酒一栖（杯）□□□□筋者候候翟翟□□之其□□□□□。日四饮。一欲溃，止。"此为治疗疸病的主方，其中，白蔹、黄耆、芍药、甘草为第一组药，具有消痈疸疮肿的作用；姜、蜀椒、萸等为第二组药，四物合用，能辛温散结、通阳下气。对于寒性疸病，本方基本切合。

（2）温熨法："雎（疸）始起，取商牢渍醯中，以熨其种（肿）处。"商牢，即商陆。《神农本草经》载："商陆，味辛，平。主水胀疝瘕痹，熨除痈肿，杀鬼精物。"醯，醋。《名医别录》："味酸，温，无毒，主消痈肿，散水气，杀邪毒。"

（3）外敷法："烂疽：烂疽者，□□起而□□□□□□□□治，以彘膏未湔（煎）者灸销（消）以和□傅之。日一【傅】乐（药），【傅】乐（药）前洒以温水。服药卅日□已。尝试。【令】。"

（4）按摩法："气雎（疽）始发，涓（员）涓（员）以屏，如□状，（抚）靡（摩）□而□□□□□□□□□□□□□□二果（颗），令叔□熬可□，以酒沃，即浚□□□□□□□□□□□□□□出而止。"

（5）外搽法："三汋煮逢（蓬）虆，取汁四斗，以洒雎（疽）痈。"逢（蓬）虆又名覆盆，见于《神农本草经》。

对于疽病的治疗，《五十二病方》已开始运用辨证论治的原则，其处方用药讲究加减化裁。如"雎（疽）病：冶白蔹（莶）、黄蓍（耆）、芍乐（药）、桂、姜、椒、朱（茱）臾（萸），凡七物。骨雎（疽）倍白蔹（莶），【肉】雎（疽）【倍】黄蓍（耆），肾雎（疽）倍芍药，其余各一。并以三指大最（撮）一入桮（杯）酒中，日五六饮之。须已。"即一般的疽病用七味药通治，但临证中还要注意辨证，症状不同，用药剂量亦有区别。如骨疽应加重白蔹（莶）的剂量，肉疽应加用黄耆，肾疽应加用芍药。这种思维方法，摆脱了运用单方验方治病的原始状况，开始进入辨证论治阶段。在张仲景辨证论治体系确立之前400多年，能出现这样的记载，确实是一项惊人的成就。

3. 蛇咬伤

《五十二病方》的蛇伤收方较多，计14方，居该书诸病第7位。其中治妩（蝮蛇类）咬伤12方，说明该书对此种蛇伤治疗积累了丰富的经验。

（1）治疗：《五十二病方》治疗蛇伤采用了多种手段，有内治，有外治，有祝由，有内外兼治，方法灵活，颇有章法。

1）内治：内治是通过内服药物以治蛇伤的一种方法。本法在书中应用占有重要地位，计有5方。如"煮鹿肉若野彘肉，食【之】，歠汁。●精。"内服方药排毒是治疗蛇伤的一种重要方法，现今临床仍广泛采用。

2）外治：外治是通过在伤口周围涂药、敷药、药熏，或在某特定部位敷药以治蛇伤的一种方法。本法在书中的应用极有特色。

涂汁：如"蛇噬：以桑汁涂之。"

敷药：如"取井中泥，以还（环）封其伤，已。""环封"即将药敷在伤口周围，以利蛇毒外排。这种认识在当今不足为奇，但在 2 000 多年前则是难能可贵的。

药熏："以宰（滓）封其痏，数更之，以熏□。"现代研究得知蛇毒不耐高温，新鲜毒液在室温中放置 24 小时可腐败变质。干蛇毒在高温下，也会变质失效。因此，现在有一种简便有效的破坏蛇毒的办法，即在蛇伤早期用火柴头 5~7 个放在伤口上，点燃灼烧 1~2 次。看来，以药熏这种高温破坏蛇毒的方法，我们祖先早已观察到了。

敷特定部位：如"以蓟印其中颠"就是用芥子捣烂外敷头顶部的外治法。

3）内外兼治：内外兼治是将内服与外敷等法综合应用以治蛇伤的一种方法，也是最合理的方法。书中虽仅有 2 方，但从中反映了当时治疗蛇伤的高水平。如"以堇一阳筑封之，即燔鹿角，以弱（溺）饮之。"目前临床治疗蛇伤，也多采取内外兼治的方法。

4）祝由术：祝由是由当时的巫师或患者本人以祈祷的方式，以求愈疾的一种心理疗法。本书用于蛇伤者 3 方，如"吚：嗟，年，蠚杀人今兹"。其中祝由兼外治 1 方："贲（喷）吚：'伏食，父居北在，母居南止，同产三夫，为人不德，'已。不已，青傅之。"

（2）选药分析：《五十二病方》治蛇伤所选用的药物，大都卓有效验，并为后世医家所验证，有些药物至今还是临床治疗蛇伤的常用药。本书所选用药物共 19 种，既有动物、植物药，也有矿物药，其中动物药 8 种，植物药 8 种，矿物药 1 种，其他 2 种。

1）兰草：当为泽兰。书中作内服。《岭南采药录》谓其"治蛇伤，散毒疮。"《福建民间草药》治蛇伤以"泽兰全草二至四两，加水适量煎服；另取叶一握捣烂，敷贴伤口"。

2）青：可分为曾青、扁青、空青，均为铜矿石。书中作外敷。《神农本草经》

有以扁青"解毒气""杀诸毒三虫"的记载;《千金要方》有治众蛇毒"用铜青傅疮上"的记载;《常见病验方研究参考资料》（中医研究院编）治土条蛇咬伤,用五灵脂、雄黄各三钱,铜绿二钱,白矾二钱,共研细末,香油调匀敷患处。

3）堇:应为紫堇。书中做外敷。本品有毒,故外敷似较合宜。《陕西中草药》以本品根捣烂外敷,治秃疮、蛇咬伤。

4）食茱萸:书中称产豚豪（蘋）,磨汁外涂。《本草拾遗》谓其"治恶血毒",《胜金方》载治蛇毒"食茱萸一两,为末。冷水调,分为三服"。

5）蛇莓:书中写作莓,内服。《日华子诸家本草》载其"敷蛇虫咬";《江西民间草药》直呼其为"蛇不见",治蛇咬伤"鲜蛇莓草,捣烂敷患处"。

6）桑汁:书中做外涂。《本草纲目》载:"涂蛇、蜈蚣、蜘蛛所伤,有验。"

应当指出,该书对蛇伤治疗观察是十分仔细的,对某方疗效的评价是很有分寸的。如"取莓（莓）茎……已饮此,得卧,卧觉……已懈弱（溺）……"毒蛇咬伤人后,蛇毒直接损害肾功能,出现尿少、尿闭、尿血等症状,而保持小便通畅是排毒的一个重要方法,也是防止出现急性肾衰竭的一个重要措施。民间流传的"二便不通,蛇毒内攻""治蛇不泄,蛇毒内结"正是指此。显然,该书观察到"解溺"是对蛇伤治疗至关重要的一环,故强调提出这一临床反应。

对药物临床疗效的评价,书中分为"精",即疗效良好;"已"即疗效较好,可获痊愈;"多可也""不伤人",即疗效一般等三类。于此可以看出这些评价是通过大量临床病例观察而得出的结论,侧面反映当时蛇伤治疗的水平达到了一个较高的层次。

4. 皮肤病

（1）夕下:"夕下:以黄枔（芩）,黄枔（芩）长三寸,合卢大如□□豆卅,去皮而并冶。□□□□□□（捣）而煮之,令沸,而潘（晋）去其宰（滓）,即以汁□□凄夕【下】,已,乃以脂□□□□□□所冶药傅之。节（即）复欲傅之,凄（揩）傅之如前。已,夕下靡。"本节为夕下,即发于腋下的湿痒类皮肤病外治法。其法先取黄芩合卢及豆共捣碎,另取一些药煮汁以洗涤夕下,再用猪脂调前药末敷于局部。

（2）白处：从书中记载的症状来看，应是一种皮肤发白的病症，与现今白癜风相类似。其治疗有3方。

1）内服方："白处方：取灌青，其一名灌曾，取如□□盐廿分斗一，竈黄土十分升一，皆冶，而□□指，而先食饮之。不已，有（又）复之而□灌青，再饮而已。●令。"

2）内外兼治："【一】，□□其□□□□与其○真□□，治之【以】鸟卵勿毁半斗，□甘盐□□□□□□□□□□□者□□□□□其中，卵次之，以□□□□冥（幕）瓮以布四□□□□□□□□□□□三□□□□□蔡。已涂（涂）之，即县（悬）阴燥□□□□□□□□□□□□□□厚蔽肉，扁（遍）施所而止，□□□□□之于□□□□热弗能支而止，而止施□□虽俞（愈）而毋去其药。药○□□而自□（也）。□□已□。炙之之时，□食甚□□□搜，及毋手傅之。以旦未食傅药。已【傅】药，即饮善酒，极厌（餍）而止，即炙□。已炙□之而起，欲食即食，出入饮食自次（恣）。旦服药，先毋食□二、三日。服药时毋食鱼，病已如故。治病毋时。●二、三月十五日到十七日取鸟卵，已□即用之。□□鸟殹（也），其卵虽有人（仁），犹可用殹（也）。此药已成，居虽十【余】岁到□岁，俞（逾）良。□而干，不可以涂（涂）身，少取药，足以涂（涂）施者，以美醯□之于瓦瓾中，渍之□可河（和），稍如恒。煮胶，即置其（瓾）于（微）火上，令药已成而发之。发之□□□□涂（涂），冥（幕）以布，盖以瓾，县（悬）之阴燥所。十岁以前药乃干。"

3）外治："一，白瘢：白瘢者，白毋奏（腠），取丹砂与鳝鱼血，若以○血，皆可。鸡浧居二□□之□，以畬挈（契）瘢令赤，以□之。二日，洒，以新布执曁（概）之，复傅。如此数，卅日而止。●令。"

此为"白处"的治疗方法，虽然条文中文字缺损较多，但从残文中仍可判断这种药性质猛烈，故一再交代，"勿手傅之""不可以涂身"。

还有疣、冥病、乾骚（瘙）等，上述病名虽较简单，但其中有的病名因正确地反映了诊断特点而沿用至今（如疣、漆疮等）或成为今日命名之滥觞；并根据不同诊断，采取不同有效治法。除祝由法外，各类治法约70条，有内服、外治、灸疗、洗浴、熏蒸、按摩等；所用药物有动物药、植物药和矿物药 30 余种，并常采取多种疗法综合治疗，特别是疮疡疥癣使用了雄黄、石（砷剂）和水银（汞剂），这是领先于世界其他国家和地区的记载。

妇产科学之源

《胎产书》是迄今发现的最早的有关妇产科方面的文献，其与"禹藏埋包图""人字图"为一卷帛书。原书无名，现之名系据其内容而定。现存文字 34 行，主要记载了养胎、埋胞、转胞、求子、产后处理等内容，不仅是对西汉以前妇产科知识在某些方面的理论总结，而且成为后世湖湘中医及整个中医胎孕理论的渊源。

1. 生育

《胎产书》说："我欲埴（殖）人产子，何如而有。"这反映了当时人们在竭力探求、设法把握生育之权，而且是男性主动选择交合的。对交合的时间，也有一定的选择，如："月朔已去汁□，三日中从之。"月朔，即月经，指出交合的时间不宜在经期，宜选在月经干净以后。也意识到了早孕期间不宜交合，"二月始膏，……男子勿劳"。这些内容在一定程度上反映了古人对计划生育问题的看法。在人烟稀少的古代，希望多字（字，生产、分娩）的思想也在《胎产书》中有所反映。如产后用"埋包法"祈求多字。而种子的方法，是男女共饮药，"求子之道曰：求九宗之草，而夫妻共以为酒，饮子"。九宗之草系何药，尚待考证，然而却反映了这样一种思想，即古人不认为生育是男或女一方的因素，而是与男女双方都有关。为了求子，吃一些认为有效的食物，如蛹、狗阴器、雌雄乌鸡之类，也是男女同吃。

2. 胎养及胎教

逐月养胎法是胎教的最早记载，而《胎产书》在这方面的论述可谓是养胎法的祖本。《胎产书》认为孕 1~2 月，孕妇有种种不适反应，所谓"百节皆病"，其时，饮食必精良，君处须安静，避免刺激性食物，宜节制性生活。3 月，胎儿"未有定義（仪）"，可"见物而化"，即胎儿的性别尚未能识别，人形未成，品性、体质均未定型，胎儿可随母体所见之人、物的不同而转化。因此必须注意孕妇的言行视听及精神因素、饮食等，祈求胎儿向理想的方面转化。如视，宜见"君公大人，毋使朱（侏）儒，不观术（沐）候（猴）"，以冀儿女相貌堂堂，文静安详。食，则应"不食菌（蕈）薹，不食兔羹"，以免儿女多指、兔唇，或不能发声。又如，欲生男，则看雄雉、牡虎、乘牡马，欲产女，则佩（簪）耳（珥），呻（绅）朱（珠）子，即所谓"内象成子"。内，纳也，纳入何种物象，即成何象之子。《胎产书》还认为胎儿的血、气、筋骨、肤、毛之生长过程与自然界之水、火、金、木、土、石相应。

《胎产书》认为，保证孕妇营养，可促进胎儿发育。孕妇营养充足，胎儿皮肤白皙、强劲、好色（面色红润光泽）、良心智（聪明）、少病。如"怀子者，为享（烹）白牡狗首，令独食之，其子美皙……欲令子劲者，□时食母马肉。"很重视动物蛋白质的摄入。此外，还用洗胎法防止婴儿生疮，使婴儿皮肤细腻，《胎产书》谓之曰"曼理"。

3. 母婴保健

古代难产率相当高，人们不仅仅是祈求生产顺利，母子平安，且在《胎产书》中还反映了当时母婴保健方面的一些措施。如孕 6 月后，孕妇应适当增加活动，吃"白牡狗首"，这一方面能增加营养，另一方面白牡狗首即白色雄性之狗头，阳物主动，能使"易出"，以冀生产顺利。这种吃"阳物"使易产的习俗延续至今，可见其影响之深远。产后，将子置于洁净、松软、湿润的草地上，使"其身尽得土，乃浴之，为劲有力"，乃取土生万物之意。并将产簿烧灰，浴洗婴儿，并饮产妇，以达母子健康目的。虽然这些方法在今天看来实在显得原始落后，但《胎产书》无疑反映了当时的情形。

儿科学之源

《五十二病方》是现存最早记有儿科内容的医书。书中记载有"婴儿索痉"可能为小儿脐风，"婴儿病痫"可能为小儿急惊风，"婴儿瘈"可能为小儿慢惊风。对于这三证的诊断基本上抓住了主要症状，治疗已注意到年龄大小区别，说明先秦医学对不同性质的小儿痉挛性疾病已能做出较为准确的鉴别诊断和治疗。

1. 小儿脐风

（1）病因："婴儿索痉：索痉者，如产时居湿地久。"索痉，帛书整理小组认为是产妇子痫一类病证，也有认为是小儿脐风。根据后面的婴儿病痫、婴儿瘛，本病当为小儿脐风。其病因为出生时久居潮湿之地。

（2）症状："其（胃）直而口扣（拘），筋（挛）难以信（伸）。"即症状表现为肌肉强直，口唇拘急，筋脉挛缩而难以伸张。对小儿脐风的症状做了简要具体描述。

（3）治疗："取封殖（埴）土冶之，□□二，盐一，合挠而烝（蒸），以扁（遍）熨直（胃）挛筋所。道头始，稍□手足而已。熨寒□□复烝（蒸），熨干更为。令。"在治疗上与痉病的治疗方法类似，都是用温熨的方法，但本法所用的药物种类有所增加。痉病单用炒盐一味，而本方则更加封殖土二倍于盐，合搅拌后蒸热，以温熨筋脉挛缩之病。

2. 小儿急惊风

一般情况下书中都是先述病证，后述方药，但本条则是先述方药，再谈症状，并直曰"婴儿病痫方"。

（1）症状："婴儿病痫方：……间（痫）者，身热而数惊，颈脊强而复（腹）大。□间（痫）多众，……"婴儿病痫，即小儿急惊风。症状主要表现为发热而惊，颈脊强直，并且发病的人数甚多。

（2）治疗："取雷尾（矢）三果（颗），冶，以猪煎膏和之。小婴儿以水【半】斗，大者以一斗，三分和，取一分置水中，挠，以浴之。浴之道头上始，下尽身，四支（肢）毋濡。三日一浴，三日已。已浴，辄弃其水圂中。"取雷丸三颗，与猪煎膏混合，分成三份，取一份置于水中，浴之，从头上开始，直至下身，四肢不浴。浴后弃水于猪厕中。并且还指出小婴与大婴是有区别的，在治疗上已经注意到年龄大小的区别。

3. 小儿慢惊风

（1）症状："婴儿瘛者，目繲（系）（斜）然，胁痛，息瘿（嘤）瘿（嘤）然，（矢）不○化而青。"婴儿瘛，即小儿瘛瘲类疾病，类似于今小儿慢惊风。症状表现为小儿眼球上翻，胁肋疼痛，呼吸有声音，像鸟鸣叫一样，大便色青而夹有不消化的食物。

（2）治法："取屋荣蔡，薪燔之而□匕焉。为湮汲三浑，盛以梧（杯）。因唾匕，祝之曰：'喷者瘇（剧）喷，上○○○○○○如（彗）星，下如（胏）血，取若门左，斩若门右，为若不已，磔薄（膊）若市。'因以匕周抿婴儿瘈所，而洒之梧（杯）水中，候之，有血如蝇羽者，而弃之于垣。更取水，复唾匕（浆）以抿，如前。毋征，数复之，征尽而止。●令。"对于小儿慢惊风的治疗，书中采用的是祝由之法，但其中用匕摩拭病所的方法，类似于后世的披针及按摩等治疗方法，对于慢惊风的治疗不无参考意义。

伤科之源

《五十二病方》中有关伤科的内容也占了很大比例，对后世伤科病症学、治疗学以及方剂学等方面的发展具有较大影响。

1. 伤科疾病命名

（1）根据病因命名：如因金属器械打、砸所致的谓"金伤"；被利器刺破皮肤称"刃伤"；被带毒的箭射伤名"毒乌喙"等。

（2）根据病位命名：如对"痈"的命名，根据病位有"颐痈""股痈""痈首"之分；"疽"也有"骨疽""肉疽""嗌疽""肾（外肾）疽"等。

（3）根据病变特征命名：如因伤而流血不止者谓之"血出"；对烧伤谓"瞭""阑"（同"烂"），《左传·定盛三年》注："火伤曰烂"；对溃疡流脓的疽称"烂疽"，等等。

2. 治疗

《五十二病方》中收载了很多伤科治疗方法，不但内容丰富，而且充分体现了中医因病因人制宜的辨证施治思想，可以说是今天伤科治疗学的渊源。

（1）内服药：《五十二病方》"诸伤"一节共有 8 方，其中解痛消肿是最为常用之法。如"诸伤：□□膏、甘草各二，桂、（姜）、椒□□□□□□□□□□□□□□□□□□□□□□毁一垸（丸）（杯）酒中，饮之，日【壹】饮，以□其□"，"□□□□胸，令大如荅，即以赤荅一斗并□"，"治齐□，□醇酒渍而饼之"，"伤者，以续（断）根一把，独□长支（枝）者二廷（梃），黄黔（芩）二梃，甘草□廷（梃）"，"□者，治黄黔（芩）与□□□□□齑膏□□之"，等等，其中所有药物大致有以下几类：麻醉止痛药，如乌头、椒；辛温活血药，如桂、姜、辛夷、独活、续断、酒等；清热利湿消肿药，如黄芩、甘草、赤小豆、白术、齐实等。其他的像蚯鼠、蟲膏等，作用多是活血消肿止痛。其中乌头、续断是后世外伤科治疗中的常用药物。

（2）洗涤法：

1）对创口的早期处理：如"令伤者毋痛，毋血出，取故蒲席厌□□□燔□□□□痏。"以及"犬所啮，令毋痛及易瘳方，令【啮】者卧，而令人以酒财沃其伤。已沃而□越之。尝试。毋禁。"就是用酒冲洗伤口的记载。"冶黄黔（芩），……□涽之"则是以药物煮水洗涤伤口的记录。

2）感染剖口的洗涤：方法是用"稍石直（置）温汤中以洒"，稍石即芒硝，含硫酸钠，现代研究已证实其对感染伤口有抗菌作用。

3）臁疮病药汤洗涤法：如"胻久伤：……郁、（术）皆【冶】，□汤中，即炊汤，汤适温，……入足汤中，践木滑□"，胻久伤，即腿胫部伤久后不愈形成的慢性溃疡，现今谓臁疮。本条虽文字短缺，但洗涤法已可由此略见一斑。

（3）包扎固定法：《五十二病方》已注意到局部的包扎固定在伤科疾病治疗中的重要性，指出："伤者，……以陈缊（傅）之一"，"令金创毋痛，……裹以缯藏"，"缊"意为麻絮，"缯藏"是丝织品的总称。对创伤用麻絮及丝织品包扎，既能固定患处，又能压迫止血，部分还能止痛，这已被数千年的经验及现代医学所证明。从现在将杉树皮铺上棉花后用绷带包扎的小夹板固定中，仍可看到《五十二病方》经验的痕迹。

（4）外敷法：《五十二病方》全书283个方剂中，涉及外敷法的约79方，可见该法在当时最常使用。如"止血出者，燔发，以安（按）其痏"，是用经"燔"后的药物炭作散剂，外撒以止血；又如"令伤毋般，取蟲膏、□衍并治，傅之"，是用猪脂与药物同煎炼成膏剂外敷的方法；而"伤者，以续（断）根一把，独□长支（枝）者二廷（梃），黄（芩）二梃，甘草□廷（梃），秋乌（喙）二□□□□□者二瓯，即并煎□孰（熟），以布捉取，出其汁，以陈缊□□傅之"，则是指将药物煮后以旧棉絮汲取药汁外敷的方法。

五官科学之源

马王堆古医书中，尚无五官科疾病的专门论述，大都散在各篇之中，其在《五十二病方》《足臂十一脉灸经》《阴阳十一脉灸经》等多篇内均有涉及五官科内容 20 余处，病证 10 余个。

1. 病证

（1）耳科：《足臂十一脉灸经》足太阳脉有聋，足少阳脉有聋、耳前痛，臂少阳脉有聋；《阴阳十一脉灸经》巨阳脉有耳聋、耳强，耳脉有耳聋辉辉𬜯𬜯。

（2）鼻科：《足臂十一脉灸经》足太阳脉有鼽衄，足阳明脉有鼽衄；《阴阳十一脉灸经》阳明脉有鼻鼽；《五十二病方》中虫蚀有鼽蚀口鼻（与虫蚀有关的口鼻败疮疾病）。

（3）喉科：《足臂十一脉灸经》足少阴脉有数渴；《阴阳十一脉灸经》肩脉有嗌痛、喉痹，耳脉有嗌肿，厥阴脉有嗌干，少阴脉有舌坼、嗌干、噎、嗌中痛、瘩，臂少阴脉有嗌渴欲饮；《五十二病方》牝痔有咽𤺊（喉中干渴），痖病有嗌痖（喉痛），虫蚀有□□在于喉。

2. 治疗

《足臂十一脉灸经》《阴阳十一脉灸经》中只有灸法而无针法，如《足臂十一脉灸经》有"诸病此物者，皆灸××脉"，《阴阳十一脉灸经》有"灸几息则病已矣"。《五十二病方》中记载了医治咽喉病证 3 个医方和敷药、换药方法。其中治疗"咽𤺊"，"饮药浆"；治"嗌痖"，用"白蔹三，罢合一，并治，□□□□□□饮之"。罢合，为一药名，具体不详。治"〇蚀口鼻"，"冶堇葵□□□，以桑薪燔□□其□□令汁出，以羽取□"。桑薪，即桑柴火。将堇葵用桑柴火煎之。

房事养生保健学之源

马王堆古医书有《五十二病方》《养生方》《杂疗方》《却谷食气》《十问》《导引图》等篇中涉及有养生保健的诸多理论与方法，提出了以精、气、神为基础，通过聚精、养气、存神而达"寿参日月"，在今天仍有现实指导意义。

1. 聚精

"凡彼治身，务在积精"（《天下至道谈》）。"累迣（世）安乐长寿，长寿生于蓄积。""以精为充，故能久长"（《十问》）。就是说凡调养身体，都必须积蓄精气，只有精气充满才能长生久视。如若过于耗泄阴精，则会经脉郁闭痿废，损身折命，即"坡（彼）生有央（殃），必亓（其）阴精（漏）泄，百脉宛（菀）废"（《十问》）。明确提出养生必须聚精、蓄精，勿使阴精漏泄。

（1）食养生精：安生之本，必资于食，最有益于身体健康的莫过于饮食，故《天下至道谈》曰："人产而所不学者二，一曰息，二曰食。非此二者无非学与服。故贰生者食也。"《十问》开篇也提出："食阴（拟）阳，稽于神明。"通过服食滋阴之品养阴扶阳，就可通达于神明。以下是马王堆医书中有关食养生精的记载：

1）柏实、牛羊乳："君必食阴以为当（常），助以柏实盛良，饮走兽泉英，可以却老复壮，曼泽有光"（《十问》）。常食滋阴之品，加上柏实，《神农本草经》载柏实：久服令人悦泽美色，耳目聪明，不饥不老，轻身延年；牛羊乳，可返老复壮，使肌肤细腻，润泽有光。

2）毒韭："子泽（绎）之，卧时食何氏（是）有？淳酒毒韭。……草千岁者唯韭，故因而命之。亓（其）受天气也蚤（早），亓（其）受地气也葆，故辟聂（慑）懹胁（怯）者，食之恒张；目不蔡（察）者，食之恒明；耳不闻者，食之恒葱（聪）；春三月食之，苛疾不昌，筋骨益强，此胃（谓）百草之王"（《十问》）。毒（《说文》：毒，厚也。害人之草，往往而生。）韭，即厚腆的韭菜。其受天地之气，睡觉前食用，可使心志舒张，眼睛明亮，听觉灵敏，疾病不生，筋骨强健。

3）淳酒："酒者，五谷之精气也，亓（其）人（入）中散溜（流），亓（其）人（入）理也彻而周，不胥卧而九（究）理，故以为百药繇（由）"（《十问》）。酒由五谷精气凝聚而成，能通行周身，助行药力。

4）鸡蛋："夫鸡者，阳兽也，发明声葱（聪），信（伸）头羽张者也。复阴三月，与韭俱彻，故道者食之"（《十问》）。鸡属于动物中的阳类，可以改善人的视力、听力，以鸡蛋与韭菜配合食用，有补阴通阳之效。

对于饮食方法，马王堆医书中也有严格的要求，如"于味也移"，即饮食口味要多样化，不能偏食。因为美酒佳肴，五味之食，各有其功效（"酒食五味，以志治气"），只有这样才能达到"目明耳葱（聪），被（皮）革有光，百脉充盈，阴乃盈生，飦使则可以久交，可以远行，故能寿长"（《十问》）。

（2）房中守精：房中养生是马王堆医书中的一个重要部分，《十问》《合阴阳》《天下至道谈》中都有许多关于积聚阴精的认识。《十问》曰："人气莫如竣（朘）精。"就是说男阴之精是最重要的，"是以圣人合男女必有则也"（《天下至道谈》）。因此，我们在性生活中就应该遵循一定的原则与法度。主要包括：

1）节欲："阴阳九（窍）十二节俱产而独先死，何也？……至多暴事而勿（无）礼，是故与身俱生而独先死"（《天下至道谈》）。男阴与身体其他器官同时产生，功能却最先衰萎，主要是由于性生活太频繁而无节制。因此要做到"必爱而喜之，教而谋之，饮而食之，使其题领坚强而缓事之"（《十问》）。爱护它，掌握一定的科学知识，用食物滋补它，节制房事，这样才能使男阴变得更为坚强。

2）固精少泻："于（呜）虖（呼）讓（慎）才（哉），神明之事，在于所闭。审操玉闭，神明将至"（《天下至道谈》）。性生活关键在于闭精少泻，若能持守闭精之道，精神元气就会到来。但我们也应当认识到"闭精"并不是完全的不泄精，正确的理解当如《十问》所说："精盈必写（泻），精出必补"。

3）七损八益：是指在性生活中，有七种做法对人体精气有损害作用，即"一曰闭，二曰泄，三曰渴（竭），四曰勿，五曰烦，六曰绝，七曰费"（《天下至道谈》）。也有八种做法对人体精气有补益作用，包括："一曰治气，二曰致沫，三曰智（知）时，四曰畜气，五曰和沫，六曰窃（积）气，七曰寺（待）嬴，八曰定顷（倾）。"如果不能运用八益，除去七损，"则行年卅而阴气自半也，五十而起居衰，六十而耳目不葱（聪）明，七十下枯上涗（脱），阴气不用，溙泣留（流）出"（《天下至道谈》）。

4）不先女人："人人有善者，不失女人，……如已不已，女乃大台（怡）。……（嬲）乐之要，务在（迟）久。句（苟）能迟久，女乃大喜"（《天下至道谈》）。善行房事者，绝不会在女子产生性冲动之前进行交合，这样才能使性生活舒缓持久，女子倍加欢喜。因此，《合阴阳》《天下至道谈》篇提出了在性生活中做到不先女人的具体技巧与方法，如五欲、十动、十莭（节）、十脩（修）、八动、十已之徵等。

5）药食养精："与竣（朘）饮食，饮食完竣（朘），如养赤子"（《十问》）。告诉我们应像哺乳婴儿一样给男阴以饮食滋养，如用春雀卵、才开鸣的雄鸡等，即"棱（接）阴将众，繼（继）以蚩虫，春（爵）（雀）员驵，兴坡（彼）鸣雄，鸣雄有精，诚能服此，玉筴（策）复生。"《养生方》中也有治疗阳痿方，如老不起、不起等；壮阳方，如加、麦卵等；补益方，如轻身益力、除中益气等，这些都有益于阴精的积聚。

2. 养气

马王堆医书中有许多关于养气的理论，如《十问》中谈及的曹傲（第三问）、舜（第五问）、耇老（第七问）、师癸（第八问）等的接阴、养气之法，还提到具体方法与禁忌，"善治气者，使宿气夜散，新气朝最，以彻九徼（窍），而实六府。食气有禁，春辟（避）浊阳，夏辟（避）汤风，秋辟（避）霜（雾），冬辟（避）凌阴，必去四咎，乃探（深）息以为寿"（《十问》）。笔者认为，最重要的是明确了养气与聚精之间的辩证关系："治气有经，务在积精"。"翕（吸）气之道，必致之末，精生而不厥"。即积精是养气的基础，养气有利于精生。

（1）导引行气：导引行气之法，首载于帛画《导引图》，开创了我国气功导引养生先河。书中绘有44个不同姿态的男女，配以标题。其中大都是徒手运动，如通过上下肢、头、腰的姿势变换，也有少数是利用器械如盘、球、棍杖、袋等辅助运动，以及呼吸运动等。通过肢体运动、呼吸运动、意念活动的结合，使人体气血疏通，到达治疗某些疾病的目的，如烦、引颓、引聋、引膝痛、引胠积、引温病等；或保健养生的目的，如龙登、鹞背、鸟伸、熊经等。

（2）寒头暖足护气："寒头暖足"首载于《脉法》："气（也）者到下而【害】上，从煖（暖）而去清焉。听（圣）人寒头而煖（暖）足。"就是说阳气的运行常常有利于人体上部而有害于下部，因为它秉性追随温暖，远离清凉，所以圣人养生治病都采用使头部清凉，足部暖和的方法，以保护阳气。经后世医家发挥而成为一条重要的养生原则。

（3）却谷食气：马王堆医书中有《却谷食气》专篇，主要记载的是有关服食养气的方法，如"去（却）谷者食石韦，朔日食质，日驾（加）一节，旬五而止；旬六始铫（匡），日□一节，至晦而复质，与月进退。"介绍了石韦的服食养气方法。还有呼吸养气，如"食气者为呴（呴）炊（吹），则以始卧与始兴。凡呴（呴）中息而炊（吹）"。以及四时的食气宜忌，"春食一去浊阳，和以铫光、朝暇（霞），昏清可。夏食一去汤风，……秋食一去□□，……冬食一去凌阴，……"

（4）劳逸养气：导引、呼吸吐纳、服食之法皆属于运动养生范畴，即《十问》所说："非事也，无以动亓（其）四支（肢）而移去其疾。"通过四肢的运动可以去除疾病。马王堆医书中也同样强调休息的重要性，如要适当地使头脑放松，"于腦也失"；重视睡眠的作用，"子之长卧何邪？夫卧，非徒生民之事也。举凫雁、鹄、萧（鹔）相（鹴）、蚖檀（蟺）、鱼鳖（鳖）、奀（蝡）动之徒，胥食而生者也；食者，胥卧而成者也。夫卧，使食靡宵（消），散药以流刑者也"（《十问》）。因为睡眠是所有生物所必需的事，通过睡眠有利于食物的消化吸收；若是睡眠休息不好会导致"食不化"等。

3. 存神

《十问》第一问记载了天师服食神气的方法，第三问、第七问、第八问也有关于存神的记录，如通过固精勿泻之法或呼吸之法积聚神气，即"长生之稽，侦用玉闭（玉，生殖器之雅称；闭，闭精勿泻），玉闭时辟，神明来积"。"将欲寿神，必以奏（腠）理息"。还明确了聚精、养气与存神之间的关系，"故善治气槫（抟）精者，以无征为积，精神泉益（溢），翕（吸）甘潞（露）以为积，饮榣（瑶）泉灵尊以为经，去恶好俗，神乃溜刑"。就是说若善于养气、聚精，神气就会泉源而不竭。

（1）顺察天地之道：《十问》首先讨论了万物与阴阳的关系，"（尔）察天地之请（情），阴阳为正，万勿（物）失之而不繼（继），得之而赢"。提出天地万物的变化都是以阴阳为准则。而人作为万物之一，要想养生长寿也必须遵循阴阳规律，故曰"君若欲寿，则顺察天地之道。……天地之至精，生于无征，长于无刑（形），成于无（体），得者寿长，失者夭死"。并以巫成招"长生不死"为例，曰"巫成柖以四时为辅，天地为经，巫成柖与阴阳皆生"。进一步说明顺察天地之道对于存神的重要性。

（2）神形相安：存神的另一个重要方面就是要做到神形相安，也可以说是"魂魄安形"，即《十问》所说"云云（魂）柏（魄）安刑（形），故能长生"。"神和内得，云（魂）柏（魄）皇口，五臧（藏）鞋（固）白（薄），玉色重光，寿参日月，为天地英"。只有神志相合，魂魄内守，五脏精气凝聚，方可寿比日月。

（3）喜怒制神：若是喜怒无常，就很容易损伤神气，如《十问》所说："喜怒不时，不明大道，生气去之。"如能谨慎控制着心志、精神，就将长生久视，即"心（制）死生，孰为之败？慎守勿失，长生累迣（世）"（《十问》）。

许旌阳炼丹艾城黄龙山

许旌阳原名许逊（239—374），字敬之，祖籍汝南（今河南许昌），东汉末年其父躲避战乱迁居江西南昌。许逊生于南昌县益塘坡。西晋太康元年（280 年）举孝廉，出任旌阳令，人称"许旌阳"。许旌阳是道教著名人物，净明道、闾山派尊奉的祖师。在江南地区留下了斩蛟龙、治水、治病救人等传说，受历代朝廷嘉许和百姓爱戴，被誉为"神功妙济真君""忠孝神仙"，又称许天师、许真君。许旌阳因"精专孝行"而被称"孝道之宗""众仙之长"，被尊为"孝仙"。

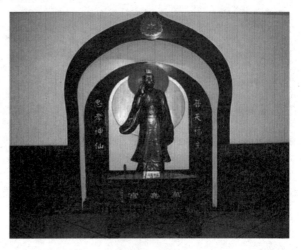

忠孝神仙许旌阳

据传许逊任四川旌阳令时，去贪鄙，减刑罚，倡仁孝，近贤远奸，实行了许多利国济民措施。有一年，旌阳大水为患，低田颗粒无收，许逊让大批农民到官府田里耕种，以工代税，使灾民获得解救。当时瘟疫流行，许逊便用自己学得的药方救治，药到病除，人民感激涕零，敬如父母。那时旌阳传唱一首民谣："人无盗窃，吏无奸欺，我君活人，病无能为。"以此盛赞许逊的功德。邻县民众纷纷前来归附，旌阳人户大增。许逊在旌阳十年，居官清廉，政绩卓著，赢得了人民的广泛尊崇。

许旌阳与湖南的渊源在于他曾在幕阜山修道。号称"天岳"的幕阜山属于罗霄山脉，位于湖南、江西、湖北三省交界处，西南端延伸入湖南省东北隅，主峰海拔1 595米，比五岳之首泰山还要高。幕阜山古称天岳山，三国时东吴名将太史慈拒刘表大军，扎营幕于山顶，遂改称幕阜山。幕阜山以山雄、崖险、林奇、谷幽、水秀著称。

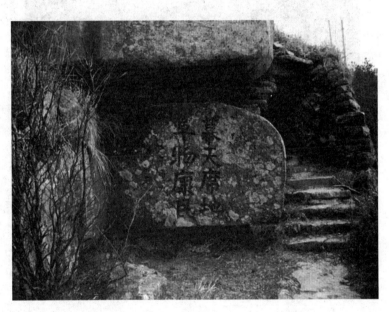

幕阜山

幕阜山有许多名胜古迹，许旌阳也与幕阜山有关。他以南昌西山为中心，传教活动遍及豫章及附近地，岳州平江（今岳阳平江县）亦有许旌阳传教遗迹。据明弘治《湖广岳州志·卷之五·平江县山川志》记载，"道岩，县东九十里，可通舆立屋，有龙湫、龙洞、丹台、丹灶、许旌阳修炼于此，县南四十里云盖山，有许旌阳淬剑处"。相传许旌阳对道教的贡献感动了天庭，东晋宁康二年（374年）

举家四十二口，同日拔宅飞升，连家禽家畜都带去了，留下了"一人得道，鸡犬升天"的佳话。《晋书》《搜神记》《幽明录》都记录了吴猛率许逊"炼神丹于艾城黄龙山"的事迹。黄龙山就是幕阜山的黄龙峰，《西山十二真君传》提到"许旌阳尝炼丹于艾城黄龙山，丹成，祭于幕阜葛仙翁石室"。许旌阳36岁与文学家郭璞在幕阜山相遇，并结伴遍游名山胜地。直至西晋太康六年（285年）42岁时因朝廷屡加礼命，难于推辞，才就任旌阳县令。后见晋室纷乱，弃官东归，仍在幕阜山地区传播孝道。并将道家的净明，儒家的忠恕，佛家的大乘融合在一起。

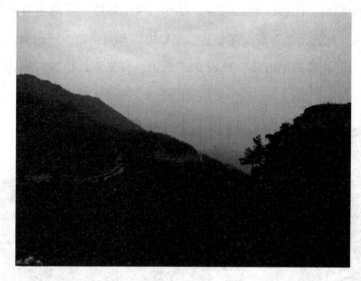

岳阳平江幕阜山

张仲景长沙衙门"坐堂"

我们知道，一些老字号的中药店，多以"堂"相称，如"济生堂""同仁堂""长春堂""四知堂"等，以致有些药店演变到后来发展成制药厂，仍然保留着这些老字号。如北京的"同仁堂"、天津的"达仁堂"、杭州的"胡庆馀堂"、石家庄的"乐仁堂"、安阳的"明善堂"、长沙的"九芝堂"等，至今仍名扬四海内外。

至于为什么称"堂"，这还得从张仲景在长沙做太守说起。东汉末年，战火纷争，疫疬流行，张仲景任长沙太守，因医术精湛，许多贫苦百姓慕名前来求医。他一反封建官吏的老爷作风，对前来求医者总是热情接待，细心诊治，从不拒绝。开始他是在处理完公务后，在后堂或自己家中给人治病；后来由于前来治病者越来越多，应接不暇，他干脆把诊所搬到了长沙衙门大堂，并择定每月的初一和十五两天，大开衙门，不问政事，而专为百姓治病。时间久了，成了惯例，每逢初一和十五这两天，他的衙门前就聚集了许多来自各方的患者等候看病。他的这一举动，被传为千古佳话。为纪念张仲景，后来人们就把坐在药铺（店）里给人看病的医生通称为"坐堂医生"。这些医生也把自己开设的药店取名为"××堂药店"。这就是中医药店称"堂"的来历。

张仲景其人

张仲景,名机,字仲景,东汉末年著名医学家,人称"医圣"。南阳郡涅阳[今河南省南阳市人,另说河南省邓州市穰东镇张寨村(因在东汉时期,邓州市行政范围归南阳管理]人。生于东汉桓帝元嘉、永兴年间(151—154年),死于建安末年(215—219年)。相传曾举孝廉,做过长沙太守,所以有"张长沙"之称。

张仲景生活在动乱的东汉末年,连年混战,"民弃农业",都市田庄多成荒野,人民颠沛流离,饥寒困顿。各地连续暴发瘟疫,尤其是洛阳、南阳、会稽(绍兴)疫情严重。"家家有僵尸之痛,室室有号泣之哀",张仲景的家族也不例外,据载,自汉献帝建安元年(196年)起,其家族中十年内有三分之二的人死于传染病,其中伤寒病占百分之七十。"感往昔之沦丧,伤横夭之莫救"。(《伤寒杂病论》自序)于是,他发奋研究医学,立志做个能解救人民疾苦的医生,"上以疗君亲之疾,下以救贫贱之厄,

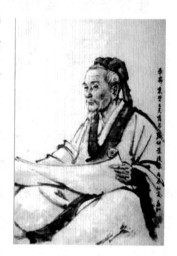

张仲景

中以保身长全,以养其生"。(《伤寒杂病论》自序)当时,在他的宗族中有个人叫张伯祖,是个极有声望的医生。张仲景为了学习医术,就去拜他为师。张伯祖见他聪明好学,又有刻苦钻研的精神,就把自己的医学知识和技术,毫无保留地传授给他,而张仲景竟尽得其传。何颙在《襄阳府志》一书中曾赞叹说:"仲景之术,精于伯祖。"

张仲景刻苦学习《黄帝内经》,广泛收集医方,写出了传世巨著《伤寒杂病论》。它确立的辨证论治原则,是中医临床的基本原则,是中医的灵魂所在,被后世医家誉为"万世宝典"。书中系统地分析了伤寒的原因、症状、发展阶段和处理方法,创造性地确立了对伤寒病的"六经分类"的辨证施治原则,奠定了理、法、方、药的理论基础。书中还精选了三百多首方,这些方剂的药物配伍精炼,主治明确。如麻黄汤、桂枝汤、柴胡汤、白虎汤、青龙汤、麻杏石甘汤等。这些著名

方剂，经过千百年临床实践的检验，都被证实有较高的疗效，并为中医方剂学提供了发展的依据。后世不少药方都是从它发展变化而来的。名医华佗读了这本书，啧啧赞叹说："此真活人书也。"喻嘉言高度赞扬张仲景的《伤寒杂病论》，说："为众方之宗、群方之祖"，又"如日月之光华，旦而复旦，万古常明"。（《中国医籍考》）历代有关注释、阐发此书的著作很多。特别是注释、阐发《伤寒杂病论》的著作，竟达三四百种之多。它的影响远远超出了国界，对亚洲各国，如日本、朝鲜、越南、蒙古等国的影响很大。特

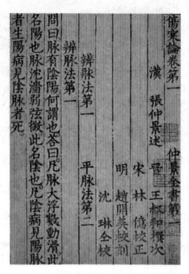

《伤寒论》

别是日本，历史上曾有专宗张仲景的古方派，直至今天，日本中医界还喜欢用张仲景方。日本一些著名中药制药工厂如小太郎、内田、盛剂堂等制药公司出品的中成药（浸出剂）中，伤寒方一般也占60%以上（其中有些很明显是伤寒方的演化方）。可见《伤寒杂病论》在日本中医界有着深远的影响，在整个世界都有着深远的影响。

《伤寒杂病论》序中有这样一段话："上以疗君亲之疾，下以救贫贱之厄，中以保生长全，以养其身"，表现了仲景作为医学大家的仁心仁德，后人尊称他为"医宗之圣"。

长沙仲景祠始末

张仲景祠又名张公祠，始建于清乾隆八年（1743年）。清光绪年间《善化县志》载："张公祠在北门贤良祠，祀汉长沙太守张机。祠宇久圮，光绪二年（1876年）奉宪清复改修"。贤良祠在今开福区蔡锷北路至巡道街之间，供奉康熙朝湖南巡抚赵申乔。抗日战争时期，张公祠毁于战火。1947年，长沙中医界又捐款重建新祠3间，改名仲景堂。至今蔡锷北路湖南省中医院内还刻有石碑，以纪念这位杰出的医学伟人及他对长沙的遗泽。

仲景祠联云：

"识用精微，举孝廉，官太守，许洛阳时才，陈志范书无传记；

论广汤液，救贫贱，疗君亲，岐黄称圣手，伤寒金匮有遗篇。"

下面是《草堂医话》中有关仲景祠的描述："湖南省长沙市教育东街保节堂左侧，原有仲景祠一所，乃清代纪念汉长沙太守张仲景者，刊入县志有所矣。民国时废祠改办了育英小学，旋因兵燹为墟，仅存旧址。湘医药界人士醵资重建复原，并得河西廖裕洋医士割捐私宅以广其基，遂于祠旁添筑医院，层楼巍峙，五年落成，即今新辟蔡锷北路西边之湖南省立中医院，后又改称中医药研究所。而所谓仲景祠者，又随保节堂改建中医进修学校，一并变其面貌矣。余幸医事勃兴而略纪旧事，亦仍不妄张仲景之有功于医药保健事业焉。"

张仲景任长沙太守考

由于《后汉书》和《三国志》均未为他立传，因此有关他做长沙太守的事也就不见于史书记载。历代文献最早谈到张仲景"官至长沙太守"的是唐代甘伯宗的《名医录》，可惜该书已佚。北宋医官林亿、高宝衡、孙奇等人在校刊整理出版《伤寒杂病论》时，其所作序文中引用了《名医录》的原文，并说："张仲景《汉书》（应为《后汉书》）无传，见《名医录》云：南阳人，名机，仲景乃其字也。举孝廉，官至长沙太守"。自宋代以来的许多医学文献都说张仲景"官至长沙太守"，还有不少医书称张仲景为张长沙，他所开处的方药也被称之为"长沙方"。

1981 年，从河南省南阳市医圣祠院内地下发掘出一块墓碑，还有碑座。碑的正面刻有"汉长沙太守医圣张仲景墓"等文字，碑座上则刻着"咸和五年"四个字。"咸和"是东晋成帝司马衍的年号，咸和五年即公元 330 年。此碑距张仲景逝世之岁（219 年）仅 111 年，因而是可信的。已故著名医史学家耿鉴庭先生等人据此充分肯定张仲景曾经做过长沙太守。

张仲景究竟在何时做过长沙太守？清代名医陆懋修（字九芝）在其《补后汉书·张机传》中说："建安中官至长沙太守"。近代著名学者、国学大师章太炎先生则认为，建安六年荆州刺史刘表发兵打败长沙太守张怿之后，当由张仲景出任长沙太守。近代名老中医黄竹斋先生在所撰《医圣张仲景传》中又说:"盖仲景为长沙太守在建宁年间。"将以上三说加以分析比较,当以陆懋修和章太炎的论断较为可信,尤以章太炎之说最为可信,而黄竹斋之说则疑问较多。

人们知道,"建宁"为汉灵帝年号,前后历时5年(168—171年)。其时张仲景的年龄为18～23岁,此时"举孝廉"则无可厚非,若要做长沙太守,那可能性还是很小的。"建安"为汉献帝年号,共历时25年(196—219年)。建安元年张仲景年满46岁,至建安中期也只有50多岁,从古代多数官员的出仕年龄来看,张仲景此时出任长沙太守是完全可能的。再从东汉末年长沙郡的历史和地理情况来看,张仲景在建安六年以后至建安七年以前出任长沙太守,也是非常合乎逻辑的。

东汉时期的长沙郡,只不过是荆州所管辖的一个地区而已。据《后汉书》记载,当时的荆州共辖南阳、南郡、江夏、零陵、桂阳、武陵、长沙等七个郡,表明南阳郡和长沙郡都是归荆州管辖的。东汉建安时期担任荆州刺史即荆州最高地方行政长官的是刘表,他从中平六年至建安十三年一直担任此职近20年。当时刘表的权势很大。他对所辖各郡太守实际上拥有生杀予夺大权,能够直接任免郡太守。例如,长沙太守张羡与张怿父子因反叛而被刘表发兵打败,用武力手段夺了他们的权,后来张仲景做长沙太守,实际上就是由刘表任命的。刘表与东汉著名诗人王粲(字仲宣)都是"山阳高平"(今山东邹城西南)人,两人是同乡。王粲于兴平年间或建安初年投奔刘表,随即成为刘表的部属,前后在荆州待了10多年,直至建安十三年刘表死去,王粲还在为刘表的儿子刘琮出谋划策。可见王粲与刘表的关系极其密切。南阳人张仲景此时亦前往荆州行医和办事,因而有缘与王粲见面,彼此之间也就有了一定的交往。张仲景比王粲年长20多岁。两人实际上成了忘年交。晋代针灸学家皇甫谧在《针灸甲乙经·序》中记载了"仲景见待中王仲宣(王粲)"的事,在短短的几天之内即连续多次见面,说明两人的交往较为频繁,过从甚密。正是在王粲的推荐和引见下,张仲景结识了刘表,这就为他后来出任长沙太守提供了有利条件。

章太炎先生在《张仲景事状考》一文中指出,建安四五年间,长沙太守张羡病死,由其儿子张怿继任长沙太守,刘表复派兵攻怿,大约在建安六年彻底打败张怿。只有到了这时，张仲景才有做长沙太守的机会。章太炎在该文中说："（张）羡父子相继据长沙，仲景不得为其太守。意者先在荆州，与仲宣（王粲）遇，表即并怿，仲景始以表命官其地，则宜在建安七年矣。"章太炎先生认为，刘表打败张怿之后，正是通过王粲的推荐，刘表便任命张仲景出任长沙太守。章太炎先生此说很合乎当时的历史实际。因而是很可信的。张仲景就任长沙太守的具体时间应为建安七年至十年，即202—205年之间，这与他在《伤寒杂病论·自序》中所述"建安纪年以来，犹未十稔"之说也是吻合的。

药王孙思邈龙山采药

龙山，位于涟源市西南边陲，山脉横亘涟源、新邵、邵东、双峰四县（市），主要部分在涟源市境内。清《一统志》载："龙山在（湘乡）县西南百八十里，跨湘乡、安化及宝庆府邵阳、新化四县境。"清同治年间《湘乡县志》载："湘乡之山以龙山为最大，高峰矗立，环湘两百里，望之，如陈云浮碧，有水飞洞，四面崇山围绕，中有洞天，其水由浮云石飞流而下，望如白练，故其地又名白水。浮云石有石依山歧出，高百丈余，远望如人参立云表，故又名仙人石，皆胜地也。山巅有池，池中有鲤，常有烟雾缭绕，相传为龙所居也。"自古以来龙山就有饮誉江南的"天下药山"之称。

龙山中医药渊源

据最新资料统计，"（龙山）有中药资源品种2 384种，为全省之冠。常年生长的中草药达1 400多种，重点栽培种植的中药材达500多个品种，其中被中药专家评定为种植效益好的药材品种有金银花、淫羊藿、天麻等26种"。清《宝庆府志》记载："龙山地区的种植中药多达130多种"。1936年《湖南物产调查》公布："当年仅蓝田、杨家滩两镇，远销长沙、汉口两地的中药材达21个品种、1 450担"。

因此，龙山无论是从远古神农、仓公，还是有史可查的汉代医圣张仲景、唐代药王孙思邈、明代药圣李时珍、清代药神周学霆等，都曾与之结下不解之缘。据有关方志和地方文献资料记载，张仲景在任长沙太守时，著《伤寒杂病论》，曾由昭陵县令陪同上山采药；唐代孙思邈更是长期居住在龙山，撰写《千金要方》；明代药王李时珍为湖北人，为撰写《本草纲目》曾三次远赴龙山采集中草药标本。

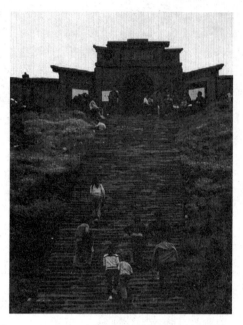

涟源龙山

也由于龙山得天独厚的中医药氛围，龙山本地也产生了不少著名的中医大家。如清代药神周学霆就是龙山脚下人，他为著医书《三指禅》，足迹曾踏遍整个龙山。此外，从清末至民国初，龙山籍名医有肖琢如、肖雍元、肖辑元、周建甫、黄益荣、刘哲明、刘以贤、刘绍裘、彭绍霖、易阳生、肖畏皇、汤子云、罗海涛、彭康庚等。据近代史书记载：肖琢如，甘溪丰瑞村人，生于 1857 年，17 岁中秀才，立志于医，民国二年（1913 年），在长沙组建中华医药联合会湖南部，任会长，并创办了湖南第一所中医院——翔仁医院，著有《医学厄言》《喉科要义》《历代名医方评》《遁园医案》《遁园诗文草》等书。刘哲明，茅塘水源冲人，于清道光六年（1826 年）编集《传家药书》，收方 345 首。肖雍元，自幼天资聪颖，被称为神童，一生急公好义，造福桑梓，曾倡办育婴会，乡邻交口称赞，治疗白喉有妙方，自制丸药以施义治，不收分文。肖辑元，在家乡创办"明经医学讲学所"，致力于中医教育。周建甫、肖楚翘、周仕章等都是当地名医，曾承教于他，后肖辑元在杨市镇开设中医诊所，名"汲古书屋"。

孙思邈与龙山

孙思邈为陕西铜川市耀州区人，他与千里之外的湖南龙山又有着什么样的关系呢？

根据资料记载，孙思邈曾经到过龙山，并在龙山著书立说，采药挖药，在龙山周围施药诊病，普度众生。因而，他死后，也就在龙山及其周围民众中享有至诚至尊的声誉，成为一位已经被神格化的菩萨尊神，被尊为"药王""药王菩萨""药王大帝""药王孙真人""药皇""药皇灵通大帝""药王灵通大天尊""普济药王大天尊""药王佛""救难消灾善济佛""南无药皇大天尊"等。

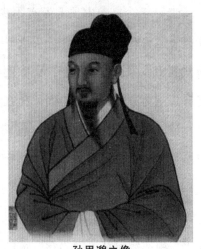

孙思邈之像

据龙山凤凰寺药王殿杨坤全所藏的《药王咒》说："志心虔诚皈命礼，奉请药王孙真人。药王菩萨本姓孙，三天门外炼丹人。点药先治老龙眼，恨只虎威魁精神。龙虎威环巡世界，灵山采药正分明。采尽百般灵丹药，常将妙药挂真人。十方百姓来相请，扶助弟子救凡民。一百八十药王祖，三百八十药王精。吾今奉请靠真人，惟望真人亲降灵（临）。"

龙山岳坪峰药王庙周晚初所藏之《药王孙思邈灵丹灵签·药王咒》亦说："韶州得道，降下灵丹，一传天下，采访八百八十之妙药，救了人间，学习四百四十之病沅（源）。位庙唐朝，得师万代。千家有请，万家有灵。掌十三代之真传，瑞以万世之洪渊。我今稽首靠真人，惟望真人亲降灵（临）。大慈大悲，普济药王大天尊。救男男成对，救女女成双。上界天佑齐拥护，下界鬼神尽皈诚，南无阿弥陀佛观世音。"另外，在龙山岳坪峰药王殿、马溪镇三清殿等处亦有碑刻记载，均说明龙山药王，祭祀的就是孙真人。

据湘中地方志和地方文献记载，孙思邈曾来龙山采药、治病，并写下部分《千金要方》书稿。清道光年间《宝庆府志》卷六十五"疆里记"载："北行数十武，石壁完固，铁瓦密复，共喜，至岳坪顶寺矣。……是寺也，高淡山游处。十里，较昌黎哭处且高十五里矣，唐时孙真人修炼于此。"龙山脚下有孙氏一族，其《孙氏族谱》称："始祖孙思邈于公元640年，从京兆耀郡孙家塬千里跋涉到长沙昭陵，龙山孙家桥村采药治病，救苦救难。"并留下孙氏一支嫡传后裔，至今已有30余传。至今在龙山顶上尚有不少古迹遗踪，如岳坪顶上的晒书石、洗药池，传说孙思邈曾在石上晒医书，在池中洗药；大洋江边有陕西寨，有望乡台，传说是唐代龙山人为挽留孙思邈，免除他在异乡的深深思乡之情，特意修建的；拱形桥，是孙思邈为方便人们行走而修建在大洋江上半山处的一座小石拱桥；还有孙家桥、孙水河、医龙滩、治虎坪等，也都是与孙思邈有关的真名胜迹。至于孙思邈是否真的来过龙山，何时到龙山，皆因没有正史参考，只能存疑。这里以几则民间传说作为依据。

据说，孙思邈在长安传丝探脉，为长孙皇后治好了沉疴痼疾后，唐太宗非常高兴，想要赐封孙思邈为官，孙思邈却坚辞不受，唐太宗只好说："卿意如此，朕也不好强留。我在长安做帝王，你到山中当药王。朕就把龙山封给你吧，你居住的村子从此以后就改名叫孙家村，村口那座石桥就取名叫孙家桥，那条河就叫作孙水河吧。"此故事传说让人很感觉牵强，倒是周边一种解释似乎更有说服力，说孙家桥、孙水河两地名的来历是后人为了缅怀孙思邈的功绩，把龙山脚下的河流称之为孙水河，为纪念孙思邈在河流上修建的为行人方便的一座桥命名为孙家桥，他居住过的村庄取名为孙家桥村，方合情合理。此说法，与史志相接，孙思邈到龙山当是在贞观十年往见唐太宗之前，且孙思邈去长安是在龙山动的身。而据史志看，孙思邈应在此之后，是二下四川（贞观六年至贞观二十三年之间）。另据《千金要方》记载，孙思邈也曾在此期间前往原湘东郡为前湘东郡王治愈脚气痛，据地方志资料湘东郡治所在今常宁县，离龙山不远，仅150多千米。由此，孙思邈来龙山，似也不为不可能，至于时间的长短，龙山脚下孙氏一脉，是否确为孙思邈的嫡传后裔，反正古者已矣，时间太久，亦只能存之为说。

还有一个传说，说是在贞观年间的一年，龙山脚下遭受百年不遇之大旱，河水断流，人民十分焦急。一天，一匹白马腾飞而降，在干涸的河床上用马蹄刨开了河沙汲水。人民惊诧不已，赶去时白马却突然不见了。人们便在白马刨沙喝水的地方掘沙寻水，果然得一清泉。于是，这口井便被称为"白马井"。据说，这白马就是当年驮唐僧去西天取经的白龙马，为纪念白龙马之功，人们在其井旁修建了白马寺，与洛阳白马寺南北遥相呼应。也就是这一年，孙思邈被唐太宗册封为药王，并御笔亲书《真人孙思邈颂》，钦赐其于山野之中采药撰方著医书。孙思邈辗转来到龙山，就在河边上筑庐而居，白天，他上山采药；晚上，他在茅庐之中撰写医书，常来常往于河之两岸，为民治病。山民有感于药王恩德，就在药王屋前的河面上修筑了一座石桥，以能方便药王和求医之人进出，这座桥后人便称之为"孙家桥"，村庄被称之为"孙家桥村"。药王来到龙山，便深深地被龙山上的遍地草药所吸引，长期居住了下来，一方面认真钻研医学，一方面广泛指导当地山民使用草药。长期以来，当地人民形成了"十民九医"，世世代代保持着崇文尚医的风尚习俗。久而久之，孙思邈的行为就感动了河对面罗坪村的一位名叫罗敷的女子，女子深深地爱上了他，二人终于结为夫妇，就有了龙山脚下孙氏一脉。一天，药王在白马寺旁的白龙潭洗药时断言："为报白龙马隆恩，千年以后，白马龙潭洗药池将成为水乡泽国，为'天下药山'的'大药池'。"如今，孙思邈的预言果然应验了，20世纪50年代末，周围两万劳动大军奋战了数年，腰斩孙水河，建成了全国闻名的湖南省重点水利工程——白马水库，而当年的孙家桥就被湖山秀水淹没了，白马湖当真就成了滋润龙山的水乡，成了"华夏中药文化园"的"大药池"。有一座药王殿，始建于明代，为清代药神周梦觉（号学霆）梦幻中遇到药祖张仲景、药王孙思邈、药圣李时珍三仙的点化之地，遗有遇仙亭胜迹。当代药王传人石海澄在这里重修旧宇，再塑金身，捐巨资，重建起了药王岭药王殿、止渴岭中草药植物园、爱林园中华诗词碑廊，这些建筑已成为一道美丽的风景。

在清道光年间《宝庆府志》卷六十五《疆里记五》中也有一段这样的文字记载，称："唐时孙真人修炼于此（龙山），宋元时，建小庙祀之，国朝乾隆三十七年，太守刁邑候方倡修而扩大之，因山高岭峻，风饕雨蚀，不数年，铁瓦剥落倾朽，五十一年乃移高就平焉，僧真如道光十九年，劝修山门牌头，规模甚广，其左有井泉，孔如牛鼻，味甚清冽，山之右曰小岳平顶，真人炼丹池在焉。"这与民间传说孙思邈在贞观年间，第二次入川以后，在楚地山川采过药，并到龙山待了一段较长的时间，撰写《千金要方》有关部分，并在河畔垂钓，在民间治病救人，并在山顶修炼相一致。

如是，至今在龙山还保留有孙思邈的实用药方两千多个，均有神奇的疗效。人们一些疑难顽症，用其相应药方治疗，痊愈者不计其数，起死回生者亦有不少。因此，慕名前来龙山烧香求医药者络绎不绝。尤其是现在新化、冷江、涟源、双峰、新邵等县市群众每年都来朝拜，香火长盛不衰。

龙山药王殿

龙山药王殿，传说早在唐代永淳年间就建起来，当时规模较小，地点就在岳坪峰南面马鞍山脊，曾经药王熬药炼丹的地方，是全国最早的药王殿，至今那里还有地基、砖块等遗物留存，当地人称之为老圣殿。明初又把老圣殿重建到了岳坪峰顶，两殿之隔仅 30 多米，只可惜，此殿也于 1959 年被推毁，直到 1982 年，方由当地政府部门组织，在原址处恢复了原状原貌。

现时重建的药王殿，殿宇宏伟，用工粗犷坚实。整个建筑用地 1 000 多平方米，主体建筑有山门、殿堂、僧房及客房等。由于峰顶位于海拔 1 500 多米的高处，经常云雾缭绕，气温较低，而且风大雨大，为防止暴风雨的侵袭，殿宇外墙仍沿用巨大的条石和方石砌成，所有建筑材料，尽可能采用原殿的所有材料，其形迹至今仍可见。墙面上的字画几经沧桑，依然清晰可辨。屋面上仍然全盖铁瓦。铁瓦长 50 厘米，平宽 29 厘米，顺弯宽 32 厘米，调查时称重为 7.55 千克，据老辈人讲，原是 9 千克，传说此瓦为唐时所制，历经如许年代，饱受如许风雨侵蚀，仍不见锈蚀，仅失重 1.45 千克，堪称一绝。而于 1982 年新制的铁瓦，听现在守殿人周晚初、周益兴介绍，早已浊透漏水。由此可见原铁瓦制作工艺的精良。

山门外，有 30 多米长，4 米宽的草坪，坪与山门间设有九级台阶。山门造型古朴，有高 3 米、宽 2 米的拱形石门，门外两边石墩上，有雕刻精细、形象生动的石狮两尊。拱门横额刻"湘南孕育"四个遒劲有力的大字，门边有副对联："巍巍龙山四十八峰，采药前来，自古林泉归隐士；遥遥唐代一千余载，枯踪既去，而今风月属谁人"。为缅怀孙真人功绩之作。另外，还有两副对联："万里风光供吐纳，四时花草著精神"；"宫阙生灵穹天章云汉，造化运神秀仙露金茎"。世代相传，称此二联曾为孙真人亲作。山门旁边，有一自然形成的大青石，传称"晒书石”，是当年药王孙思邈晾晒医书的地方。

进山门，沿石径行 10 多米就是殿堂，石径两旁有坪，坪上两边各有一座石头砌成的香炉，四时青烟袅袅，芳香四溢。靠近石径的两边又各摆放着一排洗脸洗手用的盆架、脸盆、毛巾和清水，以供香客朝拜药王净手净脸之用。两排盆架后面，又分有两排供香客住宿的平房。石径左边，还设有药房和餐厅。

药王殿殿堂为石拱门，门的两边各有一尊半蹲的石狮。门上嵌一竖匾，镌有“药王殿”三字，为清代著名汉族中兴重臣曾国藩手笔。门框上有“双凤朝阳”“二龙戏珠”“双狮抢宝”等浮雕。殿中有 4 根 9 米高的顶梁石柱。正面设立神龛，正中有高大的药王神像，药王身骑猛虎，手捏蛟龙，两旁又站立龙、虎二将，担任侍卫。神龛左边又有南岳圣帝神龛，右边有观音大士神龛，均略退药王神龛稍后。其所有神像均鎏金溢彩，十分庄严。

药王殿正殿两旁各有僧室数间。靠右最后一间房内有一石井，水质清冽，素有“一人饮水不溢，万人饮水不竭”之说，在四周无高山的情况下，在海拔 1 500 多米的山顶上，清泉四季常在，实属罕世奇观。传说此水大有仙气，人称“仙井”，常有朝拜香客带着瓶子、水壶，装上泉水回家，以祈消灾延年。

在岳坪峰下，龙山半腰有凤凰寺，也是一座祭祀药王孙思邈的大庙。始建于明代，原为三进大殿，规模宏伟。前为百亩大丘，大洋江绕寺流过。寺庙红墙青瓦，雕檐画栋，用工讲究。寺内一座吊钟重 1 000 多千克，晚上敲响，远播诸峰。寺前一只石凤凰，展翅欲飞，雕刻精美，栩栩如生。

在龙山及其周围，传说凤凰寺原有一宝，乃是能煮供千余人食用的大铁锅，称“千人锅”，现在活着的老人都见过，要四五个大男人才能合抱下来，系 1958 年大炼钢铁生产时被毁。据载，“千人锅”上刻有文字，说明乃“凤凰寺药王殿”所有，建于明朝永乐七年。此锅实铸于明朝崇祯十三年。另外，在龙山荆竹景区建造“古功德寺”中有一张旧床，传说能睡一万个人，称为“万人床”，可究竟有多大，什么材料制作，却因原物已失，早无从得知。这些庙“文革”时大多被毁。

龙山药王殿最著名的除以上所述的岳坪顶药王殿、凤凰寺药王殿，还有药王岭药王殿、洪水岭药王殿，并称为龙山药王四大名殿。此外，在山外马溪镇也有一座药王殿，原称三清殿，建于明末清初，现称为药王圣殿。药王圣殿为新式建筑，殿门贴白色瓷砖，装饰华丽，为二进殿。

这些殿神龛布局基本相同，都是正中为药王圣像，左右两侧为南岳昭圣帝和观世音菩萨。只有马溪药王圣殿除正中摆药王神像及龙、虎二将外，右边又排八洞神仙等，左排为龙山四十八位团将及护殿神灵。

龙山药王文化

在龙山，不论是山上，还是山下，抑或是大山四周，都普遍信仰着药王，其大医精诚的人生态度和"普同一等，皆如至亲""人命至重，有贵千金"的医德思想与高风亮节，时时都激荡在人民的心中。在民间"纂庙""求雨""斋醮"等法事中都要请求药王菩萨前来保佑、保护，不至受到瘟疫邪鬼的侵害。"冬天腊月不修塘，五黄六月抬药王，药王菩萨是坨泥，要想落雨等明年"，这首歌谣就是流传于娄星区西南大部分村落的，证明抬药王求雨的习俗在早先也是普遍流行的。在龙山脚下，大凡掌握有单方灵药的人，也都流传有这样一个不成文的民风约定，只要有人需要，大多是无私奉献，为他人解除病魔痛苦，故在此地又有"草药子郎中不发家"的说法，这是一种多么高尚的医风医德啊！至今，在龙山本地及四周，流传下来的医药单方就至少有两千多个，这又是一笔多么可贵的文化遗产和物质财富。

据说当年孙思邈在龙山时就编有一首《龙山花疗歌》，以供民众采纳。这首《龙山花疗歌》唱道：

四时繁花似锦，令人心旷神怡。百花医治百病，龙山花疗歌齐。

人间仙境何处有，喜看龙山百花园。四时花木著精神，花开花落紧相连。

痔疮便血槐花验，白菊明目又平肝。漫山遍野花是宝，置身花海乐连连。

争相斗艳花飘香，巧夺天工来装点。朵朵鲜花疗疾病，四性五味任君选。

杏花味苦可温补，梨花润燥能化痰。食用桃花能美容，清心降火吃榆钱。

兰花去腻清肺热，梅花解腻又舒肝。茄花清热治牙痛，石榴花治中耳炎。

水仙花瓣治惊风，韭花温中开胃田。愿君怜花又爱花，从此与花结良缘。

百合润肺又止咳，迎春消肿可发汗。圣诞花治中风症，芍药敛阴又柔肝。

丁香花诊气管炎，参花泡茶醒脑丹。木槿凉血治痢疾，柳絮散痛治牙疳。

清热解毒南瓜花，昙花煎服结核完。肿毒恶疮食芙蓉，治疗呕逆柿花煎。

楝花外用杀蚤虱，菱花止血最灵验。止血收敛数玫瑰，平肝降火有牡丹。

清暑止血食荷花，桂花暖胃又散寒。烫伤调经选月季，合欢花儿助君眠。

长发香肌茉莉花，蜡梅止咳又去痰。醒脑安神夜来香，健胃止呕葛花餐。

白茅花治鼻出血，冬花镇咳又平喘。妇女停经选红花，月经疼痛有凤仙。

咽喉肿痛皮生疮，银花野菊山茶煎。鼻炎服用辛夷花，金针在蕾治黄疸。

游山赏景观百花，花香袭人润心田。劝君对症用鲜花，消灾祛病事为先。

更看一树育多花，稀世奇观天下传。赏花请到龙山来，花开胜似大观园。

芝麻花治粉刺好，绣球花治疟疾验。百花仙子伴寿星，保君一生乐无穷。

细看全文，语意上有人曾疑是后人伪托之作，但此处全文辑录，也不排除确实是当年孙思邈的作品，只是通过千百年来不少有识之士的传承抄录，有所变味罢了，但它却不失为一件中国医学史上宝贵的文化遗产。

异彩纷呈的少数民族医药

湖南少数民族医药特点

据全国第五次人口普查，湖南少数民族人口已达641.07万人，涵盖全国55个少数民族，占全省总人口的10.13%。其中土家族、苗族、侗族、瑶族、白族、回族、壮族、维吾尔族为世居少数民族，他们的医药构成了湖南民族医药的主体。其共同特点体现在以下10个方面：

（1）湖南民族医药历史悠久，源远流长。如苗族医药民间早有"千年苗医，万年苗药"之传说。据史志记载，在清代雍正年间"改土归流"结束前，苗族医药在湘西苗区经历了4 000年以上的"独家经营""独领风骚"，因而在医药方术及医药学理论上发展到绝妙的地步。土家族、侗族、瑶族、白族、回族、壮族、维吾尔族的医药在古代就有古籍文献资料记载和口碑资料流传。

（2）湖南民族医药是祖国传统医药的重要组成部分，是与中医药平行发展的具有少数民族文化特征的特殊医药。民族医药与中医药的关系是兄弟姐妹关系，不是主从关系，也不是父子关系。自古以来，中医药就和民族医药有不解之缘，有千丝万缕的联系。它们互相学习、交流、互补、完善，形成了"谁也离不开谁"的关系，特别是在多民族聚居的山区村寨，中医药与民族医药互相渗透、交融，形成了"你中有我，我中有你"的局面。从古到今，有的中医药师傅同时又是民族医药师傅。

（3）湖南民族医药自古以来就是大湘西武陵山区、雪峰山区、五溪地带、湘南等民族地区的"主流医药"，为少数民族的繁衍生息、发展进步，为少数民族群众防病、治病、增强体质发挥了极其重要的作用，功不可没。

（4）湖南民族医药为中国革命、为社会主义建设、为改革开放、为社会做过贡献，名气较大，影响深远。发生在三湘四水、楚湘大地上的多次农民起义、革命暴动，抗日解放战争等的伤病员曾经靠民族医药（草医草药）治伤治病。如贺龙等创建的湘鄂川黔革命根据地，他领导的红二方面军里，就有一批民族民间医师。抗日战争时在花垣读书的朱镕基总理患"打摆子"病，他说是苗医救了他的命。

（5）湖南民族医药具有治病简易、就地取药、送药上门、医药廉价、疗效显著、无毒副作用的优势，能解决群众看病难、看病贵的问题。它是农村健康网络的重要渠道，是新农村合作医疗的中坚力量。

（6）湖南民族医药人员医德医术俱佳。如苗医历来就是医护一体、行医上门、送药到手、随请随到、服务到家、不计报酬。其他民族医师药师也是如此。他们奉行的医德是"救死扶伤，病人至上"。因而民族医药具有深厚的群众基础，占有广阔的市场。

（7）湖南民族医药的传承自古以来口承多，文传少，大多是口耳相传，师徒相授，一般是传内不传外，传男不传女，多为单传。新中国成立后才逐渐打破了这种发展模式，有了办培训班和进学校门等现代培训方法。

（8）湖南民族医药有区域性和民族性的特色。一般行医是在本村寨本民族地区，进到城市厂矿行医的极少，一般也不到别的民族聚居地行医。如今已打破这种局面，有的民族医师、药师已进入城市大展才华。

（9）以歌传医是湖南民族医药的传承方式之一，闪烁着民族医药文化和民间文学的特色光芒。如《侗族医药探秘》一书中收录的"侗族医药偏方歌诀50首"既是对侗族医药治疗方法的概括，又是精彩有趣的侗族民间文学作品。如湘西土家族地区民间有"打得地下爬，离不开四两麻；打得稀巴烂，离不开地罗汉；打得一把渣，离不开海金砂；打得地下困（睡），离不开五虎进"及"蛇咬一支箭，狗咬一支蒿，身带半边莲，敢与蛇同眠"等歌诀，就是医疗经验的高度概括和总结，好记、好唱、好传。8个世居少数民族民间还流传着"药王菩萨的传说"，"太上老君派弟子下凡"等诸多传说和故事，这些都是精彩的民间文学作品，起到了医德医术教育的作用。

（10）养生文化是湖南民族医药文化的重要组成部分。养生之道是湖南民族医药的优势和特色之一，麻阳苗乡43个（2008年）百岁老人就是明证。苗医专家滕建甲等曾编写了专著《苗家养生秘录》，对苗族养生之道做了科学总结。

异彩纷呈的湖南各民族医药

湖南世居少数民族医药，既有共性，又有个性，异彩纷呈，共同组成了湖南民族医药百花园。

1. 土家族医药

土家族医药学的发展历史，是一部土家族人民与大自然抗争的生活史。几千年前，土家族先民在生产生活实践中尝草识药的医疗活动，就是土家族医学医疗的起源。随之而来的是巫的传人，巫医的出现形成了医巫一家的医疗活动。梯玛（水师）是早期土家族专门从事医疗活动的神职人员。巫师、水师们在医疗活动中逐渐有文字记载，到后来这些文字经验散在相关史料中。元明出现了医生（药匠）和药铺，从此土家族有了坐堂医生和专门的药店（铺）。这一时期的有识之士和药匠们开始著书立说，出现一方一药、一技一疗的手抄本，或地方木刻本类型的土家族医药文传资料。到20世纪末，土家族医药完成了从千百年口承到文传的转变，形成了具有土家族医药特色的医药体系——土家族医学。田华咏编写的《土家族医药学》是土家族传统医药学发展的里程碑。

2. 苗族医药

苗乡很多苗寨都有苗医，他们熟悉本民族的身体状况和各种常见病，诊疗上也有特色。苗医认为，毒、亏、伤、积、菌、虫是导致人体生病的6种因素，简称"六因"。诊断疾病是通过把脉，听声，观察气色，询问病情，用手触、摸、扣、打、刮、按、搬、量等传统方法，来观察人体构造的变化和精神方面的异常情况。苗医用药多是植物药、动物药及少量矿物药，分热药、冷药和不热不冷药（和药）3 种。热药可治冷病，冷药可治热病，和药可补体质、治亏损病。目前常见的苗药达 1 500 多种，常用的约 200 种。苗药主要分布在武陵山区、雪峰山区、玩水五溪流域。在民族医药研究方面，湘西土家族苗族医药研究所走在前面，目前已进入民族医药科研前沿。

3. 侗族医药

侗医开端于原始社会，直到封建社会初期都是以巫医为主，并依赖古朴的医药治病。从封建社会至民国后期，巫医和侗医逐渐分离，职业侗族医药人逐步产生。此时期每个侗寨都有专门从事侗族医药的"药匠"。他们平时上山采集药材，还进行药材栽培、加工、贮藏备用，但大多数以鲜品为主。侗医将疾病分为 24 大症、72 风（小疾）。侗医诊断疾病也独具特色，望诊主要以毫毛（汗毛）的倒立与否和皮肤的光泽来辨别疾病的虚实，并利用"划诊"即在病人胸前划"井"字或"十"字来断定"飞蛾症""蜘蛛症"的病情，利用"挑针""刮痧"来诊治"乌痧症"等。侗医治病除使用侗药（植物药、动物药、矿物药）外，还有"推拿""拔火罐""刮病""放灯火""吸吮"等一系列行之有效、独具特色的治病方法。新中国成立后，特别是改革开放以来，侗族医药研究出现了一批成果，如《湖南侗族医药研究》《侗族医药探秘》等。

4. 瑶族医药

瑶族聚集地是我国生存条件最艰苦的民族之一，新中国成立前大都住在高山上。在长期的生产劳动斗争中，他们积累了利用草药防病治病的丰富经验，形成了独具一格的瑶族医药。瑶医认为，人之所以会发病，除了风、气、虫、毒、饮食和伤之外，还与体内五脏六腑、气血有着密切的联系。在诊断方法上除了望、闻、问、触之外，常用的还有甲诊、掌诊、舌诊、耳诊和面诊等。在治疗上除了采草药内服、外洗、外敷和熏、熨、佩戴等之外，还有放血、骨灸、药物灸、药棍灸及拔罐、针挑、捶击、推拿和指刮、骨弓刮、磁刮、青蒜刮、秆草刮等。瑶族人经常泡瑶浴，这是药浴健身治病的好方法。瑶浴所用之药一般是祖传秘方，由几种、几十种甚至上百种新鲜草药配制而成。他们还有自己种草药的习俗。瑶族医药学理论的重要内容是风打药物分类理论，"风药"具有和缓、平调脏腑功能的作用；"打药"则取效迅速，具有驱逐邪气之效，它们是瑶医临床用药的依据。瑶医用药形式多种多样，医药结合是瑶医的特点。

5. 白族、回族、壮族、维吾尔族医药

这4个民族是湖南的世居民族，但都不到全省少数民族人口的2%，这里一并简单介绍。湘西北白族民间医药与当地的土家族民间医药有相同之处，主要表现在药物资源、传统疗法等方面。桑植白族所在地药物品种较多，资源丰富，同时也是湖南的中药材主产区，是中国的重要"基因药库"之一。回族传统医术，以内科、外科、伤科、眼科著称。长沙回族外科名医马鸿宾，世代祖传医术，对治疗病毒有特效良方，被誉为"华佗再世"。壮族在我国55个少数民族中人口最多，唐代以后逐步形成了具有独特壮族风格，并渗透了中医药学的壮族医药学。壮药属于发展中的民族药，基本上处于民族药和民间药交融的状态。壮族对动物药的应用较为普遍，民间历来有"扶正虚必配用血肉之品"的用药经验。壮医的特色疗法主要有目诊、竹筒拔罐、竹筒梅花针刺法、药线点灸疗法等。西汉时期的"丝绸之路"促进了新疆民族医药的发展，它汲取了东西方不同地区和民族医药文化之精华，形成了具有维吾尔族特色的属于阿拉伯医学的传统医学体系。维吾尔族医学认为，水、木、土、气是构成世界的四大根本物质。四大物质产生气质，气质产生四津体液，四津又产生精神，神生力，力主各脏器功能。维医将治疗方法在形式上分为四大类：护理疗法、饮食疗法，药物疗法和手治疗法。

改革开放30多年来，湖南民族医药取得了长足发展，但发展的困难仍很大，还没有真正走出低谷，摆脱困境。期待湘军民族医药更加发展壮大，湖南民族医药成果惠及五洲四海，造福世界人民。

湖南白族医药

湖南白族简史

湖南白族是南宋景定二年（1261年）由云南"白衣没命军"（以当地白族为

主体的军队）征战湖南、湖北时，在返回云南途中部分将士流落在长江流域，其中一支从江西来到澧州，落籍慈利县（今桑植境内）而繁衍起来的湘西北一个少数民族。在桑植县芙蓉桥白族乡合群村覆锅岩王氏宗祠门上有一副长联，反映了湘西北白族迁徙生活的历史，"起西滇，寄江西，溯长江，渡洞庭，漫津澧，安慈邑，业创千秋，永久勿替；抵楚南，匿患难，竖草标，辟阡陌，力争扎，思广益，宗衍八支，长昭流芳"。湖南白族始祖从南宋景定年间落籍桑植至今约750年历史。他们最早定居桑植的鸟坪（今芙蓉桥白族乡的廖坪）、麦地坪、梅家桥一带以插草为标，指手为界，聚族而居，故有"谷家数子岩，王有覆锅岩，熊家鱼儿岩"之说。

明宣德年间（1426—1435年），桑植县麦地坪民家钟惟宽任沅陵县典史。明景泰七年（1456年），钟惟宽偕子钟万贯"卜宅野牛池"（今沅陵县大合坪乡），子孙繁衍，分居七甲溪、落坪等地。

桑植一带的白族自称为民家人（未确认为白族之前的称谓），称"白子白民"，当地对民家统称白，男的叫"白子"，女的叫"白尼"。桑植芙蓉桥一带还流传"请七姑"的活动，在"请七姑神词"中有："正月正，白子生……"的唱词。桑植白族民间的宗教信仰有"三元教"。"三元教"又称白族教，是道教中的一个分支。白族信仰多神，崇拜本主、佛教、三元教、七仙姑神等。

湘西北白族1984年实行了民族自治。在桑植县瑞塔铺、刘家坪、芙蓉桥、洪家关、麦地坪、走马坪、马合口建立7个白族乡，近10万白族同胞。湘西北白族主要分布在桑植县的芙蓉桥、洪家关、马合口、刘家坪、瑞塔铺、走马坪、麦地坪等民族乡，在张家界的永定区、沅陵县、湘西自治州也有白族居住。据2000年湖南省人口普查统计，全省有白族13.31万人。白族语言属汉藏语系藏缅语族。湘西北白族现通行汉语和汉字。

湖南白族医药发展简史

1. 白族医习俗与医药文化的关系

由于湘西北白族是由云南将士在战争中流散而迁徙定居在桑植一带的外来少数民族，在将士中懂医药知识的专业人员不多，故传承下来的医药知识相对较少。

238

白族在与当地的土著民族长期的社会生活中相互通婚，文化共享，习俗共尊，将各自的民族习俗融汇于一体。桑植白族（民家人）有还傩愿的习俗，民家人为了驱灾难（包括疾病），化险为夷，进行许愿还傩愿菩萨。民家人许还傩愿菩萨与当地汉族、土家族的还傩愿不同，是许还三个半截齐胸的男头形（傩像）。其他与医药有关的习俗还有吃斋。桑植民家人吃斋有三种，一是吃长斋，即一生都吃素；二是吃花斋，即每月初一、十五不吃荤（春节例外）；三是吃禁口斋，即初一、十五那天滴水不沾。

2. 历史传说与白族医药文化的关系

关于白族医药历史传说，桑植县走马坪乡老白族医钟善炎说："药王是个孝子，他娘眼瞎了动不得，全靠他和哥哥赡养，凡是给他娘吃的东西，药王都要先尝一尝。有一次他吃了蛇泡，中毒后晕倒在一蔸茶叶树下，恰巧茶叶上的露水刚好滴进药王的嘴里，不久他就慢慢地醒了过来，从此药王就知道茶叶有解毒的功效。"这就是白族民间传说中药王识药的故事。

白族民间药物

湘西北白族民间医药与当地土家族民间医药有相同之处，主要表现在药物资源、传统疗法等方面。桑植民家所在地药物品种较多，资源丰富，同时也是湖南省的中药材主产区，也是我国的重要"基因药库"之一。在桑植县境内，八大公山国家级自然保护区内有高等植物216科2876种，其中包括51种濒危类植物，有药用植物84科258属1379种。八大公山自然保护区内主要濒危及重点保护的中草药有数十种（包括动物药），如八角莲、杜仲、黄连、天麻、厚朴、银杏、紫杉、半截烂、黄柏、天冬、灵芝、刺五加、银花、血三七、白三七、龙胆草及麝香、熊胆、蟾酥、金钱白花蛇、乌梢蛇、穿山甲等。桑植是我国三大"国药库"之一。

湘西北白族医药主要特点

1. 湘西北白族医生对病因病理的认识

桑植县佘湖乡广田村钟以任医生介绍："童子痨是女儿家发育时月经不穿点（无月经），又干又瘦。月家痨是在月里同房所致，病人有咳嗽，不想吃东西，小肚子痛、干瘦。背筋痨，病人一年四季腰酸背痛，无月经，干瘦咯，浑身无力。"

在病因上，多认为病从寒起，许多病都是先受凉，没有及时治疗而引起寒证或湿气病。还有乱吃东西或暴饮暴食引起屙痢、肚子胀、黄肿病、上吐下泻等。房事不节、劳力过度、怄气都可以引起疾病。

2. 白族医生在诊断疾病上主要采用看、问、摸三种方法

如诊小儿病，以看面部颜色为主，脸上紫红色是受凉伤风，必有发热、咳嗽等症状；脸上暗黑色（带青色），眼珠蓝色是肝胆病；脸上白色是寒气所侵或是气血亏虚；脸上黄色是有风在身，可能会动风，并有肚子膨胀；脸上红色必有火气、发热等症状。摸诊，主要摸骨折，了解骨折情况，如骨折处有"咕咕"的响声，为骨头齐断；若能听到"磋磋"的响声，多为粉碎性骨折。医生用手摸或用手指（食指）弹小儿肚子，听到有鼓声，是夹寒湿症，为迎风隔饮病。摸小儿脸颊，手指有灼热感，是小儿伤风寒，手指感到冰冷的是有风，据白族医生讲，可以预测小儿惊风症的发生。

3. 对临床疾病的认识上白族医生能讲出上百种疾病名称

如五痨七伤中的饭色痨、酒色痨、月家痨、烟色痨、奔痨、奶痨、汗色痨、气色痨、思痨、忧痨等。流痰类的火流痰、巴骨流痰、冷风流痰、青皮流痰、寒流痰、木马流痰等。妇女病类的血气病、冷阴症、崩血症等。杂病类的羊毛症、麻脚症、血崩症、鸡窝症、羊角风、蛇癫风等。

4. 在药物的认识上白族医药人员为便于记忆，按数字记诵药物名

如一点血、一点白、一枝箭、一枝黄花等；二宝花、二丑；三七、三步跳、三两银、三叉风、三百棒、三角枫等；四两麻、四棱草、四季红等；五爪龙、五虎进、五谷虫、五倍子等；六月凉、六月雪、六角莲等；七叶参、七叶一枝花、七炉蜂草、七姊妹、七里麻、七叶莲等；八里麻、八月札、八角莲、八角七、八枯草等；九里光、九龙胆、九子羊、九牛造、九头狮子草、九龙盘等；十大功劳等。另外白族医生在用药时讲究忌口，如病人服药时忌吃的发物有魔芋、豆腐、洋藿、猪娘肉（母猪肉）、狗肉、马肉、羊肉、罐子酸菜、生水、雄鸡、鲤鱼等。大病初愈后忌房事、忌洗冷水澡等。

5. 在治疗方法上白族医生讲究内外兼治

内服方法主要有煎（熬）水服法、冲阴阳水内服、新鲜药榨汁内服法、药粉（散剂）冲服法等。外治法有针刺、推拿疗法、热敷疗法、扑灰碗疗法等 10 余种。

6. 白族医生讲究医德，为民治病不贪财

桑植白族医生在民间行医时，讲究医德医风，对贪财的人不教，包括自己的子女或亲友。桑植麦地坪有一位老白族医生这么讲："我们医生行医，首先要精通医道，通晓药理，诊病治病要精心，用药要准，如果诊病不清、用药不准，就像暗刀杀人一样。医生治病一定要认真，人不贪财。"

桑植白族医药人员及现代著名医家

在桑植白族民间有一批民族医药人员为当地人民群众防病治病。据湘西自治州民族医药研究所调查，桑植县有白族民间医药人员 31 人，占当时全县民族医药人员总数（218 人）的 14.22%，均为男性。在医疗特长上，主要为内科杂症、骨伤科、妇科、蛇伤、小儿疳积。这些民族医药人员散布全县十多个乡镇，主要集中在芙蓉桥（5 人）、麦地坪（4 人）、马合口（5 人）、刘家坪（3 人）、走马坪（2 人）等白族乡。在学医途径上多为跟师（拜师）学习为主，也有少数医药人员是祖传下来的。在这 31 名白族医药人员中，有几名在当地很有名气，医术较高的名老白族医药人员。如澄源镇卫生院钟以圣医师系祖传，擅长针灸治疗，在临床上取得较好疗效。他的"针刺治疗头癣"研究成果，获 1985 年湘西自治州科技成果一等奖。他还撰写多篇临床经验论文在杂志上发表。《针刺治疗头癣 100 例疗效观察》一文，发表在 1984 年的《中医杂志》上；《推拿点穴治疗百日咳 32 例临床疗效观察》一文，发表在 1986 年《推拿医学》杂志上；《头痛验案举隅》一文，发表在 1985 年《实用医学杂志》上。钟以圣老医生临床经验丰富，为中医学徒，虽然没有大学文凭，但 1988 年被破格晋升为中医针灸副主任医师。钟以圣老医师虽然退休多年，现年 80 多岁，但身体健康，在家坐堂接诊，为患者解除痛苦。白族医师谷伏秋，中医学徒，从事内科诊疗工作 50 余年，用中草药、民族医药治病，临床经验丰富，曾经担任桑植中医院院长，1988 年破格晋升为中医内科副主任医师，在当地影响较大。

　　1986年冬，湘西自治州民族医药研究所对桑植县民族民间医药人员进行了实地调查，1949年到1986年的37年间去世民族医药人员77人，其中有白族医药人员7人，占9.1%。说明在桑植民间白族医药人员占有一定的比例。

多元文化对湘西北白族医药文化的影响

　　湖南白族主要聚居在湘西北的桑植县，以及张家界市永定区、怀化市的沅陵县（与永定区毗邻的乡镇）。湘西北一带是土家族聚居地，还杂居苗族，其主流文化是土家族文化、苗族文化和汉族文化。在历史上这带属武陵郡，也称武陵蛮，受巴文化、楚文化，以及被后人称之为巴文化、楚文化融合而成的巴楚文化和楚巫文化的影响，近现代又受湖湘文化的影响。所以说，白族同胞从定居湘西北那天开始，就深受土家族文化、苗文化、巴楚文化、楚巫文化、湖湘文化的影响。在多元文化背景下而产生的民族传统医药学，其中也包含了土家族医药学、苗族医药学的成分。就桑植县的白族医药而言，虽有它的自身特点，但与当地的土家族医药学相似的内容或更接近一些，"你中有我，我中有你"，这就是目前桑植县白族民间医药的真实体现。

湖南侗族医药

　　侗族是我国历史悠久的古老民族之一，聚居在湘、黔、桂、鄂四省（区）的交界地带，语言属汉藏系壮侗语族侗水语支。历来无本民族文字，长期沿用汉文，至1958年始采用拉丁文字母形式创制侗文，在侗族地区推广。

　　侗族在湖南少数民族中属人口较多的一个民族，据1984年底统计，共有519 300人，约占全国侗族人口总数的36.4%。主要聚居于湖南省境西南部的通道、新晃、芷江、靖州、城步、绥宁等县，恰位于全国侗族聚居区（湘、黔、桂）的中心位置，为侗族和各民族密切交往的纽带地域。

侗族医药发展梗概

　　侗族医药究竟起源于何时，虽无确切的文献可考，但可以说，有侗族之时，便产生了侗族医药。侗族人民在特定的生态环境、生活习俗、宗教信仰、致病因素等条件下，在长期与疾病做斗争的过程中积累了丰富经验，并在本民族文化传统的基础上，形成了独特风格的医学流派。

侗族医学对疾病的认识

关于侗族医学对疾病的认识，根据刘育衡等对清代光绪年间到民国初期的 8 本侗医手抄本所载的病证、药物、医方进行发掘、研究，就侗族医药作一简单勾勒。

1. 疾病的命名和证候认识

侗族病名的定名和内涵是由师徒传承的形式历代因袭，多系言传口授而少有文字记载，故有流派差异。侗医常以病名作方名，无疑是将病名作为"证"的代词，也是侗医对疾病认识的标志。

8 本侗医手抄本记载的全部病名 980 种，已考证病名 906 种（占手抄本记载病名的 92.5%），尚有 74 种病名存疑待考，此外，收集民间传承病名 32 种（占考证病名的 3.4%），共计考证病名 938 种。考证的 938 种病名中，正名 507 种，同病异名 1 种，考证的 938 种病名经辨考归属 453 种病证。

侗医对疾病的命名方法，是一种古朴的命名方法，根据致病因素，疾病多发地、症状，生理功能失常，患病部位、颜色，取类比象等方式命名。

2. 朴素的病理认识

侗族医学对疾病的病理认识，已由感性认识向理性认识阶段过渡，只是这些认识尚未形成系统的理论。

（1）疾病与病因：侗族医学对于病理的认识，首先表现在对疾病原因的探求方面。侗医对病因的认识，已注意到个人的精神状态和生活状态，其次是外界环境，特别是气候的异常变化，此外还有跌仆、金刃、虫兽伤害和寄生虫等方面的内容。辨析侗医病名可以认定为主要致病因素的外邪，有"风""寒""暑""水""火"。

（2）病变与转变：侗族医学与中医学对于病变的认识基本一致：虚、实、寒、热是各种疾病最基本的病理变化。疾病的基本病变虽只四种，但由于致病因素不同，病变部位有异，再加上疾病的转化与传变，所以实际临床上所见的病变是很复杂的，这就构成了侗医病名的繁多。

（3）疾病的预防：侗医以药物预防疾病主要基于两方面，一是以药物消灭疫源，二是于疾病流行期间或疾病发生前服用解毒药物防患于未然，或是以滋补药物提高人体抗病能力。此外，在现实生活中侗族人民注意环境卫生和重视体质锻炼，这也是侗族人民预防疾病的基本方法。

侗药研究

1. 侗药品种考证

关于侗药品种，目前除能依稀见有一些侗族地区药物资源调查报道外，尚未见有任何记载以资证明侗药种类。

通过收集整理散在的侗医医方，并对 1 420 首侗医医方所记载的药物进行了考证，表明侗医使用药物的品种为 689 种。考证药物名称共计 1 434 种，其中同物异名 686 种。按分类方法对 689 种药物基源进行考证，结果证明其来源于 598 种，隶属于 136 科 366 属。对其中 325 种药用植物均依据当地采集的标本进行了核实，侗医应用较多的药用植物有如下 10 科：菊科、豆科、蔷薇科、禾本科、茜草科、百合科、唇形科、芸香科、蓼科、伞形科。此外药用动物（包括人类药材，动物分泌物、排泄物）为 57 种，隶属于 43 科 53 属；药用矿物为 12 种；加工类 12 种。

2. 侗药应用考察

（1）应用方法：侗医用药大都就地取材，药物多为鲜用，有些受生长季节限制的药物，亦在生长季节采集后，洗净、晾干或晒干备用。对于有毒性的药物也采取适当的方法加以炮制，有些药物也加以特殊处理。

（2）应用形式：侗医用药，不拘一格，因人因证因地而异，用药形式除一般煎剂、散剂、丸剂、酒剂、鲜药捣汁内服、鲜药含服、搽剂、外敷剂、烟熏剂、熏洗剂、滴耳（眼）剂等中药类似的应用形式外，尚有如下独特而古朴的药物应用形式。

1）药鱼：将鱼饲养于稀薄的药水中，然后取鱼供药用。

2）药衣：将衣服与药物同蒸后给患者穿此衣疗疾。

3）药佩：将药物佩戴在患者身上疗疾。

4）活物：将活动物置患者病处疗疾。

5）打刀烟：这种方法相当于近代挥发油提取法，由于简单易行，侗医至今仍常用这种古朴的制剂方法。

3. 侗药的特点

侗药不但历史悠久，而且具有独特的内容和特点。

（1）地域性资源：据考证，689种侗药中由外地（包括本省非侗族地区）输入侗族的药物仅有17种，占侗药（689种）的2.5%。

（2）古朴的药效观：侗医对药物的自然属性和治疗作用的认识，虽然没有中医性味、归经、升降浮沉、补泻等系统理论，但只要对侗药的实际应用情况认真加以辨析，仍可见其有如下规律可循。

1）以偏纠偏：以药物滋味，自然属性、质地之偏胜纠正疾病的病理偏盛或偏衰。

2）以形解形：以象形之物治类形之疾患。

3）以物降物：利用自然界的天敌关系治疗疾病，并常以侗医固有的药名与病名相对而言。

4）以毒攻毒：用毒药治疗恶疾。

5）以脏补脏：以动物的脏器补人体之脏器。

6）以汁相濡：以含有乳汁或多量水分之药物治疗干燥、枯萎之疾患。

（3）独特的用药经验：

1）药物新用途：据考证689种侗药中有482种（约占侗药总数的70.1%）药物的临床应用与中药（包括其他民族药物）的应用经验不尽一致。

2）药物新资源：据对689种侗药与目前我国收藏最多（5 767种）的《中药大辞典》比较，查明有76种药用植物、2种药用动物、2种加工药物，共计80种药物未见该书记载，其中34种散见于其他文献。

侗医医方与疗法初探

1. 医方与临床治疗的关系

"辨病用方"是侗医治疗疾病的特点。侗医治疗疾病主要是根据"辨病用方"，按照病名，根据先师的传承或自己的经验以处方用药，所以说侗医是根据症状进行治疗的。

2. 医方与治法的关系

中医在临床辨证施治的过程中，"方"是从属于"法"的，即"方"从法立，以"法"统"方"。但侗医则不然，严格地说，由于侗族医药没有形成自己的理论体系，故侗医在治疗疾病的时候是无"法"可循的，主要依据先师的传承经验或自身的经验"辨病用方"，所以侗医是"方从师立，以病统方"。

3. 侗医医方配伍规律

侗医医方虽无中医那种"君、臣、佐、使"的组方原则，但也不是药物的简单堆砌和单纯的药效。侗医医方药物组成的最基本形式仍有"主药"和"配药"之分。"主药"是针对主证选用的药物，因此一般药味少而用量大；"配药"是针对兼证选用的药物，因此一般药味多而用量小。

在临床应用时，可看出侗医仍然是根据病情轻重、病变缓急、体质强弱、年龄大小和生活习惯等不同而加减运用。从侗医医方组成的变化来看，主要有药味和药量增减的变化，而剂型的变化则较少见。但同一首方剂，由于剂型不同，在应用上也有区别。

4. 侗医医方的特点

侗族医学是一种以人体治疗经验为基础，辨病用方为特点的医学，故医方是侗族医学的一个重要组成部分。它具有如下特点。

（1）古朴性：侗医手抄本记载的医方都没有专用方名，均以病名作为方名。

（2）以酒为引：1 420 首医方中，有 399 方以酒为引，约占医方的 28.1%，应用范围几乎遍及各种疾病。

（3）特殊性：据对 1 420 首医方的核实结果表明，除极少数与中医方剂有关联外，绝大多数均为中医医籍（包括其他民族医籍）所不载。

（4）过渡性：据对 1 420 首医方的药物组成统计和分析，可以明显地看出侗医医方处于一个由简到繁，由单方专药治病到复方用药的过渡阶段。

5. 侗医疗法考察

侗族医学是实践医学，在长期的医疗实践中积累了丰富的经验，考察其治疗方法亦是十分丰富多彩，常用的有内治法、外治法、食疗法、心理疗法、运动疗法。

此外，侗族医学还有针法、推拿、刮痧、烧灯火等治疗方法，不再一一介绍。

千年的苗医，万年的苗药

"千年的苗医，万年的苗药"。苗医治病方法与众不同，有的拔牙不用麻醉药，也不用动手拔，只要患者能准确告知是哪颗牙有病，苗医轻按穴位，几分钟后就能让患者自己把病牙吐出来。有的能治蛇伤，能在短期内治愈致人死命的疔、痈、疽和毒疮。有的用药可取出体内竹签、弹片、铁钉、铁屑等异物。有的精通骨科技术，能治疗颅骨骨折、脑挫伤、脑震荡。但因为苗族是只有语言而没有文字的民族，所以苗医没有付诸文字的医药论著，仅以师承父授，或以苗谚歌诀口传心授为传播方式。

1. 苗族医药的历史起源

苗族医药的起源很早。苗族民间有"千年苗医，万年苗药"之说，而苗族医药见诸史籍的时间也很早。西汉刘向在《说苑·辨物》中说："吾闻古之为医者曰苗父。苗父之为医也，以菅为席，以刍为狗，北面而祝，发十言耳。诸扶之而来者，举而来者，皆平复如故。""苗父"者谁？有的学者认为，"刘向《说苑》说上古有人名苗父，……这个苗父就是黎、苗族的巫师（巫医），巫师治病主要是祈祷禁咒术，但也逐渐用些酒、草等药物"（《中国通史简编》）。

有的学者认为，汉族文献所记的苗父，就是苗族传说中的"药王爷"。湘黔交界的苗族人民说，药王爷是一个周身透明、状如玻璃、有翼能飞的神人，他不畏艰难险阻，披星戴月为人民"岔税岔嘎"（东部苗语，即"寻找药方"）。这个传说流传很广，苗族东西部地区均有"一个药王，身在八方；三千苗药，八百单方"的歌谣。至今黔西南州安龙、贞丰、晴隆等地的苗医，还非常崇敬"药王"，在行医过程中治好病，就要以杀鸡祭祖的方式来敬祭"药王"。这个传说同《淮南子》记载的"神农尝百草"的传说非常类似，《山海经》云："黑水之北，有人有翼，名曰苗民。"其中"有翼"和"有翅""透明"的传说，均是神话时代苗族先民的特征，这说明苗族医药是起源于上古神话时代的。

由于苗族本身无本民族文字和史实的记载，故其医药的起源难于考证，但从众多的其他文献和传说、古歌中，仍可窥知其具体情况，其特点一是起源较早，历史悠久；二是起源于苗族人民生产和生活实践。由于苗族人民生活于药物资源十分丰富的地区，因此他们较早地了解和掌握了植物的知识和药用价值。至今在苗族地区，几乎每人都能认识、掌握几种甚至几十种药物的治疗方法，有些地方家家户户门庭院落房前房后皆种植一些常用药物，形成人们应用草药极为普遍的特点，因此苗医具有"百草皆药，人人会医"之称。史载楚国巫师经常用苗药作巫具，《楚辞》中有不少记有被称为"苗药"的"菖蒲"和"泽兰"，长沙马王堆一、二号汉墓把"泽兰"作为殉葬品，说明了苗药的历史悠久和广泛应用。汉武帝时唐蒙在南越吃到枸酱，问从何来，曰："道西北样柯江……"《史记·西南夷列传》，即古夜郎境内。《兴仁县志》载："山产蒌蒳，花如流藤，叶如荜芨，子如桑葚。苗家沥其油，醢为酱，味亦辛香。取其叶，裹槟榔食之，谓可辟瘴，苗女持赠所欢，以为异品"。兴仁在古夜郎境内，从上述记载，可知苗族开发植物资源作为食品和药物的历史悠久。苗族"古歌"中关于远古发现药物的故事也很多，如黔东南一首叫《垫哈》的古歌，说的是哈哥小时候不幸被虎背去，十年未返，后被父母找回时，野性不改，声音嘶哑不能说话，一次他跑出去到河边吃了很多浮萍，哈哥不但能说话了，还改掉了野性，苗家因此积累了浮萍能治嘶哑病的经验。

虽然苗族生活在植被繁茂、药物丰富的地区，但苗族早期迁徙频繁，所到之处大多是人迹罕至的荒僻山区和瘴疠之乡，自然条件十分恶劣，但这种环境反而造就了苗族生存斗争的能力。在这种特定的条件下，如果没有起源较早的医药活动，绝对不能保证民族得到生存和繁衍。苗族许多有名的治疗方法和用药经验，就是来源于这种生存斗争。如苗医著名的糖药针疗法，是一种独特的外治疗法，此法广泛流传于贵州西南和西北大部分地区。贵州关岭镇宁、紫云等地的苗医，用此法几乎走遍了全国各地。糖药针疗法溯源于古老的弓弩上应用的弩药，从弩药的成分上看，主要是古代苗人将"见血封喉"的剧毒药汁敷涂于弩箭尖上，以猎取虎豹等凶猛动物，《宋史·蛮夷列传》载，蛮夷人主要指苗瑶民族"其保聚山险者，虽有畲田，收谷粟甚少，但以药箭射生，取鸟兽尽，即徙他处。善为药箭，中者大叫，信宿死，得药解之即"。至今苗族仍有狩猎习惯。古代苗族应用弩药是可以肯定的，但其他民族也有弩药，而苗族都能将它应用在治病上，可谓是一创造。苗族在应用弩药的漫长过程中，配制者为适应治病的需要，有意减去了其中的剧毒成分，加入蜂糖等降低药物毒性的成分，用特制的排针或三棱针沾药汁刺于患处，其操作简便，治疗迅速，副作用小。糖药针是苗医独特的外治法，是起源于苗族古代狩猎活动而发明的弩药，这正是苗族医药起源于古代生活和生产实践的有力佐证。

2. 苗族医药的形成以及发展

苗族是农业为主体的民族，生活在长江以南温带亚热带气候湿润的山区，这些地方药物资源十分丰富。苗族应用药物的历史悠久，历代本草书均有很多记载。

从历代医籍中，可以看到苗族先民对药物命名的痕迹。如长沙马王堆三号墓出土的《五十二病方》中，就有用来治病的"答"，这个"答"，汉语无法解释，而苗语却很了然，现在苗语仍称豆为"答"，可见"答"是豆类植物，是汉语记音词。据新近的统计，《湖南农村常用中草药手册》中，中草药借用苗语记音的药物，药名直译（记音）的占有30%左右，苗名意译的占40%，这说明苗药在历史上的重要地位。

由于苗族地区盛产药物，是历代地方官上贡朝廷的主要贡品。《宋史·蛮夷列传》载："咸平元年，古州刺史向通展以芙蓉朱砂二器，马十匹，水银千两来献。上溪州刺史彭文庆来贡水银、黄蜡"，"咸平五年，汉磽（西南夷王龙汉晓）又牙校率部蛮干六百人，马四百六十匹并药物布帛等来贡"。历代本草如《本草纲目》菖蒲条引宋代苏颂的记载说："黔蜀蛮人常将（菖蒲）随行，以治卒患心痛，其生蛮谷中者尤佳。人家移种者亦堪用，但干后辛香坚实不及蛮人持来者，此皆医方所用石菖蒲也。"这段记载说明了苗族用菖蒲治病的情况，也说明了产地与药品质量的关系。《滇南本草》有灯盏花主治"左瘫右痪，风湿疼痛"的记载，是据云南邱北县苗医的经验收载的。《植物名实图考》也收载了不少苗药，如白及条有"白及根苗妇取以浣衣，甚洁白，白及为补肺要药"的记载。

改土归流后，苗族的药物得到较大的发展。苗药曾有过较为兴盛的时期，这是由于对药物需要的增加，使得药市得以繁荣。19世纪末20世纪初，当时黔东南和湘西等地大批药材经湖南洪江、常德转销武汉等地，刺激了药物的生产经营及药市的产生。如号称"滇黔锁钥"的关岭县，据《关岭县志》记载商品类药物已达200余种，其境内的关索、坡贡、永宁、花江等地形成了繁荣的"场期药市"，许多苗医一方面售药，一方面看病，还进行民族医药的交流。其他如黔东北的《松桃厅志》就记有苗药52种，湘西《凤凰厅志》也记有苗族常用药物100多种，并进入市场销售。苗药的药市，使种植生产苗药的药园发展起来，促进了苗药的发展。如湘西凤凰县禾库村老苗医吴忠玉家药园有近200年的历史，贵州安龙县酒垤村老苗医杨明珍、熊德芬，关岭县老苗医杨少堂家都有祖传几代的药园。

苗医药物品种繁多，包括植物药、动物药和矿物药等1 000多种。所用药物，疗效很高，且与中医有许多不同。"药色诡异，非方书所载，统称草药"（光绪年间《凤凰通志·风俗》）。有些药虽为中医本草书所载，但运用有很大不同，具有自己苗药的特点。

苗医对药物应用的原则来源于生活的实践和几千年的用药经验，具有鲜明的民族特色。比如苗药命名，有的突出药物的特殊形貌，有的反映药物的特殊气味，有的则根据药物的特殊功效，等等，总之，命名形象而具体，注意实际，易懂易记。苗医很重视药物的功效，为此还编出许多口诀，各地均有，生动易记。在苗药加工炮制及剂型方面，苗族医师除多数主张用生药外，还懂得将药物通过晒、炒、浸、酒制、醋制、茶制、尿渍等加工方法，使药物降低毒性，提高药性。在用药上主张"立方简要"，"一方一病"，"对症（病）下药"，以单验方治病为主。民间有"三千苗药，八百单方"之说，事实上不止如此，仅湘西一带，单方达1 000多个。

由于苗族历史上无文字，对其医药的发展，历代文献记载甚少，但经过近年的实际调查，发现了苗族医药历史悠久，特色鲜明。关岭、镇宁、紫云苗医外出行医时，除用草药外，还喜用耳针、硫黄针、糖药针、膏药外敷、放血、推擦、刮痧等外治法，广西融水苗医用药物煮沸淋洗治精神病、癫痫等，都很有效。

3. 苗医苗药的神奇之处

花垣县的苗医苗药，素有"崇山一绝"之称。因为花垣县境，朝朝代代都被统治者列为苗疆生界，除严行封锁隔离外，还不时派兵入境清剿。在如此恶劣的历史环境中，这里的苗族人民不但不会灭绝，反而日趋繁荣。究其原因，这除了他们吃苦耐劳的品质和坚持反压迫斗争之外，与苗医苗药的保健作用也有着密切的关系，所以本地的苗族人民，非常喜爱本民族的医药。

为了让读者对花垣苗族医药学遗产这块瑰宝有所鉴赏，特此作简介如下：

（1）奇妙的方术：民国二十七年（1938年）编的《湘西乡土风情汇编》称赞花垣县苗医苗药为"奇妙技术"。所谓奇，就是说富有民族特色和地方特色；所谓妙，就是说具有显著疗效。清道光至民国初期，猫儿乡涿鹿寨（今新寨村）著名苗医龙万家，使用芮孝松、密夺六、比舌奄等苗药作蒸汽疗法，配合内服蛇血公鸭饭等，治疗麻风病人疗效颇佳。他活到90多岁时，还在家设置病床收治远方来的麻风病人。人人都称他为老药匠公公。

龙潭籍苗医石登望，最精外伤科，民国时期任"湘西王"陈渠珍部医官。凡枪伤刀伤，皆以化水术治疗，颇受敬重。

（2）独特的医药理论：1824年，《凤凰厅志》载："苗地多产药饵，其药名诡异，非方书所载，或吞或敷，奏效甚捷。"凤凰县是花垣的毗邻，以上所指"苗地"，也包括花垣境地。其所记载的"药名诡异""奏效甚捷"与《湘西乡土风情汇编》称花垣苗医苗药为"奇妙技术"的含义相同，由于他们不知道苗医的医药学理论，只看到疗效好得惊人，所以才感到"诡异"和"奇妙"。而花垣苗医苗药之所以享有盛誉，就是因为花垣苗药独特的理论体系。这种理论体系，为1985年湘西土家族苗族自治州卫生局组织民族医药大普查时所发现，主要由祖传八代的苗医大师龙玉六所传述，县内其他知名苗医也有所增补和引证。

（3）苗医生成哲学：花垣苗医生成哲学的核心内容是"事物生成共源根"。由苗医大师龙玉六生前所传授，原文见苗族古籍《古老话·事物生成共源根》（1990年岳麓书社出版）。其中："千万事和物同一理，事和物生成共源根。头号重要的是事物生成的能量，第二是事物生成的物质基础，第三是事物生成的良好结构，三条缺一不得生"。这几句是其哲学理论最简洁的概括。它指出一切事物的生成都离不开能量、物质、结构这三大要素。总而言之，事物生成三位一体的原理包括能量第一论、物质基础论、结构决定论。

（4）苗医体系的成就：花垣苗医苗药有三四千年的发展史，其学术性的理论成就，已渗透到了医药学的各个分科，形成了较完整的学术体系。

表面看来，花垣民间苗医配方用药杂乱，似乎没有多大学问，但只要潜入深层，就可见到不少名老苗医之中有精深的苗医方剂学理论，正如麻栗场卫生院老苗医龙进生生前所说："我们苗医用苗药配方，方法严格，灵活多变，对各种病症，可以文来文打，武来武敲"。苗医大师龙玉六对方剂学的学问则更为渊博。

花垣苗医看病的方法以往多只凭眼看、耳听和把脉等，现在的新型苗医，由于掌握了新知识，也结合使用听诊器、体温表、电子诊断仪及其他诊断技术，诊断的准确率大有提高。

师承授受传岐黄之术

湖南，历代名医迭起不穷，他们或家传，或师传，或自学，世代继承，著书立说，维护一方百姓安宁。

家传

家传，又称世传或祖传。医生将医学理论、临床经验及兼营药店的业务知识等传授给子弟，统谓家传。相传三代以上者称祖传。

有传子弟者。清乾隆年间《清泉县志》卷十七载："曹崧，字天柱，号倚园，性庄和，好读书稽古，并工书，得《圣教序》笔法；于《内经》、《青囊》诸集尤为精究，因以良医名，著有《倚园心得》、《脉占》、《医案》。观察刘应鼎、总戎冶大雄并旌其门曰'仁者寿'。年八十四终。长子士兰，字谷英，号拙庵，克世其业，著有《伤寒集注》二十卷。"

有家传数十代又参师者。清乾隆时衡山熊廷良所著《金针三度·道源家传篇》载："余家祖述岐黄，相传五十馀世……余自南岳后山归，由霍顶过融麓，偶遇北宗正派姓黄名老字再聘者，同止上封，携览祝融之胜，谈论竟夜……次早袖出一函授余……领略十馀年，颇得其要。"

有师传后衍为家传者。清光绪年间《湖南通志》载："王远增，字继高，湘乡人，少习举业，未售，既而师事名医，分小儿、五官、经络，补古法所未备……

治奇病，必列医案，活人无算，其子孙以善医世其家。

民国时期，以世传成为名医的有长沙郑守谦、易玉泉、言庚孚；湘乡刘斐成、萧伯章；宝庆刘石渠；岳阳彭崇让；祁东周执中；醴陵张赓；望城刘远鸿等。他们均在祖传的基础上有所发展。长沙郑守谦（1891—1969），其家世医七代，于民国时期任湖南国医专科学校教务主任兼教员，1955年调北京中医研究院西苑医院任妇科主任，主要著作有《药性类纂》《内科杂病综古》《女科综要》等。醴陵张紫赓（1893—1972），家传正骨医术五代，民国三十六年（1947年）在长沙市高井街开设诊所，对骨与关节损伤患者，依家传医术治疗，十痊八九，1958年邀集同道创办湘一伤科联合诊所，后参加湖南省立中医院工作。1959年，编写《简明正骨手术》一书并出版，远销印度尼西亚。

师传

师传，有学徒、医馆及参师等形式。

（1）学徒：从学之前，须由亲友介绍，征得师傅同意或考试合格后，准备仪礼，膜拜仲景先师、药王菩萨，以及师傅、师母等，确立正式的师徒关系。学徒期限一般为三年，也有根据情况延长或缩短的。学费一般视经济情况而定。学徒在学医之余，要为师傅做些家务事。课程一般先学《医学三字经》《药性赋》《本草备要》《汤头歌诀》《三指禅》；再学《内经知要》《内经》《难经》《伤寒论》《金匮要略》《温病条辨》《本草纲目》及专科书籍、各家论著。自《医宗金鉴》出版后，师徒授受多以此书为圭臬。由师傅耳提面命，口讲指授，对书中重要内容，要求背诵如流。学习一、二年后，开始背药囊（俗称"包袱"），随师诊察患者，师傅将辨证论治、诊脉处方，详细讲解，使学徒从实践中逐步提高。经过一段时间后，再由学徒对患者辨证论治、诊脉处方，师傅复诊，指出正误，以培养学徒独立诊病的能力。草医则要上山采药，针灸则要练习手法，伤科则要当手术助手。学习期满，师傅认为徒弟可以出师时，徒弟要办出师酒（俗叫"封包袱"），邀请当地士绅、同行和亲友出席；师傅特制新药囊交给徒弟，有的还将平生经验秘本交给徒弟。此后，徒弟即可独立行医。

（2）医馆（或称医学堂）：有设馆与就馆两种形式。设馆是中医师在家里设置医馆，经人介绍有志于医学者入馆就学。就馆是富足人家为了培养子弟做医生，敦请当地名医在家里教学，或邀集至亲好友的子弟入馆就学。一般先从《内经》《伤寒论》《金匮要略》《温病条辨》等经典著作学起，按经典著作命题，由学生撰写体会心得，交师傅修改。经典著作学完后，再学《汤头歌诀》《本草》《脉诀》《医宗金鉴》之类医书。学完书本知识，再限随师傅应诊。出师时，也要办出师酒。

（3）参师：经出师或家传之后，对自己独立开业把握不足或因仰慕别的名医的专长，经人介绍再从师学习者称参师。参师手续，基本上与学徒相同，不过学习时间较短，学习内容较单一。常有一人多师，艺兼众长，在理论、经验方面超过其师者。

民国时期，湖南中医经师传而造诣较深者，内科有浏阳刘世祯、湘潭朱卓夫、常德廖仲颐、沅江王定囊；伤科有常宁詹顺庭、新化孙孝馄、邵阳杨炳南；眼科有津市毕仁俊、宁乡文日新等人。常宁詹顺庭（1882—1945），20 岁时，旅途遭劫，被匪砍伤左臂，伤愈后，立志学医，因而遍访名师，先后于湘、滇、黔等省拜师 10 余人，博采各师之长，27 岁回原籍悬壶应诊，至中年，名望渐广，应邀出诊至粤、桂、鄂、赣、沪、宁等地。在南京时，曾应中央国医馆馆长焦易堂邀请做伤科专题学术报告。詹氏临床经验丰富，对骨折、脱位、伤筋等，倡导综合疗法。

自学

自学成医者，又称儒医或读书郎中。有攻举不第而转为学医者；有挂冠归隐而从医者；有乐善好施愿为良医者；有先营药店后自学为医者。

清同治年间《新化县志》载："曾毓植，字习之，县学生员，工为场屋文，而履举不售，愤而攻医。于《内经》及汉以下仲景、河间、东垣诸书，实有体会，遇疑难症，尤能洞中癥结。"

清同治年间《衡阳县志》载："凌丹九，道光时以医名于其乡。常施贫者药……人人敬之。岁疫，有王制者，众以为死。丹九乃诊两手足，告众曰：'制今起矣'。伺之果苏，明日良愈。"

清同治年间《新化县志》载："陈今冠，号兰溪，读书好博览，攻岐黄家言，多所研究，治病亦辄效。冠与安化罗文僖旧好。文僖按察山西时，招为幕客。文僖巡抚贵州，复邀同行。适其地痘苗盛出，养济院患痘濒危者达百数十人，经冠一一调治，皆得愈。冠辞官归乡，文僖谢重金。冠辞曰：'某不能广济若辈，请存为升斗之活，可乎?' 文僖义之，手书'元方雅望'匾其门。著作《种痘新编》。"

民国时期，自学成才者也不少。如邵东张际春（1884—1959），自幼勤奋好学，决心以医济人，熟读《黄帝内经》，博览古今方书。民国八年（1919年），见当时眼病患者甚多，又无眼医专科诊治，遂专心致志钻研眼科书籍，并不惜重金购买熊胆、麝香、珍珠、玛瑙等贵重药材，依法炮制外用眼药10余种，临床运用，疗效卓著。民国三十一年（1942年），又在邵阳县平陆乡井边村创办乡村贫民眼科医药所，设病床20余张。新中国成立后，张际春响应人民政府号召，于1956年将其医药所并入联合诊所，并捐献出全部医疗设备及药材。1958年，参加邵东县中医院工作。次年逝世，邵东县人民政府挽云："一部眼科书，让天涯海角沾雨露；两把柳叶刀，使千万盲人见光明。"其女张宾、女婿姚溢，外孙魏湘铭传其业。

新中国成立后中医师带徒

1956年4月，湖南省第五届卫生工作会议，号召各地组织中医带学徒。随后，各地、市，县相继制订了招收中医学徒计划。同年底，全省共招收中医学徒1.347万名，多为工农子女，部分为联合诊所成员子女，高小文化程度的占80%，初中以上和初小以下文化程度的各约占10%。学徒待遇一般是第一年自备伙食，第二年由诊所供给或补助伙食费，第三年根据学徒的工作能力和诊所的经济条件适当发给生活补贴。教学形式有三种：缴纳俸金，单独拜师，业余学医，以联合诊所为基地，先集中学习中医基础理论，然后分散从师临床。后一种形式人数最多，效果较好。湖南省卫生厅选择《医宗金鉴》中的《伤寒论》《金匮要略》《杂病心法》，各翻印一万余册，发给全省学徒学习。1957年。全省对带徒工作进行了一次调查，对年龄小、文化程度低的学徒，经师徒协商，适当延长学习期限，或边学文化边学医，以保证质量。1960 年，根据求精不求多的原则，全省新招学徒 6 196 人。1962 年整顿农村基层卫生组织时，中医学徒成了"精简""下放"的主要对象。祁东县原有学徒 91 人，精简至 79 人；长沙县原有学徒 200 人，精简至 178 人。澧县渡口公社名老中医闵少卿带女儿和儿媳学医，公社和卫生院的一些干部以避免出现"闵氏一家天下"为由，硬要他们回家生产。1956—1962 年，全省中医学徒先后出师的共 6 257 人。1964 年，湖南省卫生厅对常德市和常德、石门、汉寿、澧县 4 县中医带学徒情况进行调查，发现主要问题是：审查师徒条件时过分强调阶级出身，审批手续过繁（学徒申请、卫生院推荐、公社党委同意、县卫生科批准），致使一些有志于中医事业，具有较高文化的青年因出身于剥削阶级家庭而得不到学习机会。加上中医学徒未列入国家计划，在学习期间的生活待遇和粮食指标等问题，多数地区不能合理解决，以致不少学徒因生活困难而中途辍学。学徒出师后，国家医疗单位因无劳动指标无法安排，集体医疗单位因经济困难不乐意接收，导致中医学徒越来越少。1956—1964 年，全省共招收学徒 6.446 2 万人，出师仅 6 704 人，出师人数占招收人数的 10.39%。1964 年以后，连续 15 年未组织中医带学徒。

1980 年以后，随着中医政策的落实和中医事业的发展，有的老中医迫切希望把几十年的行医经验言传身教给自己的子女或有志学医的年轻人，有的待业青年又自愿选定中医为职业，再加一些私人医寓急需帮手，在这种新形势下，中医带学徒又有所恢复。1985 年年底，各地医院、诊所的中医新带学徒共 529 人。有些私人医寓和走方草医也带有学徒。

前厅抓药，后堂看病

旧时湖南中医的行医方式比较常见的还是"前厅抓药，后堂看病"的坐堂形式，但也不乏医寓、草医、走方医等方式。民国时期，虽然有些中医通过自筹资金，创办了一些国医院、医社、会诊所，但绝大多数中医的行医方式仍然是坐堂、走方。

新中国成立以后，湖南先后建立了全民所有制和集体所有制的中医医院104所，在县及县以上综合医院和大多数乡镇医院中设置了中医科或中医门诊。个体行医者锐减。"文革"中，个体行医几被禁绝。1980年后，恢复中医个体行医，又有少数中医坐堂或走方。

坐堂

医生在药店门前悬挂招牌，坐店应诊，习称坐堂。医生只收诊金，药店增加营业收入，病人则看病、买药两便。

坐堂医生，一般由药店供给诊室、用水、照明及纸、笔、墨、砚等日常用品。若医生业务特别好，药店营业收入增加，则供给医生伙食及住宿，有的药店逢年过节时还给医生赠送礼物。

湖南的坐堂行医，相传起源于东汉张仲景。张仲景在任长沙太守时，择定每月初一和十五两天，坐在公堂，大开衙门，患者进衙就医。后来，把医生在药店应诊衍称为坐堂，称这类医生为坐堂医生。坐堂行医方式，一直沿用到民国时期。民国时期较著名者，如长沙的张海青坐登隆街宏济堂药铺，言庚孚坐湘春街同和药铺，钱岫东坐南正路李四怡堂药店，甘岳臣坐府正街同仁堂药店。有的医生还兼开药店。

医寓

医生在自家门前悬牌应诊，标以"国医××寓"或"某科国医××寓"等，习称医寓，也称住家医生。住家医生一般只开处方，不供药；但一些有家传秘方的外科、伤科和其他专科医生，大多备有药品应诊。

住家医生有"家养艺"与"艺养家"之别。因喜好医药学术，乐于治病救人，并不依靠行医维持生活者曰"家养艺"。清光绪年间《善化县志》卷二十四载："吴光克，号礼田，性浑朴，精医术，活人不受谢。"这种以家养艺的人为数不多。"艺养家"，是指靠行医收入维持生活者。清道光年间《宝庆府志》卷一百四十载："徐文源，字仁山，邵阳人，家贫好学，经、史、子、集诸书无不研究，名其居青斋曰黄荆，以医自给。"

民国时期，城乡均有医寓，如长沙市张世钧的鼎承医寓、王松如的恬詹山人医寓、李涤庵的涤庵医寓等。

草医

草医，一般兼开草药店，或摆草药摊。草药多系自采、自制、自用，有些多年生难以采到的草药亦有自种的。用草药医治疾病的医生通称草医（俗称草药郎中）。草医是劳动人民经过反复实践、世代相传的一种医疗技艺，是祖国医学的一个分支。各地都有草医，尤以少数民族地区和边远山区为多。草医多有一些独特的治疗办法和治疗经验。清代末年凤凰县茶山苗族草医吴老肉，祖传伤科医术，兼知小儿推拿和针灸。他治吴某腰椎骨折，用一枝蒿、骨碎补、龙骨（草药名）、棘桂木、木贼、仙桃草等，捣烂外敷，并熬水洗，40天痊愈，名闻大庸、花垣、乾城、泸溪、麻阳和贵州铜仁等地。凤凰县草医麻老苗，精外伤科，竹篾、铁钉、弹片刺入体内，只须苗药一敷，即可使刺入物沿原路退出。民国初年曾任国务总理的凤凰人熊希龄赞道："子弹无足自退出，全凭苗医华佗功"。

走方医

医生持串铃、携药物，走村串户，穿街过巷，或摆摊，搭棚，诊治疾病者，习称走方郎中。其所用医药和名词术语，与医书所传者多不相同。走方医对一些病症的治疗，常有显效，是祖国医学中的另一个流派。有些走方医只在省内各地巡回诊病，有的则远游外地，一年或数年不归。清道光年间《宝庆府志》卷一百四十载："邹东鲁，新宁诸生也，屡试不第，遂弃制举业而业医，屡有奇效。尝挟其技，遍游滇、蜀，所至，延请无虚日。"

新中国成立后的个体开业医生

1949 年，湖南中医个体开业经登记者约 1.4 万人，土家族、苗族等民族医生约 3 000 人。新中国成立初期，许多中医、草医组成联合诊所或被吸收到国家医疗单位工作，个体开业人数逐年减少。至 1957 年，全省个体开业中医减少至 4 780 人。1958 年，建立人民公社后，个体开业人员大多参加公社卫生院等医疗机构，部分县市则禁止个体诊所开业。至 1960 年，全省个体开业行医的仅 141 人。

1961 年，湖南省卫生厅贯彻"两条腿走路"的方针，重新允许个体诊所开业，并制定了《湖南省开业医生暂行管理办法》，加上部分医疗机构撤销和人员下放，中医学徒出师后可自谋出路等原因，个体开业中医人数又有所增多。1961 年增至 1 504 人，1963 年达 3 742 人（占当时全省中医总数的 16.1%）。1964 年，部分地区开展社会主义教育运动，个体行医被指责为"走资本主义道路"，个体开业的中医被转为半农半医或被介绍至联合诊所工作。1966 年，个体开业中医又降至 1 365 人。"文革"开始后，个体开业被当作"资本主义尾巴"割掉，此后十余年，全省无个体开业中医。

1980 年，湖南省卫生厅制定《湖南省个体开业暂行管理办法》，再次允许个体诊所开业。该办法下达后，各县、市卫生局对要求个体开业的中医进行登记、考核和发证工作。1984年年底，全省个体开业中医为1 987人，1985年增至3 060人。

民间医生的收费

清代，民间医生收诊费无统一规定。一般是：门诊收二百文（铜元，下同），出诊四百文，附诊二百文，特诊八百文。也有为贫家诊病，不但不收诊费，反给贫家药资的。清同治年间《新化县志》载："方立肇，字修纪，一字平心。少敏捷，读书过目不忘……三应童试不售，改善医，多采土药，负以济人。有求诊者，不计寒暑，虽星夜必往。嘉庆甲戌秋，大疫，有余某阖家传染，肇适经过，邀入视，苦无药资，即出富家所谢金饮之，皆得痊。"也有为官吏治病不收诊费，只求免徭役的。清光绪年间《湖南通志》载："葛志齐，辰溪人，精医术，外科尤擅长……乾隆三十八年，缅甸夷叛，领兵人臣阿道患背疽，危甚，召志齐治之，问效迟速。志齐以半月对，至十二日愈。阿谢以金，不受，曰：但求免本籍徭役。阿以其劳著军营，行援免，勒碑县庭。"

民国时期，诊费因医师名气大小而异，且随币制、物价情况常有变动。民国十六年（1927年）前后，一般门诊0.5元（银圆，下同），出诊3~4元，附诊0.5元。也有医生不规定诊费，由病家酌情付给，酬金用红纸包好，习称'红包'，富有者多给，贫困者少给，门诊者少给，出诊者多给。也有病者不给诊金，待过年、过节时赠送礼物酬谢的；也有给医生做工以作酬谢的；也有医生与病家面议，包配药剂，包愈疾病，初诊时付费1/3，其余病愈时付清。也有少数医生，自诩医不叩门，出诊要坐轿、骑马，诊费高昂，贫苦病家无力延请。也有以治病救人为宗旨，不计报酬，不辞辛苦，替人治病的。

新中国成立后，中医门诊初诊收人民币0.2元，复诊0.1元，出诊五华里（1华里＝500米）以内0.4元，路远者面议，车马费由病家凭票付给。1966年，湖南省人民政府委员会决定降低县以下医疗机构收费标准，中医诊费，不论初诊、复诊、留诊及巡回医疗，一律改收诊疗费（取消挂号费）0.15元。住院费，自带被盖者每天收0.1元，不带被盖者收0.3元。1986年10月，湖南省卫生厅、物价局、财政局联合发出湘卫计字第71号文件，调整了医疗收费标准。中医：普通挂号，初诊 0.3 元，复诊 0.25 元；挂牌门诊挂号，主任医师 0.7 元，副主任医师 0.5 元，主治医师 0.4 元；急诊挂号，不分初诊、复诊，一律 0.4 元；出诊挂号，一、二级医院 0.6 元，三级医院 0.4 元，四级医院 0.3 元，超过 2.5 千米，每增加 1 千米加收 0.15 元；住院费，一级医院每日 0.8~2.30 元，二级医院每日 0.6~1.8 元，三级医院每日 0.4~1.4 元，四级医院每日 0.8 元。

湖湘中医救百姓于瘟疫

疫情概况

疫灾与水旱饥荒有着密切关系，这是由于灾荒发生后灾民生活贫困，体质羸弱，抵抗疾病的能力下降，加之缺医少药，流离失所，更使疫病广泛传播，无法控制。如咸丰四年（1854 年）夏桂阳州北蝗旱瘟疫成灾，60 余口人的荷叶塘太平村死 50 余人。咸丰十一年（1861 年）浏阳"旱疫"。同治二年（1863 年）夏保靖"米贵，八月大疫"。同治七年（1868 年）芷江"淫雨伤稼，大疫，死者甚众，十室九空。"同治八年（1869 年）靖州"饥、疫"。光绪十五年（1889 年）永绥自四月至七月"苦雨三月，淹没民房禾稼，瘟疫死者数十人"。宣统二年（1910 年）五月中旬常德府洪水陡涨，又连日大雨，"郡城六门，闭者凡五。附近居民避水入城，露宿城上，几无隙地。城内又为积潦所浸，深者灭顶，浅亦没膝。水蒸之气，积为病疫，死亡枕籍，日百数十起云"。

文献记载中对疫灾记载大多一言以蔽之为"疫"或"瘟疫"，也有少数记载了具体病症的。如光绪七年（1881 年）溆浦县痢疾流行，人多死。光绪二十八年（1902 年）桂阳州福泉里架珊村暴发霍乱，死 300 余人。江永霍乱流行，死七八千人。光绪三十四年（1908 年）春，武冈天花流行，州城数十日殓埋患者死尸达两千余具。黔阳县八面山中的坪江，从同治至光绪末年，由于疟疾流行，使 200 多户的集镇变成废墟。对病症记述最为详尽的是光绪二十八年（1902年）发生的辰州疫灾，病症有以下几种：其一，腹痛，上呕下泻，脚跟抽筋，不到24小时即死；其二，要呕不呕，要泻不泻，腹内绞痛，腿部抽筋，约半月即死；其三，四肢麻木，口不能言，身发高热，饮水不止，死后遍身青紫，且传染极快，旬日之间，城乡皆遍。从症状看主要是霍乱所致。

清代后期湖南暴发过三次最严重的疫灾。第一次发生在道光二十九年（1849年）号称"巳酉大饥"的年份。饥荒加上瘟疫，波及面广，持续时间长，对社会产生了巨大的破坏作用。如龙阳"大雨，三月至五月不止，水暴涨，官、私堤障尽溃，漂没民居无算，低乡绝户，漫无可稽。由是大饥，斗米千钱，饥民集聚县城，大疫，寻作死者以数万计，余多转徙，复业者稀"。不仅一县如此，整个滨湖地区"人口田庐多漂没，民无食，饥而病，病而死不可数计"。据《湖南通志》记载："全省大疫至明年四月乃止，死者无算。方疫之作也，死者或相枕藉，同善堂及各好善之家施棺以数万计。夜行不以烛者，多触横街死人，以致倾映。盖其时饥者元气已尽，又加以疫，人人自分必死。尝见有扶杖提筐咨且于道，忽焉掷筐倒地而死者。有方解裤遗矢蹲而死者，有叩门呼乞，倏焉无声而死者。人命至此，天惨地愁矣。"

读来令人毛骨悚然，不禁令人联想起14世纪席卷欧洲的那场黑死病的恐怖景象。

第二次波及面广、影响大的疫灾发生在光绪十四年（1888年）。"疫气自郴、衡及于长沙、岳州，遂至苏、扬间。皆俄顷僵仆，士大夫家间亦传染"，贫苦人民更不问可知。这次疫灾遍及湘南、湘中、湘北广大地区，仅湘潭就死亡三千余人。湘西亦有少数县发生，如麻阳霍乱流行，"断炊绝户，阖门尽亡者多"。

第三次发生在光绪十九年（1893年），主要在湘东、湘南地区流行。据湖南巡抚吴大澂奏报："（醴陵县）本年入春以来天气亢旱，瘟疫流行，死亡相继。隔岁存储早已食尽，值此青黄不接之时，饥民无以糊口，至有掘取草根树皮煮食者。扶老携幼，流离道路，惨不忍言。……茶陵州与醴陵相距不远，情形大略相同。该州所属茶乡一隅，尤为困苦。"

这场瘟疫旷日持久，一直延续到年底。吴大澂复奏：

"茶陵之茶乡、西乡，瘟疫缠染数月之久，情形尤为可悯。……不意衡州府属之安仁县，与茶陵毗连之处，疾疫流行，仍由茶陵一带转入安仁各乡。始患疟疾，继而转痢，日甚一日。合邑四十八村，其甚者一村死至数百人之多，医药俱穷，棺木亦无从措办。该绅民等以为数十年来从无此之奇灾。……本年夏间雨多晴少，秋后淫霖伤稼，通计收成虽系四分有余，而成熟之日，或全家俱病，收获无人，禾芽溃腐，民不聊生，实非寻常偏灾可比。"

此外还有溆浦等地春季也发生了瘟疫，死人甚多。

因瘟疫引发教案

清代后期湖南因瘟疫流行而引发教案不止一次。最典型的为光绪二十八年（1902 年）发生的"辰州教案"。是年六月，辰州城发生瘟疫，"症极危，患者无救，而传染又速，旬日之间城厢皆遍，蔓延及于四乡，死人日多，人心惴惴朝不保夕"。至七月疫情加重，城乡死千余人。当时有英国牧师二人在沅陵传教，"地方风气未开，洋人来，众已恶之，至是遂疑其施毒水中成疫"。又有在沅陵办理邮政事务的薛某，"每晨必经校场葵园等处一游，呼吸新空气"，老百姓怀疑他与洋人勾结施毒。于是人心愈恐，"城内外各井皆围以本栅，雇人巡守。其汲于河者虑近岸有毒，移船至河中取之，担水之桶悉加盖，或派人随后防护。纷纷扰扰，举城鼎沸"。城中情况如此，乡间更为严重。南乡靠近驿路，路人经过村庄须搜身检查，发现携带有藿香丸、六一散等防暑药品即认为是毒药，"不问理由，登时击毙，冤死者数人"。七月十二日，妇人张氏吸鸦片时从身上掉下一个药包，他人不知为何物，"遂指为代洋人施药者，拳足痛殴"，"缚以游街"。群众认为找到洋人下毒的证据，将薛某痛打一顿，又冲入教堂将两名英国传教士殴毙，砸毁教堂。知府吴积钧以"百姓要我前程，我便要百姓脑袋"，谎报军情，谎称"土匪谋叛，报省请兵。"老百姓惧怕官兵逞凶骚扰，迁避逃匿，一城皆空，一时风声鹤唳，村民偶见军人即"哄然而遁，禾稻尽弃。妇女夜闻呼声，弃儿女赤体狂奔。临驿路数十里人民食不下咽、寝不安枕者半月"。最终清政府惩处当事官员，处死几名

"凶手"，赔款二万两白银结案，这就是有名的"辰州教案"。由疫灾引发社会骚动，乃至发生国际交涉，这是清代后期才出现的特别现象。尽管有不少是由于误会所致，但也是湖南人民对帝国主义侵略行径强烈不满的发泄。

防疫治病措施

清代后期湖南在防疫治病方面有一些成效。如光绪二十七年（1901年）贺金声在邵阳办赈时，"尔时贫民受灾已久，因饥而病、因病而疫气流行传染者所在皆是，死亡枕藉。有阖门十数口无一存者，疮痍满目，愈形棘手"。贺金声"因就地方广为设法，分立医药局，多延医生，随带药饵，沿门诊治，与赈济相辅而行"，结果"服之者多获奇效，全活甚众"。

西医、西药的传入，虽然起初还不为大多数民众，尤其是乡野村民认同，甚至多次因群众误解而发生教案，但西医、西药在防疫治病方面的功效逐渐为人们，尤其是知识界和城市居民所认识。

清季知识界对疫病的起因和预防有了初步的认识，报纸杂志宣传防疫知识颇有成效。《长沙日报》曾刊载《论防疫》一文，指出"夫寒暑不时，食饮不节，固为致疫之一原因。然非人稠户密，空气少而炭气多，加以水泉秽恶，道路不洁，则疫亦无自而致。必其地臭秽，湿毒之气熏蒸，郁积之既久而后触发，传染之无穷"。湖南"人烟稠密，户口殷繁，大街小巷其洒扫不若西人之洁净。假有疫气传至，则蔓延波及，靡所抵制"。由于缺乏科学常识，"愚夫愚妇不明此理，每际疫气盛行之时，辄为修斋建醮，乞灵冥漠。而于起居饮食，曾不加检，斯诚可为悯笑者矣"。该文介绍西方国家的防疫经验，"宫室务求宽广，径路必加粪除，多栽花木以收炭气，禁停尸枢以远阴邪。虑鱼肉蔬果之不洁，则设为集市，验以医官；恐河水井泉之或污及，遥汲清泉，引以铁管"。倘若疫病流行，"或取硫气以熏衣履，或用水机以涤室庐"。这些都是值得借鉴提倡的。即使不能"如西人之布置周密，第使人城之物，无伤生致疾之虞；安身之所，无藏垢纳污之消，则亦未始非思患预防之一道也。湖南咨议局曾经提出过"展拓街道"和"建设食品市场"的议案。讨论时议员们认为展拓街道有利于卫生和防火，建设食品市场"以便警察干涉，有以腐败之品出售者，可以严行禁止。防疫宣传和措施在城市也许有一定成效，但对广大贫苦人民尤其是农村人口来说，他们处于贫穷和饥饿的境地，首要的问题乃是解决温饱，卫生和防疫不过是一种奢望。他们缺医少药，遇疫仍不免"修斋建蘸，乞灵冥漠"。

与瘟疫相关著作

医家在瘟疫防治方面不断探索研究，自清代以来，有长沙杨尧章的《瘟疫论辨义》，湘乡朱增籍的《疫证治例》及其子朱光馥的《疫证治例补》，邵阳刘纪廉的《治疫全书》，资江（邵阳）刘文范的《羊毛瘟疫新论》，长沙杨微涛的《瘟疫辨义集》，湘乡谢邑南的《治疫捷诀》，常德张右长的《瘟疫之研覈及治疗》，湘乡刘裁吾的《痉病与脑膜炎全书》《治疟机要》等。

长沙杨尧章所撰《瘟疫论辨义》，在肯定前人吴又可《瘟疫论》为治疫津梁的基础上，对其确宜遵守者，则畅发作者之精思；对其随宜变通者，则参证平生之阅历，还提出治疗疫病应注意固本护阴。

常德张右长于清末随师到东北参加治疗鼠疫，积有实践经验，编成《瘟疫之研覈及治疗》一书。民国三十年（1941年）冬，日本侵略军在常德地区散布鼠疫细菌，造成鼠疫流行，张右长将原著交常德县中医公会刊行，用于鼠疫防治，其治疗原则以清血热、散血滞、解血毒为主。

民国二年（1913年），湘乡刘裁吾撰《治疟机要》，自费刊行。根据温热学派"卫气营血"辨证论治，阐述"疟舍关营，疟发关卫"之理，治疗亦按"卫气营血"辨证论治，有别于"疟发不离少阳"的学说。民国二十三年（1934年），刘裁吾任教湖南国医专科学校时，与吴汉仙等合编《中西病理学合参》，提出"伏邪有盘踞三阴而始终不出三阳者，或阳证阴脉始终不化阳脉者，或间旬日复发而较前倍重，惟视其周身之汗透，而内伏之邪透，其病乃不复发"及"温解之汗热，暑解之汗凉"等见解。民国二十四年（1935年），长沙市流行性脑脊髓膜炎流行，刘氏本其治疗经验，编撰《痉病与脑膜炎全书》在长沙刊行。书谓此病概括在中医痉病之中，属督脉为病，既有火热内伏，又有春寒外闭，故其治则，一为宣发太阳，一为开泄厥阴。因寒冷外闭，治太阳之表，即所以治督；火热内冲，泄厥阴之里，亦所以治督。但宣发太阳，必须诊断明确，否则辛温助燥，内火易炽，造成燎原，不可收拾。刘氏此说全从实践总结而得，弥足珍贵。

湘潭嚼槟榔避秽传说

"槟榔越嚼越有劲，这口出来那口进，交朋结友打园台，避瘟开胃解油性。"这是一首流传在湘潭街头巷尾的民谣，生动地反映了槟榔与湘潭人民和湘潭食文化的不解之缘。槟榔，作为一种食品，已在湘潭生根发展达三百余年的历史。

据《湘潭市志》介绍：明末清初，湖广总督何腾蛟与李闯王夫人及其部将联合抗清。由于督师的将帅不团结，削弱了抗清力量，何腾蛟为了解决矛盾，带领人马从衡阳来到湘潭，与清军相遇。时值顺治六年（1649年）初，清握金亲王因湘潭人民助何抗清，下令屠城九日，杀得湘

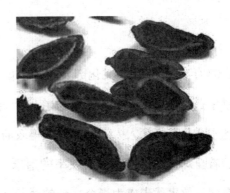

槟榔

潭尸横遍地，不下十万，所剩户不上三四十，人不满百口。其时有安徽商人程某来潭，得知老僧收白骨，以嚼槟榔避秽，才得以解除瘟疫之害，重整家园。嚼食槟榔的习惯由此延续并发展而来。从此，湘潭人与槟榔结下了不解之缘。嚼槟榔的习俗也逐渐传入湘中、湘北一带。

又有一说法，清乾隆四十四年（1779年），湘潭大疫，百姓多患鼓胀病。县令白景（广东人）谙医理，明药性，便将药用槟榔分给患者嚼食之，病疫居然消失。自此，湘潭人嚼槟榔逐渐成为习惯。

还有一种说法，在很早的时候，湘潭的药材房有许多，主要是外地江西的商户，做药材生意的人中很多药材商在收购药材时，发现槟榔壳嚼起来味道好，于是，久而久之就嚼成一种习惯，并且发展沿袭至今。

药者当付全力，医者当问良心

2008 年 6 月 14 日，文化部公布了中国第二批非物质文化遗产项目保护目录。九芝堂中药文化榜上有名，这标志着以"药者当付全力，医者当问良心"为代表的九芝堂文化已经深入人心，并将获得政府的支持与保护。

随着全球化的推进和对高效率的追求，手工业者的精益求精被机器的批量生产所取代，效率优先成为当今社会的通行法则。但是，文化例外。文化不是商品，它有精神价值和内涵。

九芝堂作为一家拥有 358 年历史的老字号药企，多年来为湖湘人民的健康事业做出了巨大贡献。但是，家族式的单店经营一直限制了企业的发展和名声的传播，品牌影响力远不及制药实力。经历了文夕大火的炙烤和日军炮火的轰炸，九芝堂辗转迁徙，几经沉浮，恤苦济贫的精神却一直没有动摇。

经过数代沿革，九芝堂人秉承"药者当付全力，医者当问良心"的祖训，兢兢业业，品牌影响力与日俱增。九芝堂文化的影响力早已不局限于湖湘大地，而是辐射全国各省市，甚至与药品一起输送到海外市场。现在的九芝堂作为中华传统医药代表之一，品牌实力大增。

医乃仁术

"芝兰生于深林，不以无人而不芳"（《孔子家语·在厄》），清顺治七年

（1650年），一位老者从邻居蔡姓人处借得白银300两，在古城长沙坡子街自家大门内用石砖砌了个简陋的柜台，开了一家无名无号的小药铺。这位老者的名字叫劳澄，而这家无名无号的小药铺，就是后来的"劳九芝堂药铺"，也就是现在的"九芝堂股份有限公司"。

劳澄医术高明，工诗善画，其画尤为神品，与王石谷齐名，北京故宫博物院藏有其《天香书屋图》。据《中国美术家人名辞典》介绍，劳澄"性好游览，足踪所经，寄情诗画"，曾隐居于岳麓山，后因目睹战乱纷争，生民经受疾疫之苦，便放弃初衷，应诊施药。孔孟儒学的"亲众爱人"思想和湖湘文化的"经世致用"精神在劳澄身上留下了深深的印记，他只求悬壶济世、利泽生民，至于能否赚钱，倒在其次。

药铺虽负债经营，劳澄仍主张"广施济民，倡仁修德"，强调"人有贫富之别，药施并无二致"，对于任何患者，都要做到竭诚尽智，全力救治。治病贵在神速、精准，否则，差之毫厘，谬以千里。因此，凡是病家有请，劳澄必马上前往，详细询问患者病灶症候、起居饮食，心中有了十成把握之后，对症下药，药到病除。劳澄对劳家子弟的要求非常严格，他说："为医者，必持悲悯之心，遇有疾厄相求者，当以至亲相待，精诚诊治。否则，误人性命，贻祸甚烈！"

"昔我先王熊绎辟在荆山，筚路蓝缕以处草莽，跋涉山林以事天子"。这是《史记·楚世家》中的一句话，精辟地反映了楚国初创时期人民在艰苦卓绝条件下的创业精神。儒生出身的劳澄，行仁布义，又深受湖湘文化所熏陶，坚忍自强，不仅很快还清了借银，而且，药铺生意日渐红火，无名药铺，远近闻名。

清康熙末年（1722年），劳澄重孙劳禄久继承家业，决定给药铺起个名号。冥思苦想之后，遂取意曾祖劳澄晚年所绘《天香书屋图》（图中，植双桂，桂生九芝），以画中九芝为名，正式称作"劳九芝堂药铺"。

劳澄后人谨记劳澄教诲，四方有请，寒暑不避，性存温雅，无自妄尊。药铺做大后，也采取了前店后厂的经营模式，进行中药炮制。劳九芝堂对于成药原料，通常是选用地道的上等好药材，如肉桂选用越南产的上桂，鹿茸多用锯茸、西茸，制丸散用的麝香多选自四川万县，广皮则用潮州所产。同时，在成药制作工艺及包装上也非常考究，如熬制膏药的葱油要预先熬成黑色膏状油质，黄丹按季节下料，熬炼时掌握火候，药料须待油料熬至滴水成珠时方可拌入，收膏时趁热洒水入锅，让水蒸气把油烟带走，如此制成的膏药有明如镜、黑如漆、热天不流汁、冬天不硬不脱、香味浓的优点。劳九芝堂药铺的产品不仅遍销省内各县市，而且远销到云、桂、川、新疆、海南岛以至南洋岛一带，劳九芝堂成为闻名遐迩的长沙药业大户。

湖湘文化，福祉天下。王夫之有"国忧今未释，何用慰平生"之语，魏源有"不忧一家寒，所忧四海饥"的感叹。劳九芝堂药铺，"恤苦济贫"，遇到极端贫困的患者，不仅免费供给医药，还酌情赠送生活费。每逢农历初一、十五，劳九芝堂半价销售附桂紫金膏；平日，对穷苦百姓无偿散发"万应膏""时疫散"等药铺常备的小药品；大年三十夜，劳九芝堂还派人给露宿街头的穷人散发米票。这些做法，给生活在社会底层的市民带来了一定的实惠，劳九芝堂将利泽生民的信念发扬光大。

"夫医之为道，君子用之以卫生，而推之以济世，故称仁术。"（《重刻本草纲目序》）也许，劳九芝堂药盒上的铭文更能反映劳九芝堂人的思想"修合无人见，存心有天知"。

药真不假

劳九芝堂能从一个小小的无牌药铺逐步壮大到鹤立江南药业半壁江山的局面，立300多年不倒，虽然有种种原因，但最重要的还是与"讲诚信、重质量"的经营理念有关。

用劳建勋的话说，就是四个字：药真，不假。

劳建勋举个例子说：有一年做"十全大补丸"，当时缺一味中药，端哥（劳端生）不做。市面上已经脱销很久了，有人说可以用别的药代替或是缺一味也没有多大关系，不能眼看着生意溜走。但是，端哥坚决不糊弄顾客，不搞劣药，硬是顶了几个月，直到缺的那味中药材到了，才开始生产。

正因为药真不假，所以药效奇特。劳建勋说，他单位有位司机嘴边生了个

"饭疗"，疼得一边脸都歪了。他曾经留有三粒"麝香蟾蜍丸"，还是文夕大火前生产的。这种丸子一粒只有苋菜籽大小，他给这位司机敷了一粒，很快就好了。

劳先进的父亲劳绍谭是负责技术的，据劳绍谭介绍，劳九芝堂生产的"膏、丹、丸、散"，用药都很有讲究。像当归、黄芪这类药材，一般只取中间一段药性强的，头尾去掉不入药。选料认真是劳九芝堂进货的特点。生产原料通常是挑选上等的，不用次货。如制参桂鹿茸丸和附桂紫金膏用的上桂，总是购买中越边境或越南产的肉桂，比普通货要好两倍。麝香用云南产黄色有油润的，色枯无油的不用。

所有进货，必须经过制药部员工验收，发现品质低劣、货不对样板的，有权拒收。有时，为了疗效显著，还特意加重某味药的分量。如号称"儿科圣药"的灵宝如意丹，就加重了麝香的分量。劳九芝堂的紫金锭是将古方紫金锭与玉枢丹合二为一制造的，这样既提高了疗效，又使同行难于仿制。

在制作工艺上更是有讲究。如生产眼药用的炉甘石要反复研细，珍珠用豆腐合煮，使之易于研碎。退翳障用的荸荠粉要过水飞等，这样加工出来的眼药，患者使用时不仅眼膜不受刺激，而且有清凉舒适感。制丸药、膏药渗兑的大葱、白蜜等料都预先熬炼成油备用。大葱选用长达67厘米以上将要开花的老葱，熬成黑色膏状油汁，白蜜则用上等蜂蜜熬成黄色液汁。这些讲究的加工方式和操作工艺，有助于提高质量。

生产与储存方面，则根据每种成药在一定季节的销量和有效存放期长短，分期、分批安排生产，避免成品积压或脱销。需要连续生产的畅销货，如附桂紫金膏，则每天熬一锅，每锅下料50千克左右，做到当天熬出当天就揸好，不使过夜。在成品的包装上，做到畅销品事先装罐，冷背品临时装罐，使成品出货时味足色鲜，不受潮，不发生霉变。

据劳氏后人介绍，以前民间号称专治疑难杂症的江湖游医，所用丸、丹、膏、散，很多都是从劳九芝堂进的货，因为他们知道劳九芝堂的药靠得住，药效奇特，见效快。

将劳九芝堂药铺做大、做成品牌者，当数劳氏"克"字辈的几房兄弟及其后人，即"克、存、祖、志、永、绍、先、声"等辈。特别是第二任经理"克"字辈的劳克敬，主持业务达 50 年之久。他既深谙中医药知识，又能听取职工和顾客意见，为了改进经营，往往打躬作揖地向提意见者道谢。

劳克敬晚年选拔的第三任经理劳德扬继承衣钵，戒奢从俭，对店务做了进一步整顿，而且制定了一套经营方针和管理制度，代代相传。从此，劳九芝堂逐渐成长为长沙药业中的大户，到同治年间，月平均营业额高达白银 4 000 两。

1930 年前后，劳九芝堂年营业额已达 18 万银圆，有员工 60 多人。长沙东山还有几百亩田地，几百平方米房屋土地，年收益银圆近万元。至 1938 年 11 月长沙文夕大火前，劳九芝堂累积资产达 40 万银圆。劳氏后人说，文夕大火前，劳九芝堂店铺从坡子街顺着衣铺街一直延伸至樊西巷，一条街全是劳九芝堂的。

"九芝"撷趣

在 350 多年的历史长河中，"九芝堂"这个名字也曾多次被别人用过。

清末民初有个大商人叫黄楚九，浙江余姚人，据说是黄宗羲的后裔。他 15 岁时跟随母亲闯荡大上海。35 岁时就已经是上海有名的大富豪之一。由于黄家世代为医，黄楚九也从开药店打天下，他所开设的药店当中，有一所药店的名字正是"九芝堂国药店"，只是这所药店经不起历史风浪的折腾，黄楚九一死，它也即刻散了架。

陆懋修，清代医学家，家族也是世代行医。年轻时的陆懋修一心博取功名，却次次名落孙山，无奈之下只有继承家业，走行医这条路。不料，这一改行竟激发了陆懋修医学上的潜质，成为一代名医，而且写了好多书，可谓是著作等身。巧得很：陆懋修，字九芝（别字勉斋），号林屋山人（别号江左下工）。

苏州园林名扬天下，著名的沧浪亭直让天下游人竞折腰。可是，又有几个人知道，苏州园林的历史上曾有一处隐然于世的人间美景呢？南宋宝祐年间，有一个叫俞琰的人在今苏州南园俞家桥附近修筑了一个小园子隐居。直到他孙子贞木那一代仍然生活在这里，并修筑了"咏春斋""端居室""盟鸥轩"等园子。到了贞木的孙子那一代，又修筑了一个园子，此园"列植以松竹果木，有井可绠，有圃可锄，通渠周流，烟庖水槛，迤逦缮葺，是则可舟可舆，可以觞，可以钓，书槃茶具，鼎篆之物亦且间设，环而视之，不知山林城府孰为远迩。"这处园子的名称是——"九芝堂"。只是到了明朝，这处风景秀美的园林已成为菜地，隐入了历史，可谓"生也隐然，去也悄然"。

明朝万历年间有个叫龙膺的进士，官至太常寺卿。这个人不仅官当得好，在文章诗赋上也颇有造诣，而且对于"九芝"厚爱有加。此话怎讲？他有一篇赋名叫《九芝赋》，他的诗集取名为《九芝集选》，不仅如此，他还把自己的府第命名为"九芝堂"，有诗为证："打叠歌环与舞裙，九芝堂上气如云"。

衡阳会议

1982 年 4 月 16 日至 22 日，国家卫生部在湖南省衡阳市召开新中国成立后首次全国中医医院和高等中医药院校建设工作会议中，明确提出"突出中医特色，发挥中医药优势，发展中医药事业"的指导方针，史称"衡阳会议"。"衡阳会议"明确中医、西医、中西医结合三支力量都要大力发展、长期并存的基本方针，开启了中医复兴的新里程，对中医药事业的发展影响深远，具有里程碑意义，成为中国中医药事业迈过"生死存亡"门槛、迎来迅猛发展的转折点。

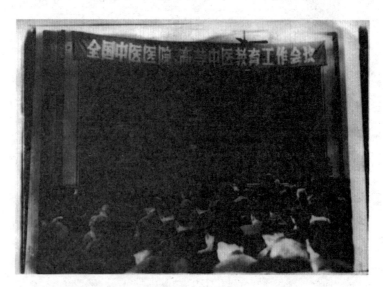

1982 年，全国中医医院、高等教育工作会议现场

历史意义

衡阳会议明确提出了突出中医特色、发挥中医药优势、发展中医药事业的根本指导方针，为中医事业的发展指明了前进方向，大力加强队伍建设和机构建设，是发展中医药事业必备的物质基础。

衡阳会议精神符合我国中医药事业发展实际，对全面贯彻党的中医药方针政策，保持和发挥中医药特色，推动中医药事业发展产生了重大而积极的影响。

衡阳会议主要解决了中医药事业发展中的两个根本性问题：一是强调中医药工作是当前卫生事业的短板，必须从政策、财政等方面加大扶持力度，加快发展步伐。二是解决中医机构的发展方向问题。

衡阳会议后，加快中医机构建设和加速中医药人才培养工作、建立健全符合中医发展规律和特点的规章制度、加强中医专科建设、积极开展中医治疗急症工作、加强中医机构内涵建设等政策举措相继推出。

发展动态

2002年4月18日，衡阳会议20周年座谈会召开。卫生部副部长兼国家中医药管理局局长、中华中医药学会会长佘靖，湖南省人民政府副省长周时昌出席会议并作重要讲话。中华中医药学会及部分省级中医药学会负责人，部分省（区、市）卫生厅、中医（药）管理局领导等近百人参加了座谈会。

2007年5月24~25日，由中华中医药学会主办的纪念"衡阳会议"25周年暨中医药发展战略研究峰会召开。卫生部副部长兼国家中医药管理局局长王国强、湖南省人民政府副省长甘霖出席会议并讲话。中华中医药学会会长佘靖致开幕词，国家中医药管理局副局长房书亭主持了会议。来自全国各省、市、自治区卫生（中医）行政部门的领导和中医药界的专家学者共300多名代表参加了会议。

2012年12月13~14日，国家中医药管理局在衡阳举行纪念"衡阳会议"30周年座谈会，共商中医药事业发展。卫生部副部长、国家中医药管理局局长王国强出席会议并讲话。衡阳市委书记童名谦，国家中医药管理局副局长吴刚、于文明，湖南省政府副秘书长黄卫东，湖南省卫生厅党组书记肖策群，湖南省卫生厅厅长张健，湖南省卫生厅党组成员、中医药管理局局长邵湘宁、衡阳市人大常委会副主任刘琦玉、衡阳市人民政府副市长许满意为衡阳会议主题公园揭幕。

崔月犁同志在衡阳会议上的讲话

崔月犁同志在衡阳会议上的讲话

（一九八二年四月十六日于衡阳）

我们这次会议主要解决四个问题：第一个是，按照三中全会的思想路线，进一步落实政策方面的一些实际问题；第二个是，如何保持和发扬中医的特色问题；第三个是，如何进一步加强对中医事业的建设问题；第四个是，如何进一步加强党政对中医事业的领导问题。今天我主要讲两个问题：

第一，关于执行政策方面的问题。

在贯彻执行政策方面，主要是进一步肃清"左"的影响。在我们卫生系统"左"的影响相当严重。粉碎"四人帮"、特别是三中全会以后，经过拨乱反正，在指导思想上可以说基本上得到了克服，但是在实际工作中，"左"的问题还没有很好地解决。就是说在实际工作中把"左"的错误改正过来，还要费很大力气。我们卫生部在中央实事求是、一切从实际出发的思想路线指导下，这几年做了不少工作，但是"左"的问题，在各方面仍然表现比较突出。例如在农村，"包"社员看病，这是个很"左"的问题。八亿农民看病不要钱了，能不能"包"下来呢？"包"不下来。我们"包"的目的，是为了解决农民看病的困难，但只"包"个挂号费、出诊费，并没有解决农民的多少困难，搞成了一个形式主义的东西。从各地合作医疗的情况看，真正能够给农民解决一些困难，农民感到顶事的，这样的大队不到百分之十，也就是说百分之九十没有"包"下来。应该说"包"基本是错的。我们在实际工作中解决了不少问题，但是这个"左"的影响，至今没有完全克服。

有的合作医疗搞什么门诊挂号费五分钱不要了，出诊费一毛钱也不要了，认为这是"包"了农民的医疗问题。实际上这样根本不能解决农民的问题。如果是重病"包"，花钱多"包"，因重病住院治疗花了几十元，几百元，上千元，我们"包"下来，这真能给农民解决问题，就同我们公费医疗一样。如果"包"得下来，无疑是好事情！问题是没有这个力量。关键在这个地方。有的同志说，这个东西我们得提倡，这是社会主义制度产生的东西，不能动。这个能不能动，不凭主观愿望，是凭客观事实。去年十月中旬我到河北省，我说你们这个"包"究竟有多少？那个时候统计数字还剩下了百分之二十的大队，是逐步下降的趋势。这次我来湖南开会，顺路到河北省去看了看，他们说目前也就是百分之五、六，又下降了。我们这方面的经验教训不少，搞形式主义东西不少。预防工作的普查普治好不好呢？当然好！一九五八年我在北京工作的时候，那个劲头足极了，想一下子把所有农民的病一年都看好，而且不要钱！办得到吗？现在还有这个影响没有呢？这方面的表现同志们知道的多得很嘛！卫生方面的收费标准一再降低，搞得医院入不敷出，越办越穷。从根本上来说，一再降价是不符合人民利益的。人民需要医院看病，要求有高明的医生，结果医院的设备不能更新，不能增加，人才不能很好地训练，技术不能很好地提高，防治疾病的水平很低，这不是对保障人民健康不利吗？特别是今后农民生活水平不断提高，要求越来越高，他们并不在乎多掏一两元钱，而是要求我们能保证医疗质量，能治好病。所以，过去"左"的东西，在我们指导思想上讲是纠正了，然而要在实际工作中克服"左"的东西，正如胡耀邦同志说的，还需要一个相当长的时间。今天我讲的是过去的事情，在这方面过去我也是积极分子之一。我们不是对哪个地区，哪个人追究责任，而是要总结过去的经验教训，逐步地加以改进。

今天，我们不是讨论全面的卫生工作。那么，中医工作怎么样？同样是受"左"的影响很深。如果说卫生战线是短线，中医工作是短线中的短线。教育战线是短线，我们卫生工作中，中医教育工作也是短线中的短线。我看中医工作受干扰破坏和左的错误影响是更深的，什么"牛鬼蛇神"，统统要赶尽。西医赶下去还下放到公社，中医是轰下去连公社也待不住，拆庙搬神。有的集体单位财产也被没收，人赶下去，帽子给扣上。在座搞中医行政的不少是老中医、老专家，这点体会是很深刻的。所以后来拨乱反正，收回了大批中医。

从方针政策、指导思想来看，也还有"左"的东西，例如新的学派要不要搞？当然要搞，但是不看条件就行不通。要创造一个新学派，不看条件，说什么要加快中西医结合步伐，急于搞中西医合流，这就是"左"。外表看来，人人学中医，还非常重视，但实际结果很不好，西医代替了中医。所以老中医担心把中医搞掉了，这是有道理的，是有客观事实的。这样搞下去，中医就光了。在中医人员中，有经验的越来越少，年轻的跟不上，继承不下来，不是就光了吗？日本汉医光了，都是西医了，现在不得不回过头来重新学习中医。日本人说他们这是个历史的悲剧。我们中医造成乏人、乏术的状况，主要是"左"的影响造成的。我们应当继续肃清"左"的影响，避免重演日本的悲剧。

从一九七八年中央发了 56 号文件以后，贯彻中医政策，上述情况有很大改变，但确实思想问题很多，原因就在于"左"的影响。所以中医政策落实不是那么容易的，建议大家讨论一下这个问题。把这个问题弄清楚了，就能真正实事求是，一切从实际出发，贯彻中央的政策，贯彻中医政策。这个思想路线问题解决了，我们的会议就会更有成效。

第二，关于保持和发扬中医特色问题。

这也是个很大的问题。抹杀中医特色也是一种"左"的思想、"左"的政策造成的。中西医合流，加快步伐，这样就把中医特色取消了，就剩一方一药了，中医理论也就没有了。保持和发扬中医特色，有几个问题需要讨论：

一、怎样在诊断、急救、治疗、护理、营养等方面真正反映中医的特色，实行中医的一套制度和办法。中医医院不用中医诊断、治疗，没有望闻问切、辨证论治，不是根据中医的理论和经验用药，那样的中医医院还有什么特色呢？再说营养吧！西医讲这个不吃那个不吃，这个维生素 C，那个维生素 A 之类的东西，还有蛋白、碳水化合物，吃不吃，等等。中医呢，什么忌生冷、忌酸辣、忌油腻，等等。哪个有效？哪个无效？有的是西医方法有效，有的是中医方法更有效。因此，中医不能完全排除西医，但是必须充分反映中医的特色。

二、关于中医的基地问题。中医基地问题我们卫生部党组最近讨论过一次，现在同大家商量怎么解决。我们的意见，中医院就是中医的基地。有同志提，这里边西医怎么办？中西医结合怎么办？这并不是要把西医轰出去，把搞中西医结合的同志轰出去。不能用"文革"的办法处理这个问题。而是要经过一个过程，逐步地把中医的特色发挥起来。中西医结合，西学中的医生，也可以在中医院工作。不懂中医的领导干部，有的也把中医院搞得很好，那怎么解释呢？何况懂西医更比较容易学习中医了。我们县以上中医院"文革"前有三百七十九所，"文革"中下降到一百七十多所，经过贯彻党的政策，近两年又发展到将近八百所，这是不小的成绩。当然，其中有的问题还很多，有领导问题、设备问题、床位问题，等等，但是，毕竟是开张了！有问题不要着急，要一个一个地解决。

西医的问题不大。全国八千多所县以上综合医院，比中医院多十倍。虽然也都吵着很挤，但是都有基地，问题还不算很大，在今后发展中会逐步缓和。中医基地就很少了，所以中医院就是中医的基地。

中医因为没有基地，不能系统地总结经验，观察病人，因此后继乏术。就像把干部总关在房子里不让工作一样，永远不叫他工作，不接触实际怎么能提高呢？中医没有场所，怎么能系统观察病人，提高医疗水平呢？中医学院毕业的学生也没有地方去。英雄无用武之地。他们到综合医院，只能是看看门诊，连个病房也没有，综合医院也不愿他们去，要他们去干什么呢？所以目前的情况是，一方面缺中医，而另一方面中医学院培养的学生分配不出去。这个矛盾，只有把中医基地建立起来才能解决。

有的中医院实际上是西医院。打个比喻来说，类似剧院外边挂的牌子是梅兰芳，里边唱的是朱逢博。群众愿找中医，挂了中医牌子，就得真正有中医看病，把中医院办成名副其实的中医院，把中医基地解决好。

关于中西医结合的基地问题，如何搞法，这次会议暂不议。请大家注意作些调查研究，总结经验，寻找切实可行的办法，以后我们再专题讨论这个问题。

三、关于人财物在卫生事业中占的比例问题。中医是"短线"中的"短线"，卫生部门用于中医的人财物比较少。前年中医工作会议上提出一个中医经费占整个卫生事业费的比例是5%～15%，基建投资占10%～30%。据了解这个比例许多省市没有达到。近几年卫生部门每年的事业费有三十多亿元，中医约占一点五亿元，太少了。这是前年中医会上估计的数字，不太准确，但可以看出个大致轮廓。这个问题，有的省解决不错，如陕西、湖南、河南、江苏等地，还有其他一些省、市，特别是地方党政领导同志很重视发展中医事业，不少地方除了上边拨的中医事业费外，当地政府还拨款发展中医事业。但是在财政体制改革，采取"分灶吃饭"的办法之后，许多地方对卫生方面，特别对中医方面的安排不够，造成不少困难。很多地方反映，省里分灶、地区分灶、县里分灶之后，就没有中医的了。基地建设更谈不到了。请同志们把这个问题认真议一议，提出一个切实可行的办法来。

四、关于保证发挥中医特色的问题。要搞些制度办法，这方面很不完善。很多的工作没有制度，没有章法，大都是抄西医的。我们这次会议要讨论制订一个中医院工作条例，有的同志看了"讨论稿"之后说，还是搞的西医那一套。所以要把《条例》好好讨论修改一下，集中大家意见，把它修改好。

中医医院工作条例要从中国的国情出发，要从中医的情况出发。当然，我们并不排除西医院那些好的经验、好的管理制度、好的护理制度、好的分工制度，但必须要适应中医的特点。

五、有关教育方面的问题。保持和发挥中医的特色，教育起着决定性作用。我们想把高等中医教育问题先解决一下，准备请中医专家成立一个教材编审委员会，要把中医各种各样教材重新审核一下。中医教材要反映中医特点，其中最主要的有两个问题，一是中西医课程的比重问题；二是附属医院的问题。提出西医基础课占多少比重，中医基础课占多少比重，临床课占多少比重。从形式看都是三七开，中医是七，西医是三，前期课基本是这样的，但后期教学基本是中西医结合的，中医课就比较少了。这个问题与解决基地问题是联系在一起的。中医学院附属医院要认真办好，真正发挥中医特色。当然有个过程，有很多工作要做。上述这两个问题得不到解决，要求培养中医人才，保持中医特色是办不到的。我们想通过这次会议把成立编审委员会的问题议一议。把中医教材全部审核一下，这件事情工作量很大，如果中医界专家把教材问题解决了，不但对中国，对世界也有贡献，这个意义是很大的。这次会议，除了把中医院、中医学院有关工作问题解决以外，把教材问题也考虑一下，这方面的任务是很重的。

总之，中医的问题，主要有上述这两个方面的问题，一是政策，一是保持和发挥中医的特色。提出来请同志们讨论研究。

这次会议暂不解决中西医结合的问题。中西医结合过去做了大量工作，成绩也是不小的，但缺乏系统全面总结。我们打算再一步调查研究之后，专门开会讨论研究。

还有中医科研问题，这次会议也没有列入。中医科研工作的问题也需要总结。研究工作有成绩，但是问题较多，有不少人说，我们现在的研究工作，不是对中医的研究。也许他讲得是对的，但需要总结经验。为什么有人不承认呢？我们应当认真考虑一下。我们中医研究院有些老中医就不承认。中医研究他不承认，对中药研究他也不承认。这方面我们没有做调查研究，不好肯定或否定。但不是一个人两个人，也不是三个、五个、十个、八个人，有不少的人提这种意见，这就需要考虑一下。中医研究工作，各省、市也有一些，怎么搞法，需要总结经验。这次会议暂不讨论这个问题。

除了中医之外，还有少数民族医，如藏医、蒙医、维医、傣医，还有其他一些少数民族医，这次会议也没有列入。我们少数民族地区来的同志，可以先做些调查研究，考虑一些意见，等下半年我们也要做一些调查研究，争取明年和民委一起把少数民族医的问题解决一下。这是对待少数民族文化的态度问题，我们要有足够的重视。如果我们不加以帮助，不加以继承，有的可能就消亡了，同中医的小科一样。这次不讨论这个问题，以后另作安排。有材料可以留下，今后专门开会。

再就是中医小科，耳鼻喉科、眼科、正骨、按摩、推拿、气功，等等，特别是正骨、按摩、气功、推拿，不能登大雅之堂的，怎么办？有的说气功他不相信！你不信可以，但它确实有疗效。浙江出了气功杂志，销售量很大。还有针灸，我们是针灸的祖国，但没有一所针灸学校。日本有不少针灸学校，他们一百人，几十人也算一个学校，不像我们随便办个学校就是上千人。但是不管怎样人家有呀！日本现有四十七所这样的学校，里边包括按摩正骨。咱们一所也没有！前些天我们给紫阳、万里同志写了一封信，反映了这个问题。外国人向我们学习，我们却跟不上人家！不能徒有虚名啊！是不是搞些针灸学校呢？普通中学太多了，能不能改一点针灸学校？这样就业也方便一点。还有中医学校是不是搞点小科班、小科系呢？等等。中医局是不是可以同一些地方的同志商量一下这个问题。河南洛阳有一个正骨医院，过去曾办过正骨学院，我看条件是够的，他有几百张病床，又盖了个新楼，有研究所，它那里有二百多年历史啦，祖传发展起来的。是否可以把这个学校继续办起来呢？我们搞中医教育，恐怕不能完全抄西医那一套。只要能保证质量，认真地教就很好，把中医的积极性调动起来。要做些调查了解，同教育部商量，争取把针灸、按摩、正骨学院办起来。也不多招生，可以招八十个人，两班，很快就开学了。也用不着很多钱，有几十万元建个宿舍就够了！中医要求的条件不高。当然，也需要装备一些必要的仪器设备。

针灸专业学校怎么办，也请大家讨论一下。中医这件事情，总的来讲应当解放点思想。冲破老框框，彻底从"左"的影响下解放出来，真正把它发展成一支可观的力量，真正搞出水平来，拿得出手去。现在70%左右从事中医的人没有系统学习过，要保持发扬中医的特色，必须认真地把高等教育、业余教育搞好。如果什么也不懂，那一套都没学到手，还讲什么保持发扬特色呢？我们要真正按照毛主席过去讲的精神，把中医事业发展起来，把中医特色保存下来，就不能满足于现有规模和现有水平。我们真正搞上去了，不但对中国十亿人口防病治病会起到很大的作用，对世界也会有所贡献。过去中央负责同志讲：你们总是讲对中医注意不够，老是不发展，老是上不去，老是后继乏人，老是后继乏术！是不是要到外国去学习？是不是要向外国人学呢？我们应当有志气，有能力改变这种状况，真正改变这个"总是老样子"的状况。有些省用于中医的人、钱、物还是不少的，搞得不错，省里拿点钱、地区拿点钱、县里拿点钱，把中医医院就搞起来了。在人、钱、物方面还得加劲。要努力把中医事业搞上去，发展起来，提高水平。要做到真正名副其实，不是徒有虚名。现在有些事我觉得很为难，外国人总是说要向我们学习中医，我想来想去找谁去任教呢？到日本去我最发愁，他给你作揖叩头，要求派几个针灸师。派谁呢？拿得出手的很少，没水平。我们让湖南医学院培养了几十个西医学习中医，能不能解决这个问题呢？我看很难，很可能还是拿不出手。

以上我讲的只是出了一些题目，卷怎么答，还是请同志们多动点脑筋，把这个会开好。

这次会我们找了个很好的地方，湖南的中医工作搞得比较好，他们差不多县县设有中医医疗机构，有的办得很不错，是我们学习的机会。他们又用很大的力量对我们这个会的生活各方面照顾得很好，我代表大家向湖南各位领导同志和参加会议工作的全体同志表示感谢。我的话完了。

百年沉浮

北洋政府时期，教育总长汪伯唐主张废止中医，要把中医学排除于医学教育之外。民国十八年（1929 年），国民政府卫生部正式做出"废止中医"的决议，湖南中医界多次发起和积极参加全国中医药界的请愿斗争。通过反复斗争，湖南中医得以继承和发展。行医由坐堂、走方等方式发展到创立医院。

据不完全统计，到 1949 年湖南和平解放前夕，全省有国医院（社）60 余所，国医学校 10 所，共有中医从业人员 1.4 万人。此外，还成立了湘省国医药建设委员会，中央国医馆湖南分馆、湖南省国医师公会等医药团体，并出版了《医药月刊》《长沙市国医公会月刊》《长沙卫生报》《吉祥医药》《华中医药》《中医旬刊》等中医药刊物。先后印行各种中医著述 90 多部（册），中西医汇参研究也有所进展。

救中医于水火

民国时期湖南中医反对官方歧视、废止中医的重要斗争主要有以下几次：

成立中华医药联合会湖南部及参加中医救亡请愿团

民国元年（1912 年），北洋政府教育部颁布医学专门学校课程，仅采用西洋医学，将中医药学术排除在教育系统之外。当时全国各地中医药界组织中华医药联合会进行抗争。民国二年（1913 年），湘乡中医肖伯章（琢如）在长沙市顺星桥宗圣祠左侧枣园组织成立"中华医药联合会湖南部"，发表宣言，反抗北洋政府对中医的排斥。宣言用大量事实说明中医历史悠久、著述丰富、成效卓著，号召中医界团结起来，进行反抗斗争。

宣言摘录（对原文有删节）：

在昔炎帝神农著《本草》，黄帝著《素问》《灵枢》，秦越人著《难经》，张仲景著《伤寒杂病论》，所谓"医中之圣"，亘万古而不可磨灭者也。晋、唐、宋、元、明、清历代名家，或阐发轩岐、仲景之精义，或独标深造有得之新方，故业医者多奉为圭臬。彼教育部长所定医学专门学校章程，摒弃国粹，专用西法，其丧失四亿人民财产者犹小，而贻害四亿人民生命者实大，遂使数千年至可宝贵之国粹，一朝扫地至于此极也！彼教育部长，欲尽教育行政之责任，当审教育行政之善否，使知利害得失，非仅医药界之事，而为四亿同胞之事，苟非丧心病狂，亦何苦而显背天下之公理，甘为天下之公敌乎?! 况四川、福建、上海等处，皆已发起中华医药联合会，且有函电驰达各省，全国响应，指顾间事，湘省素多奇人杰士，即医学界亦不乏名家，知必有攘袂而起，不甘步他人之后尘也。伯章深愿自今以后，凡我同志，藉如山立，迅若风发，应起直追，一以继先圣千钧一发之遗绪，一以吸收西医各学之专长，行将一跃而立于至高之潮流，执五洲万国医药界牛耳，岂不懿欤，予望之矣!

同时，在制定《中华医药联合会湖南部暂行章程》中规定："以联合各省改良中国医药，兼采东西各科学优点及提倡关于一切卫生事业为宗针，以创办中医药研究所、中医药学报、中医院及中医药学校为会务。"其章程经呈请湖南省政府批准立案，以及北洋政府内务司核准立案，并在自力更生、自筹基全的基础上，以创办"翔仁医院"等实际行动反抗北洋政府对中医药的歧视。

同年8月，湖南罗国寿在上海参加余德勋（伯陶，上海嘉定人）、包一虚（识生，福建上杭人）等著名中医组织的神州医药总会，参与创办《神州医药学报》，联合19省市医药界人士在上海组织成中医救亡请愿团。同年12月，请愿团赴北京，向总统袁世凯及各部会请求另颁中医药专门学校规程，设立中医院、中医药学校等，未取得实际结果。刘崑湘（世桢）和刘和元兄弟在长沙小古道巷创办博爱医院，谭容园在长沙兴汉门创办针灸讲习所，李琼卿等在长沙司马桥创办精益中医院。

参加全国医药团体总联合会的请愿斗争

民国十八年（1929年）2月26日，国民政府中央卫生委员会第一次会议通过余岩（云岫，中央卫生部职员）提出的《废止旧医，以扫除医事卫生之障碍案》，并做出三项决议：

甲、旧医登记给证限至民国十九年（1930年）底为止。

乙、禁止旧医学校。

丙、其余如取缔旧医杂志等非科学宣传品及登报介绍旧医等事，由卫生部尽力相机进行。

　　该决议在报纸上披露后，湖南中医药界非常愤慨，公推吴汉仙起草《驳卫生部余岩废止国医决议案通电》。通电除指斥其"一偏之见"外，并提出"筹设中西医校，互相研究，将来融贯中西于一炉，造成一世界伟大之医学"。此电发出后，得到全国中医药界响应。其时，上海《医界春秋》社张赞臣及上海国医界发起组织上海医药团体联合会，并电请全国医药团体派员赴上海筹组全国医药团体联合会进行反抗斗争。长沙医药界于2月28日接电后，召开紧急会议，成立"救中国医药后援委员会"，公推余华毚为会长，黄菊翘为副会长，派易南坡于3月2日赴上海参加筹组全国医药团体联合会。3月14日，又派吴汉仙为代表赴沪，并电上海医药团体联合会，要求据理力争，撤销废止国医等议案。3月17日，苏、浙、皖、赣、鄂、湘、晋、豫、粤、桂、黔、川、闽、辽、台等15省代表共281人，在上海总商会召开全国医药团体总联合会，并定是日为"国医节"，推派代表进京请愿，强烈要求：明令撤回《废止旧医，以扫除医事卫生之障碍案》，各地私立中医学校较完善者应准予立案，并归教育系统；筹设中国医药研究所；下届中央卫生委员会应有中医参加。旋得卫生部批示："中央卫生委员会之决议案，本部正在审核，将来如何施行，自当以本部正式公文为准则；至于中央卫生委员会人选，本部以深明公共卫生学识、具有经验者为标准，无中、西医之分别也。"

　　同年4月29日，教育部长蒋梦麟发出8号布告，命令中医学校一律改称中医传习所，不属学校系统。该部又于8月23日发电禁止全国中医学校招生。卫生部则不准中医设立医院，令中医院改称医室，并以335号训令禁止中医使用西法西药。全国医药团体总联合会于12月1日在上海召开全国第一次临时代表大会，坚决反对这些禁令。参加这次大会的湖南代表为程前鹬。会议推选代表进京请愿。12月23日，国民政府文官处发布公函，撤销教育部的8号布告和卫生部的禁令。

　　民国十九年（1930年）1月，全国医药团体联合会继续呈请在南京设立中央国医馆，得到民国政府核准。该会于民国二十年（1931年）3月17日召开全国理事会，宣告正式成立中央国医馆，选出焦易堂任馆长。湖南中医在中央国医馆任事的有：常务理事陈奠圻（坦翁，邵阳人）、理事陈郁（文虎，郴县人）、吕苾筹（蕙孙，益阳人）、余华毚（原名鲲，平江人）、刘岳仑（笃罱，衡山人）、龚醒斋

（泽民，湘阴人）、梁子和（长沙人）。

湖南中医药界在参与全国医药团体反对国民政府对中医药进行种种限制的同时，积极发展中医药事业。熊筱甃等人于民国十八年在长沙新安巷创办湖南国医院，文斐等在醴陵开办同仁医院，王纾青等于民国二十年在长沙开办湘省国医院。随后，刘岳仑等组成长沙市国医公会，出版《长沙市国医公会月刊》，余华甍、曾觉叟、刘岳仑等组织湘省国医药建设委员会，刘崑湘、吴汉仙等组织中央国医馆湖南分馆。

反对中央国医馆屈从国民政府训令

民国二十一年（1932年），中央国医馆屈从国民政府行政院训令，下令将浙江兰溪中医专门学校改为学社。湖南国医界获悉后，坚决反对，由吴汉仙撰写《教、卫两部焚坑医药痛史录》通电全国。民国二十四年（1935年），中央国医馆以3324号训令指令湖南国医专科学校改称学社。该社副校长吴汉仙等致函中央国医馆馆长焦易堂、理事彭养光，除指责其屈从行径外，重申拒不改名的决心。焦、彭复电：准医专继续办理，不改名称。该校认为：焦、彭复电纯系个人表态，必须发出收回成命之正式公文，方昭公允。于是再由吴汉仙主稿，以湖南国医界名义通电全国医务界，要求中央国医馆撤销其改校称社的训令。旋得上海、天津、湖北、香港等处响应。未及一月，中央国医馆即正式行文收回原训令。

反对汪精卫阻挠颁布《国医条例》

中央国医馆成立不久，即联合南京市市长石瑛等29人，向国民党中央政治会议提出《国医条例》案。民国二十二年（1933年）6月8日，国民党中央政治会议第74次常会讨论《国医条例》时，汪精卫声称："中国医药治病效力渺茫，全无标准。医士阴阳五行之说，在科学方面，毫无根据……依本人主张，中国医士应全废，全国药店皆停业。"会议决定将《国医条例》交付内政、教育两部审查，然后由立法院通过。在行政院公布《国医条例》之前，汪精卫却致书立法院院长孙科，予以阻挠，致使该案迟迟未能公布施行。报纸模印汪氏手书公布于世后，国医药界群起反对汪氏主张。民国二十四年（1935 年）11 月 18 日，湖南省医药团体呈请国民党中央执委会讨论汪氏阴阻《国医条例》公布施行问题，呈文逐条驳斥汪精卫诬蔑中医的种种言论，吁请中执委做出颁布《国医条例》的决定。结果，中执委一致通过冯玉祥等提出的《政府对于中、西医应平等待遇案》。次年 1 月 21 日，国民政府公布《国医条例》，承认中医的合法地位。

反对湖南省卫生实验处取消中医的计划

民国二十三年（1934 年）12 月，湖南省卫生实验处制定《湖南省卫生医药十年计划》，规定："首先撤出省城各校中医，学生不得服国药，一律改用西医西药，由省城渐及各县、各乡、各村；旧医学徒勒令停学，旧医学校勒令停办，旧医年在 40 岁以下者勒令改业，50 岁以上者只准行医 14 年，60 岁以上者只准行医 4 年；中药店在 10 年内改营其他商业，中药一律烧毁。"计划传出后，湖南国医公会主席余华龛、国药公会主席黄菊翘在长沙市商会召集医药界紧急会议，成立长沙市中医药后援会，议决采取以下斗争办法：

1. 请愿

公推余华龛、刘岳仑、曾觉叟、张默安、吴汉仙、易南坡、钟松麟、曾守约、程前鹓、邓鉴臣、张玉棠、余寅生、吴连生、周鼎怡等为请愿代表，分途向国民党湖南省党部、省政府、省法院、省民政厅等处请愿，要求修改《湖南省卫生医药十年计划》。

2. 罢工

定 2 月 7 日举行长沙市国医药界全市大罢工，国医不看病，药店不卖药。

3. 游行示威

凡年龄 20~60 岁国医药人员均须参加。

此次斗争，政府虽无明确答复，但《湖南省卫生医药十年计划》中消灭中医中药的条款却已全部删除。原有的湖南国医专科学校等中医学校没有停办，张仙舫等还创办了常德国医专科学校，为培养中医人才，发扬祖国医学做出了贡献。

为实现"五全大会决议案"的请愿斗争

民国二十四年（1935 年）11 月，国民党第四届中央执行委员会第五次全体大会通过冯玉祥等 51 人提议的《政府对于中、西医应平等待遇案》，做出决议 3 项：

（1）前经立法院通过的《国医条例》，迅予以公布施行。

（2）卫生医药等机关应添设中医。

（3）应准许中医设立学校。

会后，《国医条例》由国民政府公布施行，后两项决议却一直未公布。民国二十六年（1937 年）1 月 18 日，湖南国医药界趁国民党第五届中央执行委员会即将召开第三次全体大会的机会，公推吴汉仙、谢君塘为湖南医药界全权代表，谭日强为湖南国医专科学校学生代表，进京请愿。同时，通电全国国医药界，吁请各省推举代表进京请愿。同年 2 月 17 日，各省抵达南京的 47 名代表，推吴汉仙（湖南）、唐吉父（上海）、祝敬铭（杭州）、吴琢之（江西）、方公溥（广东）、郝芸彰（山东）等 6 人为总代表，将请愿书递交国民党第五届中央执行委员会第三次全体大会主席团。该会对请愿书提出的将中医学校归属教育系统，政府医药卫生机构应设中医，政府对于中、西医应实行平等待遇等项要求，均一一通过。4 月 1 日，国民政府卫生部正式成立中医委员会，聘请 9 名中医为委员，湖南中医陈郁为主任委员。该会于 4 月 10 日召开第一次会议，做出设立中医学校、开办中医医院、完备中医适用的器械、训练中医人才、中医参与地方卫生行政、统一成药种类、改良药材制造等具体计划。这一计划虽获中医药界一致拥护，但由于日军入侵，未获彻底实行。

为争取中、西医平等待遇的请愿斗争

抗日战争胜利后，湖南省会流亡在外地的中医陆续回到长沙，长沙市中医师公会恢复活动。当时，卫生行政机关无中医参与领导，分配救济物资厚西薄中（如面粉，分配给西医药界 4 000 吨，分配给中医药界仅 10 吨），针对这些问题，长沙市国医药界决定在民国三十六年（1947 年）3 月 17 日（国医节）进行请愿斗

争。上午 8 时，湖南国医馆、湖南国医院、湖南省中医师公会、长沙市中医师公会、长沙县中医师公会、长沙市国药业同业公会等机构的国医药界 420 余人，在国民党湖南省党部大礼堂举行国医节庆祝大会。会后，以陈策勋、吴汉仙、柳赠春、易凤梧、易南坡、郭厚坤等为代表，先后到国民党湖南省党部、省参议会、省善后救济总署、省政府等处请愿，提出四点要求：中西医共同主持卫生行政；由政府举办中医学校、中医院、中药农场、中药厂；中西医药界应平等分配救济物资；沟通中西医学，由政府聘请专家指导。对这四项要求，党政当局口头答复尚属圆满，实际上除对创立湖南省立中医院起了促进作用之外，其余各项均未实施。

衷中参西求发展

西学传入湖南

清光绪二十四年（1898 年），美国公使田贝派美国长老会传教士罗感恩（O. T. Logan）在常德市东门外五铺街开设诊所。光绪二十七年（1901 年）该诊所改为广济医院，设病床 20 张；1919 年改名为广德医院，病床增至 70 张，有医务人员 24 人。光绪二十七年（1901 年），英国伦敦基督教会派柯牧师与贝医师（E. C. Peake）到衡阳设教堂、办仁济医院。1906 年，英国循道会贝福臻在邵阳办普爱医院。以后，法、意、德、日、挪威、芬兰等国亦派传教士来湖南设教堂、办医院。至辛亥革命前夕，外国教会在湖南共办 16 所医院，分布于长沙、衡阳、湘潭、常德、邵阳、岳阳、益阳、零陵、沅陵、平江、郴州、津市等地。

光绪二十四年（1898 年），清政府令各省选派学生留学日本。湖南最早留日学医的有刘兼、罗兆寅、黄孟祥；以后有何积朗、黄昌睿、朱上礼等。辛亥革命后，1916 年孙克基留美，1918 年黄坚留法、后转比利时。1898—1949 年的 51 年间，湖南省出国留学的医科学生共 94 人，其中留美 55 人，留日 26 人，留德 7 人，留英 4 人，留比利时 2 人。

光绪三十年（1904 年），刘兼从日本千叶医学专科学校肄业回湘，他和以后陆续回湘的黄孟祥、何积朗等 15 人，都在湖南从事军医教育和军医工作，并在湖南新军中建立了卫戍医院。张孝骞、萧元定等24人留美回湘后从事高等医学教育；庞毅等14人留德回湘后从事医院医疗工作。1930年，庞毅在湖南公医院开办眼科门诊，对白内障、青光眼、视网膜剥离等眼科病，能在设备简陋的条件下施行手术，使不少濒于失明的患者得到治疗。

民国时期，湖南西医有所谓英美派和德日派之分。辛亥革命时，留学西医颜福庆和外国传教士组织中国红十字湖南分会，并提请都督谭延闿出示："严禁他人再在省地另外组织红十字会及冒名募捐"。随后，留日西医黄孟祥、何积朗等组织赤十字会。于是，湖南出现了两个红十字会。1913年，黄孟祥等40余人坚决反对湖南都督府与美国雅礼协会订约合办湘雅医学专门学校，并上告至北洋政府。北洋政府当即电令湘都督谭延闿取消合约，使学校停办。对此，留学英、美的医生采用湖南育群学会名义与美国雅礼协会订约的办法，于1914年在长沙潮宗街开办湘雅医学专门学校。从此，这两部分留学生倾轧不休。英美派以颜福庆为首，以湘雅医学专门学校、湘雅医院、中国红十字湖南分会医院（后改为仁术医院）为基地，各地教会医院为外围，并组织中华医学会湖南分会，以与外省联系；德日派则以黄孟祥为首，以陆军医院、湖南公医院为基地，少数私人医院为外围，组织中华民国医药学会湖南分会作为活动中心。两派互相排斥，直到日本侵略军犯湘以后，纷争才逐渐消失。

中医参汇西医

清嘉庆末年，湖南嘉禾县李翘楚、禄江（今醴陵）罗如锦两人从广东乳源廖凤池处学得种牛痘法。道光二年（1822年），李翘楚在清泉引种牛痘时，又将其法传授湘潭吴珍儒。吴于每年春、秋两季到附近各县引种牛痘，并给接种者内服中药解毒之剂，收效甚著，深受民众欢迎。这是湖南中医学习和汲取西医长处的开始。

此后，湖南一些中医曾从脏腑、经络方面进行中西医汇参。如宁乡周晋钧（清同治、光绪年间人）所纂《中西医学大小铜人图经合册》一书，即系根据中医《黄帝内经》、越人《难经》、王淮一《铜人俞穴针灸图经》，参考日本丹波元简

《医穴纂要散图》、英国合信氏《西医论略》《全体新论》，利为良《全体阐微》、嘉约翰《割症全书》等书编纂而成。作者认为，中西医理，原自一贯，特西人器具精而功用倍耳。夫医之为用，治内治外，理本相通，中西互证，不差累黍。

湘乡刘钟衡编著的《中西汇参铜人图说》一书［清光绪二十五年（1899年）刊］，参考西医《全体新论》，图绘脏腑，注其节略，以明其体，遵照中医经典，图绘经络部位，缀以歌诀，以标其用，惟气化功甩，则合参中西学说，对中西医学说有分歧之处，则间引《内经》以衡是非。

民国二十四年（1935年），岳阳吴汉仙、湘乡刘栽吾与安徽省含山宫怀素合编《中西病理学合参》，作为湖南国医专科学校教材，其要旨为"吸收科学新知，发扬固有文化，不专于泥古，不专于趋新，惟发扬固有之国粹，参以近世之学理，斟酌而损益之，以求其理之当而已"。全书分《病理概论》《病原论》《病变论》三编，对略于中者则补以西说，对略于西者则补以中说。吴汉仙还编著了《中西医学四系全书》，于民国三十五年（1946年）出版，全书分为生理、病理、诊断、药物四系，每系分绪言、提要、合论、分论，指出"中医尚气化，西医重形质，两者虽有形上形下之分。医者应当取长补短，互相补充，不可偏废"。以上论著，由于历史条件和科学水平的限制，其汇通多限于形式而很少涉及本质联系，虽成就不高，但对促进中西医汇参仍有一定贡献。

湖南西医学习中医之最著者，有攸县龙毓莹（字伯坚），龙氏于新中国成立后整理了《现存本草书录》《黄帝内经概论》《黄帝内经集解》。

由于北洋政府与国民党政府以及湖南省卫生实验处采取歧视中医的政策，加上当时部分中医和西医都存有门户之见，互不团结，严重地影响了中西医之间的取长补短，汇参结合。

医院诊所遍地开发

教会医院和诊所

清末至民国期间，欧美一些教会先后在湖南建立医院25所、诊所9处。这些教会医院和诊所分布在26个城镇，拥有病床1 538张。此外，日本侨民还在长沙办有同仁、全德、博仁堂等 7 家医院，其中 5 所为牙科医院。1949 年湖南解放后，这些医院、诊所分别由各县市人民政府接管。

教会医院和诊所，借行医传教。邵阳普爱医院规定：全院工作人员每天要做早祷，星期日要做礼拜，不参加者要受责难甚至被解除职务。有的医院则以借办慈善事业为名，经常向教徒和住院病人募捐，或多收手术费和药费。

教会医院中，也有做出重大贡献的外籍医生。常德广德医院美籍医生罗感恩于 1905 年在常德发现第一例血吸虫卵。1941 年 11 月，他又在常德证实出现鼠疫患者，为揭露日本帝国主义在常德投布鼠疫细菌提供了证据。当时不少教会医院的医疗设备、医疗技术在省内均居领先地位。有的还举办了医护学校，对传播西医技术起了一定作用。

官办医院

1911 年 11 月，湖南都督公署开办的湘军卫戍医院（设长沙城贡院），为湖南官方开办的第一所医院。1915 年 9 月，该院迁戥子桥城隍庙，改为湖南陆军医院，编制 31 人，其中医官 4 人，药剂师 2 人。1920 年，陆军医院建新院于小吴门外狗尾冲，设病床 400 张。1938 年 11 月，该院毁于文夕大火，以后未予修复。

1915—1926 年间，军阀混战，湖南卫生事业发展缓慢，1934 年 7 月，湖南省卫生实验处成立，同年 9 月，在长沙开办省立产院。1937 年开始筹建省立长沙医院。1940 年，在耒阳成立省立中正医院。1942 年，在南岳成立省立第一医院。1944 年，先后成立沅陵、洪江两所省立医院。日本侵略军南犯，各医院都遭受不同程度的破坏，损失共达法币 3.4 亿元。1945 年抗日战争结束时，湖南仅存官立医院 6 所，病床 377 张。1946—1948 年，湖南省政府以复员经费和"善后救济物资"（美国军用剩余物资），先后恢复长沙、衡阳、沅陵、洪江等省立医院，并开办湖南省妇婴保健院，新建常德、邵阳、零陵、永顺、益阳、郴县等省立医院和南岳结核病防治院。1949 年人民政府接管时，湖南共有省立医院 13 所（其中综合医院 10 所），病床 931 张，工作人员 852 人，另有铁路医院 2 所，县市卫生院 77 所。

官办医院，由于经费短缺，加上层层贪污、盗窃，致使设备简陋，医务人员缺少，医疗质量差。当时，湖南省医疗防疫队队长盗窃大批药材，在长沙开设"国际药房"。省立衡阳医院于 1947 年春领到"善后救济物资"2 000 吨，计划修建三层楼病房两栋，由于贪污盗窃，改两栋为 1 栋，建筑面积也一再压缩，直至衡阳解放时尚未竣工。省立邵阳医院，设病床 100 张，仅 12 名医务人员，其中医生只有 6 人，只能救治一般疾病。历史最久、规模最大的省立长沙医院，医疗设备也很不齐全，只能做一般中型手术。

民国期间，还有一些官办的戒鸦片烟医院、戒鸦片烟所，专门收治吸毒成瘾者。据 1940 年统计，全省共有戒鸦片烟所 116 处。

公立医院

民国九年（1920 年），长沙绅商各界成立董事会，筹集资金，开办湖南公立医院。院设在长沙北门外玄女观，后迁三公祠城隍庙。民国十五年（1926 年）9 月，北伐军第八军将该院改为官长医院。翌年，更名为长沙市公医院。民国十八年（1929 年）9 月，恢复湖南公医院名称。

民国十三年（1924 年），长沙红十字会与湖南慈善总公所合组董事会，将宣统三年（1911 年）10 月在东茅街仕学馆开办的中国红十字会湖南分会医院更名为仁术医院。1949 年，该院建筑面积 5 817 平方米，病床 150 张，医务人员 98 人。民国三十五至三十六年（1946—1947 年），湖南省卫生处核准邵阳、湘潭、湘阴、醴陵、浏阳、宁远、湘乡等县设立公立医院。1949 年，全省共有公立医院 8 所，病床 516 张，医务人员 166 人。

公立医院由社会群众团体和绅商各界集资创办，由董事会议定大事并聘请院长主持医务。

私立医院和诊所

光绪三十一年（1905 年）11 月，美国医师胡美（Edward Hume）在长沙市西牌楼创办雅礼医院。民国四年（1915 年），该院迁至潮宗街，更名湘雅医院，作为湘雅医学专门学校和湘雅护士学校的教学医院。民国七年（1918 年），湘雅医院从潮宗街迁北郊麻园岭新址，设病床 120 张。日本侵略军犯湘期间，医院外迁，原有房屋遭严重破坏，设备被焚烧一空。抗日战争胜利后的 1945 年秋，湘雅医院复原长沙，借天主教堂临时行诊。1946年，将原有房屋整修后重新开院，设病床180张。1949年扩建新院舍，建筑面积2.050 9万平方米，有职工269名，病床253张，年住院病人3 994人次，门诊病人10.569 1万人次，诊疗设备、医疗技术均领先于全省各类医院。民国四年（1915年）由私人募集资金筹建的湖南肺病疗养院，院址设于长沙北郊福寿桥。几经周折，延至民国十七年（1928年）正式开院，设病床20张，院长龙伯坚，副院长谭世鑫兼任医师。民国二十九年（1940年），院迁南岳衡山。民国三十三年（1944年），日本侵略军侵占长沙，院舍全毁。民国三十五年（1946年），复原长沙，于福寿桥院址重建院舍，设病床40张，有医务人员12人，是全省唯一的结核病专科医院。新中国成立后，该院由人民政府接管，更名为湖南省肺痨医院，属湖南省卫生厅领导。

私人医院和诊所都设在城市。设在长沙市的除上述湘雅医院、湖南肺病疗养院外，还有牙科普济医院、全德医院、仁东医院、博仁堂牙科医院、长沙牙科医院、江宗海牙科医院、中华医院、仁济医院、日华同仁医院、学海医院、卧云医院、协和医院等。民国二十二年（1933年）统计，全省共有私立医院和诊所122所，主要医治性病、皮肤病、牙病和收治戒鸦片烟的患者。民国三十六年（1947年），各县、市的私立医院和诊所发展到206所，其中医院19所，病床399张。新中国成立前夕，长沙医师公会有会员240余人，各县城和少数集镇多有西医诊所。

医院规章制度

新中国成立前，湖南官立、私立、教会医院，各成系统，无统一规章制度。

挂号诊金：民国二十四年（1935年），湖南省民政厅在省城印发免费门诊券，由长沙市警察局分发给患病市民。患者凭券到接受政府津贴的湖南公医院、湘雅医院、仁术医院、湖南肺病疗养院、湖南国医院及长沙县卫生院就诊。办法实施不久，即发现免费券大多被有关人员的亲朋好友获取，有的竟借此行贿受贿。各官立医院的收费标准大体相同。民国二十六年（1937年）的标准是：普通挂号费，初诊银圆1角，复诊5分或6分；特别挂号费，不论初诊、复诊一律1元，指定医师的特别挂号费2元，随到随诊；出诊以城区附近为限，日间号金5元，夜间10元。出外接生，除收出诊号金外，另加接生费10元。

民国三十二年（1943 年），省立医院按法币收费：普通挂号，初诊 1 元；特别挂号，日间 5 元，夜间 10 元，指定医师则为 20 元；出诊，市区内号金 20 元（指定医师加倍），2.5 千米路外加倍，晚间又加一倍，车轿费由病家负担。私立医院和教会医院，各自规定收费标准，多以银圆计算，一般出诊 1 角或 5 角，特诊 1 元（晚间 2 元），出诊 5 元（在规定时间外出诊的另加 1 元，晚间及 2.5 千米路外的 10 元，往返一日以上的另议）。

住院，分普通病室和特别病室。据民国二十六年（1937 年）调查，以银圆计算：普通病室（一般置病床 3~5 张，多的达 20 张），每人每日收费 6 角，药费和手术费另计；特别病室每间置病床一张，每日收费 1.5 元、2 元、3 元、5 元不等。

民国三十二年（1943 年），省立医院住院收费标准，按当时法币计算：普通病室每日 2~3 元，特别病室每日 4 元、6 元、10 元不等，设在耒阳的省立中正医院还辟有专门的"官长病室"。"官长病室"内有会客室、随从室、厨房、浴室、洗手间等，皆不收费。

教会医院和私立医院收费按银圆计算，普通病室每日收银圆 5 角，特别病室每日收银圆 5 元，特别护理费每日另加 4 元。

患者手术，须填写志愿书，载明"如遇病情发生不测，各安天命，均与医院无涉"。患者自动出院，要填具"自请出院志愿书"，载明"倘出院后发生不幸事件，概与医院无涉"。医师每日或间日巡视病室一次，一般对病情不作解答。患者提出延请外院医师会诊，医院大多拒绝。

新中国成立前，湖南一些较大医院延聘医生实行合同制，一般以一年为期，如医生工作态度差或能力差，随即辞退。大医院用外文书写病历、记录及处方。门诊病历由医院保存。

中药帮会定行规

宋绍兴二十一年（1151年），高宗诏诸州置惠民局，开官办药物经营机构之始。据各地志书记载：元、明时湖南的府、州、县大都设有惠民药局。清废官药制后，私营医药商业趁机发展，并逐步形成中药业的行会组织。民国期间，各地医药业先后建立同业公会。

中药行会组织

清末至民国期间，湖南药业的主要组织形式是行会、帮会。经营药业的均需加入同帮、同行组织，按规定缴纳入会金。长沙经营药业的有五帮：湖南人为湘帮，江西人为西帮，湖北人为北帮，江苏人为苏帮，河南人为淮帮。江西帮又有经营批发与咀片的区别，资方和职工均有各自的行会组织，批发业的资方组织称"同春会"（后改为"临丰堂"）、职工组织称"庆福会"，咀片业的职工组织称"远大会"。湘帮劳资双方的组织称"寿世培元"。湘潭药材行业的资方组织称"全美堂"，职工组织称"崇庆堂"。常德药业的职工组织称"伙计会"。行会、帮会大多为资方把持。

药业祀奉"药王菩萨"孙思邈。每年农历四月二十八日纪念药王诞辰，药业人员聚会吃寿面或喝寿酒，以资联络。为了巩固团体，维护同行、同乡的资方利益，行帮皆定有行规、店规，并报官厅立案。兹将清光绪年间（1875—1908年）

省城中药饮片业长（沙）善（化）帮会所定《药店条规》录于下：

从来莫为之前，虽美勿彰，莫为之后，虽盛勿传。我等本帮饮片药店，咸丰六年禀宪示谕议条规，彼时合志同心，决心踊跃从事。迄今三十有余年，人心渐将不一，由是再三公议，以再恳示谕重整旧规事，禀明善宪，沐批："查阅粘呈条规，尚属妥协，准如禀出示晓谕。"并沐赐文移知长宪会衔出示，俾两邑一样章程。兹谨将示谕条规并列于后，凡我等同仁，务宜永远遵照，以昭划一。

一、开药店或新来帮贸客师以及新学徒弟，值年人等必须查明。来历不明，公同阻止。倘不服稽查，公同禀宪。

二、新开药店先出牌费钱六千文入公，方准开张。一牌数店须出数牌之费，或改字添记出钱三千文。倘本人歇业后仍仰原牌复开，免出牌费，出外帮贸免出香资，其余兄弟子侄出外帮贸各出香资钱四千文入公。或顶或租亲属接开，非子承父业，仍仰原牌，均照新开牌费。倘不遵规或钱不交清，公同拦阻，不准开张。

三、各店只许雇请本帮客师携带本帮徒弟。倘藐视违规，雇请外帮客师携带外帮徒弟，使值年人等难于稽查，公同革退。

四、长年客师务宜尽心竭力终局，赶忙时月不得希图他处多出薪俸，捏故辞东。闲月生意淡薄，非有别故，店东亦不得希图短少薪俸，任意辞退。

五、客师帮贸务宜尽心竭力，不得卡贸怠玩及悄窃货物钱文等事，亦不得悄将外账瞒收入己。倘任意横行，不遵店规者，报明值年人等，退还原赃，公同革退，永不许在城厢内外帮贸。

六、进店帮贸，候上首客师辞东出店方可进店。若薪俸未清，行李未出，先行进店，即是争夺，公议罚钱一千文入公；倘账清人出，只行李玩延者，抑或客师挟嫌刁难有意卡难者，均勿论。

七、新来客师，公议出香资钱四千文，其钱限于先期送交值年人报名入册方许进店。倘香资钱不交，不得潜混帮贸。如不遵规，一经查实，公同逐出。其店东隐匿者，同伙徇情不报者，各罚钱一千文入公。

八、凡初入徒弟，公议出香资钱四千文注册入公，通知值年人等查明清楚，先期送钱，方许拜师。倘艺期未满，诡辞翻出，不许另投别处，亦不许做本行生意。如违，公同革退。

九、轮流每年公举总管一人，管账一人，值年八人。遇事互相商酌，一人不得擅专。所有收取各项捐资注清公薄。如遇公事，必须商酌妥协，使用勿复滥费。凡新来客师、新来徒弟，务宜查明清楚。若有外帮潜混、来历不明等事，公同驱逐，不得徇情隐匿。亦不得临事抗传不到。违者，共同议罚。

十、公库值年人等，必须现在店者。倘彼出店另投别业，或本店或街另举一人，勿得推诿。凡属值年人，如遇公事，非有大故，抗拒不到者，公议罚钱四百文入公。

十一、所有蓄积公款，连环经管。公置钱柜交管经理，其钥匙交值年人互相收执。至于公款欲生息，必须公同商酌，一人不得擅专。如有滥借不能归还者，问经手人赔还。倘本行侵蚀，除将所得匿若干追出归公外，公同革逐，开贸者永不许在城厢内外开贸，帮贸者永不许在城厢内外帮贸。如违，公同禀究。

十二、祖师四月二十八日瑞诞，值年人先期入庙，张挂灯彩，铺设祭器。二十七日酉酌预祝，二十八日晨面。凡属同行，各整衣冠诣庙庆祝。惟正诞午酌，凡有劳公事及新交董事或有公事未完要商酌者，务宜具柬相邀，未见柬者不得入席，庶免经理人难于猝办。并禁酗酒行凶，借端滋扰。如违，公同理斥；倘不服者，公同禀究。

光绪十五年长善同行公立

中药同行公会

晚清以来，随着商业的发展，各行业之间的竞争日益加剧，分散的、地域性的行会组织已不能维护行业利益，光绪年间便出现由资方组织的全行业的药业公所。民国初期，药业公所改称药业同业公会，隶属商会领导。

药业同业公会，分为国药业同业公会和新药业同业公会。两个同业公会皆由全体会员（店主）选举理事监事若干人组成，设理事长一人，常务理事二人，理事、候补理事若干人，任期两年，可连选连任。同业公会大多为资本雄厚的店主所操纵。药业同业公会的主要职能如下：

（1）登记新开业或复业的会员，办理对外联系的一切事宜，调解仲裁同行涉及的内外纠纷。

（2）议定价格。由同行推选业务熟悉的人员组成议价委员会或小组，通常是一月或本月议价一次，物价波动时则经常议价，甚至一天一议或一天两议。所议价格，全行业必须遵守。有滥价者，共同议罚。

（3）摊派税捐。民国期间，药行、药店除须缴纳营业税、所得税外，还须缴纳自来水捐、米价补贴捐、碉堡捐等名目繁多的苛捐杂税。这些捐税，皆由同业公会按甲、乙、丙、丁、戊五个等级摊派到店。

新中国成立后，药业同业公会在工商联合会领导下，通过民主改革，清除封建残余，对推动私营工商业接受社会主义改造起过一定作用。1956年公私合营以后，同业公会停止活动。

中药经营业绩宏

清废官药制后，私营药商得到发展。长沙劳九芝堂药铺创设于清顺治七年（1650年），东协盛创设于清康熙十三年（1674年），常德聂振茂创设于清康熙四十五年（1706年）。湘潭、常德、津市的药材集散市场也是在清代初期形成的。

1900—1932年，湖南省内新创设的较大药店有长沙的北协盛、吴济南、养天和、宏济堂、湖南商药局、四怡堂、中华国药局，衡阳的敬一堂，邵阳的易恒春、大华等。在此期间，药店虽有一些发展，但营业情况起落变化很大。据海关统计：1919—1924年每年进口额在30万关平两左右，而战争频繁的1925—1927年下降到1.3万~3.3万关平两；出口额，一般年份都在10万~20万关平两，10万关平两以下的只有6年，最高的1931年为35.46万关平两。

1933年以后的5年间，湖南药材经营情况比较活跃。据1936年《中国通邮地方物产志·湖南统一物产调查》载：运往湘潭、长沙、常德、衡阳及汉口、广州、上海、天津、重庆、安国等处的雄黄、朱砂、水银、莲子、前胡、厚朴等药材达50多种，近8万担，总值223万元。当时，不仅大小县城设有药店，一些人口较多的墟场集市也设有药店。

抗日战争时期，全省药业除湘潭、津市两地因战时地利关系曾一度出现畸形繁荣外，其他地区的药店，多因日军侵犯，辗转迁移，元气大伤。长沙近200家药店，在1938年长沙大火中几乎付之一炬。常德市30多家大小药店，被敌机炸毁者近 2/3。加之当时法币贬值，营业萧条，倒闭不少大的店铺。从业人员为了糊口，多凑资开设小店，出现店数增多、营业不旺的局面。

1945 年抗日战争胜利后，外迁药店都纷纷迁回原地复业或另组新店，但在战争年代倒闭的药店大多无力复业。据 1946 年不完全统计，全省有中药店 1 885 家，而且大多资金短缺，规模不如往昔。当时，国民政府滥收捐税，通货膨胀，精于盘算的商人，将负担转嫁于人民，致使新中国成立前药价高涨，伪劣药品充斥市场。

药材集散市场

湖南药材集散市场，大多于清初形成。兹将湘潭、常德、津市 3 个著名药材市场情况简述如下：

1. 湘潭

湘潭位于湘江下游西岸，湘江、涟水、涓水、靳水流贯境内，航道畅通，素以商业称盛。清初即设有药材行号，尔后逐步形成药材市场。清道光二十年至民国七年（1840—1918 年）是湘潭药材市场较繁盛时期。当时，湖北老河口、河南禹州（今禹州市）、河北祁州（今安国市）、四川等地和省内药材大多运至湘潭销售，宁波的浙货、两广的广货及进口药材也多先集中湘潭再转销省内各县市及江西、湖北等省，湘潭便成为湖南最大的药材集散市场。民国八年（1919 年）后，药材集散转向铁路、公路畅通的汉口、郑州、广州等地，湘潭的药材市场逐渐中落。据民国二十四年（1935 年）出版的《中国实业志》载：湘潭有药材行 12 家，药号和咀片店 49 家，资本总额 9.52 万银圆，全年营业总额 94.2 万银圆，其中药材行占 65 万银圆左右。1937 年抗日战争爆发后，天津、郑州、汉口等地相继失陷，华北、华中、两广、西南各省的药材又辗转汇集于湘潭。当时湘潭有药材行 33 家，药号 105 家，药材批发号 17 家，从业人员 1 000 余人，有战时"药都"之称。抗日战争胜利后，郑州、汉口等地的药材行号迅速恢复，湘潭药材市场又趋衰落。至 1956 年公私合营前夕，全市虽仍有药材行 23 家，药号 32 家，行商 10 家，但门庭冷落，营业萧条。

2. 常德

常德位于沅水下游北岸，濒临洞庭湖，为通往滇、黔、川、鄂的交通孔道，素有湘西门户之称。清康熙二十九年（1690年）即设有药行。四川的酉阳、龙潭、秀山，贵州的铜仁，湘西的凤凰、晃县、沅陵、辰溪、黔阳、麻阳、洪江等地大量土产药材，多经沅水、酉水二水汇集常德。民国三年至五年（1914—1916年）之间，为常德药材市场活跃时期。最盛时期药材行多至8家，药号5家，专营参茸店3家，咀片店70余家，从业人员300余名，资金约30万银圆，营业额达200多万银圆，其中药材行和药号的营业额约占药业全部营业额的60%~70%。交易的商品以水银、朱砂为大宗，其次为吴茱萸、杜仲、黄柏、半夏、龟板、鳖甲等。贵州和湘西晃县、凤凰的水银、朱砂、吴茱萸等药材皆在常德集散，转销上海、天津、广州、郑州、禹州、祁州、营口、宁波等地，驰誉全国。民国二十六年（1937年）以前，从常德转销各地的水银、朱砂，最高年达200吨。抗日战争期间，水银、朱砂列为军需物资，国民政府资源委员会曾设汞业管理处，加以统制经营。常德失此大宗贸易，药材行药号纷纷倒闭。1939年，仅剩的信义行也不得不改营药材批发业务。

3. 津市

津市位于澧水下游，为澧水流域的交通中枢，常年通航。溯澧水而上的石门、慈利、大庸、桑植等县的土特产品由此集散，成为澧水流域的商业中心。清同治十一年至光绪二年（1872—1876年）即有隆昌义、东和顺等山货药行的设立。到民国十九年（1930年），药材市场已初具规模。当时有聂隆盛、源远长等较著名的药铺16家，沅泰顺、彭仁昌等山货药材行5家，从业人员200多人，资金约12万银圆，营业额约70万银圆。交易的主要品种是雄黄、木瓜、五倍子；其次是蜂蜜、杜仲、常山、桂皮、麝香、天麻、虎豹骨等。这些土产药材大多运销湘潭、长沙、汉口、沙市、宜昌、重庆、广州，其中雄黄、木瓜驰名国内外。抗日战争时期，宜昌、长沙沦陷后，津市便成为通往四川、湖北、河南的交通要道，华中、西南各省的药材皆运至津市集散。此时，药材行多达21家，客商云集，药材市场空前繁荣。抗日战争胜利后，药材业务又回转郑州、汉口等地，津市的药材行相继迁移或歇业。至新中国成立前，仅有大小药店 10 余家。

中药业经营形式

新中国成立前，湖南中药商业的经营形式有以下几种：

药材行

药材行主要经营代客买卖业务，资力雄厚的自行运销，间或接受客商滞销货，待价而沽。各药材行都拥有一批相对固定的主顾，分别以川货、淮货、广货（包括进口货）、浙货为主，但仍兼营各路药材。药材行与全国各主要药材市场——渝、汉、津、沪、穗、郑州等地有密切联系，了解供需情况，随行定出市价。药材行属经纪人性质，按买卖双方成交货额收取佣金 5%~6.2%。此外，还通过多打折扣、多报损耗、吃秤瞒价、贱买贵卖等多种手段谋取额外利润。湘潭药材行的行规按川、淮、广、浙货订出不同折扣和损耗。例如，川芎每担为 100 元，除去八折扣秤、九一折兑款，货主实得钱 80.08 元。几百种药材，就有几十种不同行规，进行公开盘剥。看到货要涨价时，即以某某名义收下，一转手即获高利。湘潭药材行家账面上就立有这种吃秤瞒价所得的专户，"三节"（端午、中秋、除夕）一到，全行人员即按等论级瓜分这笔额外利润。

字号

字号经营当归、川芎、党参、甘草、生地黄等几种主要大宗商品，在产区设有专庄或托人代庄，资金比较雄厚。在经营中，店家往往趁机操纵货源和垄断价格。商品一般经过药材行成批卖出，或直接卖给批发店或咀片店。

批发店

批发店经营全部常用药材，商品经过分级抖折批发给咀片店。长沙、常德、津市、衡阳、湘潭、益阳、邵阳等地资本雄厚的批发店，主要品种多直接购自产区或较大的药材市场，资金少的则在湘潭药材行家进货。县城和集镇的小批发店则多在湘潭药材行家或长沙、常德、益阳、津市、邵阳、郴县等就近地区的大批发店进货。靠近山区产药县的批发店，大都兼收土产药材。有的批发店还兼营咀片。常德聂振茂、吉春堂，津市源远长，衡阳敬一堂，邵阳易恒春、大华，长沙东协盛、西协盛，湘潭协盛西等，均是全省较著名的批发、咀片兼营的大店铺。这些店铺除经营一般批发业务外，并垄断一部分土产主要药材。常德聂振茂、吉春堂先后以垄断水银、朱砂致富；长沙东协盛、西协盛，湘潭协盛西以垄断西大淮货（生地黄、山药、牛膝、菊花）起家。

参茸号

参茸号专营人参、鹿茸、燕窝、银耳、阿胶、鹿胶等滋补药材和其他著名丸散膏丹。参茸号多设于长沙、常德等较大城市。长沙市，民国二十一年（1932年）有复瑞、恒源、益大、阜昌、郑大有、合兴成及中西药房附设的元记参茸号等7家，新中国成立前仅存阜昌、郑大有2家。

咀片店

咀片店经营咀片配方和丸散膏丹，直接与消费者发生关系。大城市的大咀片店，业务偏重于丸药、胶类和参茸、燕耳等高级补品。在选料和加工炮制方面，不少咀片药店都不同程度地存在以次充好、以伪代真的现象，如用红兰芪代库伦芪或布奎芪，以普通厚朴充紫油厚朴，以西大桂充上桂，以降香充沉香，以洋芋（次麻）充天麻等。

丸散膏丹店

经营丸散膏丹的药店，历史悠久的有长沙劳九芝堂、达仁堂、鄢复兴、陈力新等数家。这些丸散膏丹店都具有独特的配方和炮制方法。劳九芝堂、达仁堂专营散膏丹，品种较多，遐迩闻名；陈力新以专营力曲著名；鄢复兴以专营膏药、散末著称。

生草药店

生草药店多由治病兼卖药的草医经营，具有就地取材、经济简便的优点，经营生草药者大都有一技之长，在用药上有祖传秘方或师传秘方。有的生草药店在暑季摆设生草药凉茶，深受人民欢迎。

湖南的药材行和药材号多集中湘潭、常德、津市和长沙等药材集散地，批发店则分布于生产药材和水陆交通比较方便的长沙、湘潭、常德、津市、衡阳、邵阳、武冈、益阳、醴陵、平江、浏阳、宁乡、岳阳、汉寿、洪江、郴州等地。丸散膏丹店和参茸店则集中在长沙、常德等较大城市；咀片店多分布于交通比较方便的城镇。山区和偏远地区很少有药店或没有药店。

百年店院再回首

民国时期，一般称中医为国医。民国二年（1913 年），湘乡萧伯章在长沙顺星桥创办翔仁医院，为湖南中医创办医院之肇始。据统计，民国时期，湖南省内先后创办国医院（社）60 余所。其中，综合性的医院有博爱医院、精益中医院、湘省国医院等，专科性的医院有南坡儿童专科医院、湘西国医肺病疗养院等。这些医院，有省办、市办、县办的，也有私立的。公办国医院，一般设有院务委员会，内部机构设置、人选、设备、医疗、经济等重大问题，皆由院务会讨论决定。私立医院大多由创办者主持院务，也有少数聘请名医任院长的。

医 院

1. 精益中医院

民国十二年（1923 年），李宗卿、黄文思、张味纯等在长沙司马桥 2 号创办精益中医院。5 年后，遵照湖南省会公安局颁布的医院章程立案，增加设备，扩大规模。其《通告》宣称："病室则温度适宜，器物清洁，房屋高爽，空气流通。具有幽秀之花园，清涟之池水，鸟飞鱼跃，足畅胸怀；高阁回廊，可供游览。忧郁之疾，勿药可痊；劳瘵之躯，久居自愈。"该院设有专科及会诊部，遇疑难重症，必经多数医师详细会诊，然后立方，并制有"送诊券"，分发各街团，以资贫困。民国二十七年（1938 年）11 月，长沙文夕大火，院舍被毁，停办。

2. 同仁医院

民国十八年（1929 年），文斐、丁大莲、朱云阁、龙父吟、贺星耀等，将清光绪末年创办的醴陵县医药局改办为同仁医院。在醴陵瓜畲坪增建院舍，前为办公室、医药室，中间为内科、外科诊察室，室后为花园。旋由何键捐资，于后院建养病室。设有内科、外科、伤科、收款、护理、挂号、司药等科，各有专人负责，共有医护员工 20 余人，病床 20 张。整日应诊，对贫困者施以医药，在城乡布种牛痘。抗日战争时期，医院被毁。抗日战争胜利后恢复，1952 年，改为醴陵县中医院。

3. 湖南儿童专科医院

民国十九年（1930 年），由长沙社团改进会创办，院址设在长沙保节堂街张仲景公祠。民国二十四年（1935 年），易南坡接管主办，增聘董事，组成董事会，易南坡任董事长。先后设院址于二里牌、学院街、仓后街等处。因业务日增，乃将仓后街改为门诊部，将二里牌改为住院部。住院部占有土地面积约 40 亩，整修和扩建房屋共 50 余间，设有挂号室、诊室、办公室、病房、护士室等，其中病房 10 多间，病床 30 张。每日门诊数百人次。门诊收费 0.5 元（银圆，下同），出诊 4 元，住院每日 1~3 元不等。收入可以院养院，并略有盈余。

该院治疗以中药为主，也采用西医一些诊断治疗方法，如使用听诊器、体温表、血压表、西药注射等。该院特别重视中医理论和业务学习，曾聘请宁乡县以研究古典文学著称的崔黄山为医、护人员讲授古典文学和书法，还经常请著名西医来院讲授西医学，多次接收湖南国医专科学校学生来院临床实习，并招收中医学徒和护士等。当时，湖南的儿童专科医院仅此一家，省内各地及外省临近各县小儿患者纷纷慕名前来就诊。

民国二十六年（1937 年），抗日战争爆发，北方许多名医因避难途经长沙时曾来院参观访问。如北京名医施今墨、任应秋等都先后来院小住，并从事短期门诊工作。民国二十七年（1938 年），日本飞机空袭长沙，医院数处中弹，房屋大部被毁，设备破坏殆尽。长沙沦陷时，医院停办。

4. 湘省国医院（湖南省立中医院）

民国二十年（1931年），湖南省政府主席何键捐银1万元，令王纾青筹设湘省国医院，设长沙市沙河街56号房屋为院址。民国二十三年（1934年）5月该院正式成立，制定了《湘省国医院组织法》《湘省国医院院务委员会章程》和办事细则等，由医、药两界公推余华龛为院长，王纾青为副院长。开办伊始，入不敷出。同年6月，省务会议决定，由省财政厅按月津贴600元。民国二十四年（1935年）5月，余华龛因医院亏空，无法支持，去职。省政府又委王纾青为院长，督令整顿。王与院中职员约定，以挂号金为工资，其他收入由医院积累。因院址偏居南区，为方便患者就诊，于同年7月在中山东路设第一分诊所。此时，院内共有医护人员20人，另有护训班学员80名。设有内科、外科、喉科、眼科、幼科、产科、针灸科、正骨科、皮肤科、花柳科、戒烟科、痘麻科。诊疗时间，门诊为上午8~12时，出诊为下午1~6时，过时为特诊。门诊收费0.2元，出诊3元，特诊加倍。有病房40间，病床160张，分为特等、甲等、乙等、丙等四等。每日住院费，特等3元、甲等2元、乙等1元、丙等0.6元。设有病情诊察表，诊察项目有神色、声音、脉象、舌苔、体态、饮食、食量、睡眠、大便、小便和其他共11项。民国二十四年（1935年），共诊治患者2.5813万人次，其中住院诊治1267人。总院的特约诊治单位有长沙高级中学，第一分诊所的特约诊治单位有建国中学、蔚南女子中学等。该院还从事送种牛痘、注射防疫针等救济事项。民国二十七年（1938年），长沙文夕大火，医院被毁，停办。

民国三十五年（1946年）12月，湖南省卫生实验处成立湖南省立中医院筹备处，将原湘省国医院地基作价出卖，以所得价款及救济物资价款作为基金，择定长沙市保节堂街张公祠和廖裕祥捐献的与张公祠毗连的地产约200平方米为基建地址。民国三十七年（1948年）5月完成基建，经呈请行政院核准，于同年9月16日开诊。曹伯闻任院长，有医护员工20余人，设内科、外科、妇科、儿科、针灸科、喉科、眼科、伤科等。除会计、出纳、庶务、护理员、药剂员、挂号员、炊事员、勤杂工发给工资外，医务主任谭日强、总务主任唐构宇和其他著名医师均系义务兼职，只在门诊挂号费内每月酌支车费若干。后按行政院核定编制，全院设院长 1 人，医务主任 2 人，医师 10~15 人，药剂师 1~3 人，医护员 2~4 人，医务助理员 6~10 人，总务主任 1 人，事务员 2~5 人，会计主任 1 人，会计佐理员 1~2 人，雇员 2 人。民国三十八年（1949 年），增设病床 20 张，增聘刘益生、吴幼仙担任内科医师。每月由省财政厅发给一些经费，勉强支持。1952 年，由湖南省人民政府接管，改名为长沙市立中医院，后更名为湖南省立中医院。

5. 湘西国医肺病疗养院

民国三十三年（1944 年），杨明沅、李育才、王世忠、杨树森等发起募捐，于沅陵城伯陵路创办湘西国医肺病疗养院，聘请世传中医杨子烈任院长。医师由医院津贴伙食，以诊费作工薪。诊费标准以各医生平时诊例为准。门诊另设贫民施诊所，凡负伤士兵和贫民，一律不收诊费。住院患者，须自带蚊帐、被盖；入院时须预缴 10 天住院费，以后 10 天一结，出院时多退少补。

6. 长沙市义诊总队

民国初年，长沙有义诊队组织。抗日战争时期有防护团。民国三十六年（1947 年）于长沙保节堂街张公祠成立长沙市义诊总队，由长沙市国医师公会理事长易南坡主持，湖南省国医师公会理事长柳赠春为总队长，刘仲恒、王麓嵩任副总队长，全市中医师轮流施诊。民国三十八年（1949 年），在长沙市四区分设义诊所，由吴幼仙、郑艺文分管内科、外科、针灸科各科，对赤贫患者一律免费施诊。经费来源系由长沙市商会、湖南省救济院等单位组织夏令义诊施药委员会向社会募捐。

药店

1. 劳九芝堂

前有述及，本节不再叙述。

2. 湖南商药局

湖南商药局创建于民国八年（1919 年），设在长沙市小吴门正街。后因担保赔款导致倒闭，经郭厚堃、朱申亮等人集资承顶，牌名改为悦记湖南商药局，资金 1.6 万银圆，职工 20 余人，属中等店铺。民国十四年（1925 年）扩建店屋，增资至 3.2 万银圆。新屋落成后，锐意经营，业务迅速发展。民国二十年（1931 年），既在中山西路第 97 号设支店，又在原东长街口分设悦记参茸号，次年又在国货陈列馆内租地设中成药专柜，三个分支店号成掎角之势，零售业务竟占长沙中药业的一半。民国二十四年（1935 年）职工增至近 100 人，成为长沙市的大药铺。1938 年 11 月长沙文夕大火，近 20 年积累的数十万银圆资财几乎付之一炬。后重修铺屋，恢复营业，但因元气大伤，常靠借贷和吸收存款维持局面。至 1949 年 5 月，负债达 3.36 万银圆。

该店鼎盛时期，每年营业达 12 万银圆。其经营特点：一是各分支机构有精干可靠的职工分掌店务，从上至下层层有管理制度。二是重视药品质量。丸散膏丹的原料，一律用原件亘货投料，不用下脚次货。饮片、成药的品种齐全，质量可与全市各大药店媲美，具有竞争能力。三是重视广告宣传。除利用报刊、电影广告和印刷品进行宣传外，并绘制醒目牢固的铁皮广告牌，竖立在农村茶亭、饭店和交通要道。每逢杀虎宰鹿，则邀请医务界和知名人士监宰，并设宴款待，富商巨贾、达官显要竞相即席预购。虎宰之后，将虎皮剥下填充成活虎模式，置于玻璃宝笼内展览，以广招徕。四是不断更新产品和改进包装。腽肭脐补肾丸、人参补脑汁、参芪膏等均属首创产品。参桂鹿茸丸等高档补品，均用上海制的铁皮精印的听、筒盛装，美观大方，深受顾客喜爱。

3. 长沙达仁堂

达仁堂总店原设北平，后迁天津。分支机构遍及上海、汉口、西安、福州、青岛、开封等大中商埠。长沙达仁堂系其分支机构之一，开设于民国二十四年（1935 年），专营丸散膏丹，对小儿惊风、妇科病、疮疡肿毒等常见疾患，营业员均能根据病情介绍药物，深受群众欢迎。该店小儿科、妇科用药比较齐全，有脐风散、保赤散、万应锭、回春丹、妙灵丹、小金丹、乌鸡白凤丸、酒制香附丸等品种，补益剂鹿茸丸、大补参茸丸、参茸卫生丸等也很行销。

该店生产丸散膏丹，选料认真、制作精细。例如，乌鸡白凤丸所用的乌鸡是从广州购进的乌骨白毛鸡；万应锭用牛胆汁拌和药粉，再用赤金箔布锭。制作方面也有独特之处，如制丸药，不用火烤，而用阳光暴晒，以免烤焦失性；制药酒，不是用酒泡浸药，而是用酒煮药（铜罐煮），过滤密封，存放三年以后出售。

达仁堂在天津设有总管理处，通过函电指挥各分支机构。各地要货都按需汇款，由总管理处通知药坊供应成品或半成品。对销量、用量大的品种只供应半成品粉末，再由当地加工成丸。重要人事由总管理处推荐安排，工资待遇按总管理处规定发给，一般都高于当地同行同业。

4. 聂振茂药店

聂振茂药店创办于清乾隆四十五年（1780年），设在常德府城。初营丸散膏丹，继营咀片和小型批发。咸丰年间，常德城的药店几乎全遭兵火，独聂振茂幸存。由此，业务迅速发展，先后在樟树、汉口、湘潭等著名药材集散市场设立茂记药号，在广州、天津、重庆、宁波、营口、祁州、禹州等药材集散地设置专庄。销往川、淮、广、浙的主要药材大多购自产地，所购省内特产朱砂、水银及湘、黔土产药材则大量运销汉口和华北、华东、华南等地。最盛时期（20世纪初），资金积累达100余万两纹银，成为当时湖南最大药店之一。

从开办至20世纪20年代，店主5大房繁衍达200多人，开支日增，而轮流担任经理的各房子孙大多各行其是，内讧不息，日趋衰落。民国十六年（1927年）"马日"事变后，湘潭茂记药号倒闭，元气大伤。抗日战争初期，樟树茂记药号被劫，损失惨重。民国二十七年（1938年），设于常德常清街的分店被日本侵略军的飞机炸毁，无力复业。1943年冬，日本侵略军攻陷常德，聂振茂药店毁于战火。抗日战争结束时，只剩下两帆船货物用以复业。1947年，部分股东退股，资力进一步削弱。迄至1956年公私合营时，仅剩资金5 000余元。

聂振茂药店以虎骨酒驰誉一方。生产虎骨酒选料认真，专用汉口李大有酒号的汾酒（经约定，李大有号供应聂振茂药店的汉汾必须比卖给其他药店的酒高10度）。将虎骨先熬成胶，再与配方药材合成浸泡，所产虎骨酒成为当时一种名牌产品。

聂振茂药店店规极严，违犯者必受处分，重则开除。每年农历正月初四"讲生意"（决定店员是否留用），用红纸写上被留用人的姓名、工作项目和年薪，并注明"有名者请赐红圈一个，无名者另请高就"。一般店员每到此时就忧心忡忡，唯恐失业。

5. 吉春堂药店

吉春堂创办于清光绪二年（1876 年），设于常德常清街，业主姓杨，经营批发兼零售。由于经营不善，逐步衰落，至民国十九年（1930 年）杨将店铺以 3 万银圆顶给一胡姓药商。胡原系经营朱砂、水银的巨贾，有"朱砂大王"之称。胡顶店后，锐意经营，发展到经营桐油、五倍子、黄金、花纱布等，并在汉口、上海、天津、重庆、广州和香港设有代庄或专庄。经营朱砂的牌名为万昌和，在华北、华东等地享有较高声誉。他在外省售脱水银、朱砂后，又将货款买回川、淮、广、浙各路药材，购销均获巨利。当时，吉春堂的资力已远远超过当地的聂振茂和同济堂，执常德药业之牛耳。

1943 年冬，日军侵陷常德，吉春堂店铺被毁，但其重要物资早已转移到湘西和贵阳、重庆等处，损失甚微。日军溃退，吉春堂立即复业，重建起规模较大的店铺，同时投资华法药房，垄断常德的中、西药业。由于资金雄厚，触角几乎伸向所有大的行业，在买卖黄金、白银及经营有关大城市的款项划拨业务中获利甚巨。1949 年 7 月常德解放前夕，资方携带大量黄金去了香港。

吉春堂成为常德药业巨商，其经营之术有五：一是耳目灵通。在不少地方设有庄号，观察市场动态，择机而动，贱买贵卖。二是注意宣传。除及时装饰门面、陈列商品外，每逢宰杀驴、鹿必先游街宣传。三是重视质量。批发商品，除杂选精，等级分明，饮片炮制精当，讲究规格。四是锐意改进。打破当地大店不设坐堂医生的惯例，礼聘名医坐堂应诊，患者称便；高级滋补蜜丸由纸盒包装改用从上海定制的精美铁盒盛装；每张处方送滤药器一个，深受患者欢迎。五是重视人才。对同行中有经营才能的店员，不惜重金聘请；对不称职的店员，一经发现即随时解雇。

此外，衡阳市的敬一堂、长沙市的中华国药局、李四怡堂均属省内的大药店。它们均以重视质量、注重宣传、锐意改进产品、讲究包装、改善经营方式而闻名。